트레이너 남편이 알려주는 예쁜 몸 만들기

산후홈트

트레이너 남편이 알려주는 예쁜 몸 만들기

산후홈트

양영민 지음

비타북스

prologue

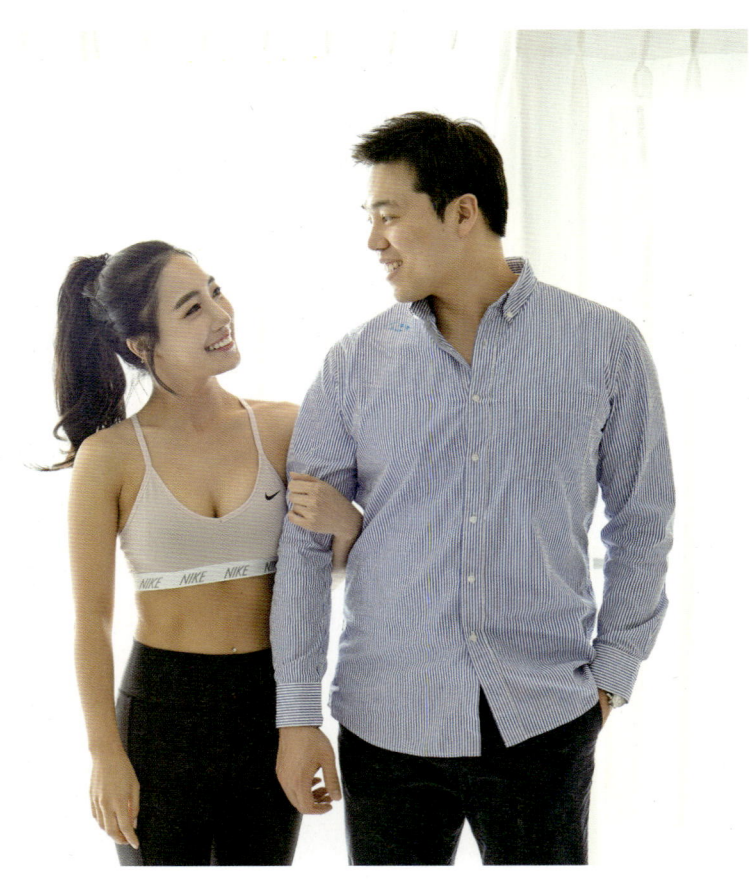

가족의 건강을 책임지는
트레이너 남편입니다

13년차 트레이너입니다. 어려서 운동선수였고 대학에서는 운동을 전공했으며 졸업 후에는 운동을 지도하고 있습니다. 지금은 주로 프로 운동선수의 근력과 컨디셔닝을 관리하고 있습니다. 서른 살에 지금의 아내를 만나 2년간의 연애 끝에 결혼했습니다. 입가에 가득 차오르는 미소가 참 예쁜 여자였죠. 사람들 속에 숨어 있어도 단박에 찾아낼 수 있었습니다. 아내를 닮은 딸을 낳고 싶었습니다. 시간이 흘러 아내는 임신을 했죠. 뱃속 아이는 딸이었고, 아내의 몸은 날마다 달라졌습니다. 뱃속에서 아이가 무럭무럭 자라는 것에 감사하면서도 변하는 자신의 모습에 당황하는 듯했습니다. 그런 아내를 보며 운동을 같이 해보자고 할까 생각해봤지만 그땐 뱃속의 아이가 잘못되지는 않을까 두려움이 더 컸습니다.

첫째가 태어나고 이듬해 둘째를 임신했습니다. 두 번째 임신은 달랐습니다. 몸이 다 회복되기 전에 다시 임신을 해서인지 초기부터 부쩍 힘들어하더군요. 체중도 첫째 때보다 더 많이 더 빨리 늘었고 허벅지, 엉덩이, 배 가리지 않고 전부 텄습니다. 임신 중기에는 갑상선기능저하증 진단까지 받았습니다.

병원에서도 '운동하세요'를 넘어 '운동을 해야 한다'고 강하게 '경고'했습니다. 아찔하더군요. 운동을 전공하고 다른 사람들에게 운동을 가르치는 내가, 정작 가족의 건강을 관리하지 못하고 있었던 것입니다. 이대로 가만있을 순 없었습니다. 국내외 논문, 관련 학회 등을 뒤져가며 임신 중 운동에 대해 공부했습니다. 공부한 내용을 응용해서 새로운 운동법도 개발해 아내에게 가르치고 같이 운동했습니다. 덕분에 아내는 건강하게 둘째를 낳을 수 있었습니다.

둘째가 태어났을 때는 공교롭게도 제가 가장 바쁜 시기였습니다. 아내는 아이 둘을 혼자 돌보며 지쳐갔고, 아이들이 잠들면 야식으로 스트레스를 풀곤 했습니다. 어느 날 보니 아내의 체중이 만삭 때와 비슷해졌더군요. 단순히 체중의 문제가 아니었습니다. 표정도 어두웠고 웃는 일도 거의 없었습니다. 우는 날도 많았습니다. 바쁘다는 핑계로 아내가 산후우울증이었던 것도 알아채지 못했습니다.

또 한 번의 위기였습니다. 당장 퇴근부터 앞당겼습니다. 아이들이 잠들면 야식 대신 요가매트를 깔았습니다. 다시 운동을 같이 하며 차근차근 다이어트를 하기로 했습니다. 아내도 저도 강한 동기가 필요했기에 네이버 포스트를 개설해보았습니다. 온라인에 운동하는 모습을 공개하면 '그만할까' 흔들릴 때마다 마음을 다잡는 데 도움이 될 것 같았거든요. 또 이런 상황이 아내만

겪는 어려움일 것 같지 않았습니다. 운동은 하고 싶은데 갓난아이를 돌보느라 시간도 없고 여유도 없는 엄마들과 집에서 쉽게 할 수 있는 운동법을 나누고 싶었습니다. 아내가 변하는 모습을 그대로 보여주면 '나도 할 수 있겠다' 용기를 드릴 수 있을 것 같았습니다. 창피하다며 사진을 공개하기 싫어하던 아내도 이내 제 마음에 공감해주었고, 꼭 예전의 몸을 회복해 운동 과정들을 추억으로 남기겠다고 다짐했습니다. 그렇게 아내는 홈 트레이닝을 하며 몸매와 건강, 자신감과 자존감을 되찾았습니다.

네이버 포스트에는 매주 한 번 운동법을 올립니다. 글이 올라갈 때마다 '다이어트를 하려면 헬스장, 요가원, 필라테스센터 등을 다녀야 하는 줄 알았다. 아이를 돌봐줄 사람이 없어 포기하고 있었는데 현실적인 방법을 만나 반갑다.', '아기 기저귀, 분유, 장난감, 내복 등 아이한테 들어가는 돈이 너무 많아 내가 운동하는 데 쓸 수 있는 여력이 없었다. 의지만 있으면 할 수 있는 운동법들이 있다는 게 놀랍다'며 댓글로 고마움을 남겨주는 분들이 계십니다.

제가 더 감사합니다. 의지만 있으면 건강하게 날씬해질 수 있다는 걸 보여드리고 싶었습니다. 의학적으로 입증되지도 않고 효과가 검증되지도 않은 방법으로 다이어트를 시도하는 엄마들이 안타까웠습니다. 모유수유 중 다이어트를 하겠다고 극단적인 식단관리를 하다 몸만 상하는 엄마들을 돕고 싶었습니다. '애 낳았는데 별 수 있나?' 지레 포기하는 분들께 용기를 드리고 싶었습니다.

출산 후 다이어트는 단순히 체중 회복이 목표가 되어서는 안 됩니다. 엄마의 몸은 출산이라는 일생일대의 사건을 치러내며 극도로 약해집니다. 천천히 회복시키고 단련하며 몸매를 되찾아야 합니다. 건강과 몸매를 동시에 고려해야 합니다. 그렇기 때문에 빠를 수 없습니다. 기존의 공식과는 달라야 합니다. 천천히 느긋하게, 올바른 방향으로 다이어트 해야 합니다.

이런 마음을 책으로 정리했습니다. 포스트에 올린 운동법을 임신 중, 출산 후 회복기, 본격적인 다이어트 돌입기로 나눠 체계적으로 정리했습니다. 자주 묻는 질문에 대한 답도 담았습니다. '이 운동은 어떤 순서로 해요?', '몇 번 하면 되나요?' 등 운동법에 대한 질문부터 '출산 후 시기별 운동 스케줄도 궁금해요.', '식단도 알고 싶어요.' 등에 관한 전반적인 가이드까지 상세히 설명했습니다.

많은 분들이 얘기합니다. '경아 씨, 매주 조금씩 날씬해지는 게 보이네요. 예전에 보고 한참 못 봤는데 너무 날씬해졌어요. 저도 날씬해지고 싶어요.' '조금 따라하다가 안했는데 그동안 너무 날씬해지셨어요. 그때 같이 계속할 걸

그랬어요.' 운동을 시작할 때 아내도 TV 속 누군가를 보며 했던 말들입니다. 이제는 많은 분들이 아내를 보고 이야기합니다. 지금부터 함께 하면 됩니다. 너무 조급해도 말고, 너무 여유 부리지도 말고, 꾸준히 천천히 한 스텝씩… 아내 경아가 저를 믿고 따라온 것처럼… 지금부터 저, '트레이너 남편'과 같이 하시죠.

트레이너 남편
양영민 드림

contents

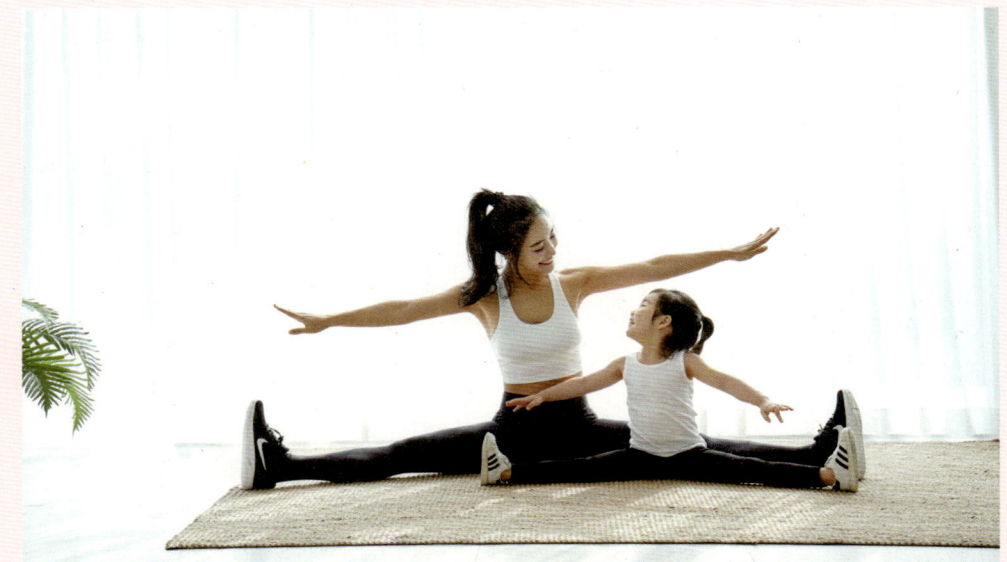

prologue 가족의 건강을 책임지는 트레이너 남편입니다 5

wife essay 잊고 있던 내 몸을 찾기로 했습니다 16

트레이너 남편이 정리해주는 〈산후홈트〉 사례별 BEST Q&A
Q1 임신 중 다리가 저리고 경련이 일어나서 자주 잠에서 깨요 24
Q2 임신 중 체중관리, 어떻게 하면 좋을까요? 24
Q3 모유수유 중인데 다이어트하고 싶어요. 식단 관리는 어떻게 할까요? 26
Q4 출산 후 다른 부위는 살이 조금씩 빠졌는데, 왜 배는 그대로일까요? 27
Q5 임신 30주차 임신부입니다. 운동을 하면 발바닥 통증과 치골통이 심합니다 28
Q6 출산한 지 100일된 임산부입니다. 몸이 너무 많이 부어 생활이 어렵습니다 29
Q7 운동 중에 왜 체중계를 보지 말라고 하죠? 29
Q8 산후 6개월 안에 살을 못 빼면 영영 안 빠진다던데 사실인가요? 30

PART 1

아프면 안 돼요

트레이너 남편이 알려주는
산후 골반 교정

엄마가 됐다. 몸이 변했다 36
시간이 지나면 몸매도 돌아온다며! 38
출산 후 운동 언제 시작해야 할까? 41

임신 전 내 몸보다 더 좋아질 수 있어요
골반 교정 스트레칭

골반 자가진단 리스트 44

TYPE A 틀어진 골반
옆으로 누워 무릎 벌리기 47
누워서 다리 꼬아 당기기 48
다리 꼬아 무릎 누르기 50
앉아서 몸통 비틀기 52

TYPE B 벌어진 골반
다리 사선 뻗기 55
개구리 자세 56
누워서 골반 비틀기 58
발끝 벌려 무릎 모으기 60

TYPE C 전방경사
무릎 안고 눕기 63
골반 틸팅 64
무릎 꿇고 발목 당기기 66

TYPE D 후방경사
골반 앞쪽 늘이기 69
골반 바깥쪽 늘이기 70

시간 날 때마다 해요
기초 체력 회복 운동

케겔운동 73
걷기 & 빨리 걷기 74
스쿼트 버티기 75
브릿지 버티기 76
데드리프트 기본 자세 77

PART 2

돌아갈 수 있어요

트레이너 남편과 함께하는
산후홈트

엄마라면 잘 먹어야 합니다 82
누구나 할 수 있는 일주일 전신 다이어트 프로그램
초급 운동 초보 엄마도 가능한 프로그램 84
중급 운동 좀 해본 엄마라면 빠르게 살이 빠지는 프로그램 85
손목이 아픈 엄마도 가능한 프로그램 86
발목 & 무릎이 아픈 엄마도 가능한 프로그램 87

상체

처진 가슴 UP시키는 가슴 리프팅 운동
양손 가슴 모으기 91
무릎 꿇고 푸시업 92
누워서 풀 오버 94

매끈한 뒤태 만드는 슈퍼우먼 시리즈
슈퍼우먼 97
슈퍼우먼 크로스 98
슈퍼우먼 W 100
슈퍼우먼 트위스트 102
수건 트레이닝 3종 104

민소매가 잘 어울리는 어깨 & 팔 라인 운동
손목 원 그리기 107
옆으로 한 팔 들기 108
코브라 푸시업 110
의자 잡고 앉았다 일어서기 112
앞으로 양팔 들기 114

복부

늘어진 뱃살 당기는 탄력 복부 케어
한 발 들었다 내리기 119
양발 들었다 내리기 120
양발 원 그리기 121
브릿지 무릎 당기기 122
몸통 돌리기 124

볼록한 뱃살 지방 태우는 복부 다림질 운동
플랭크 허리 들기 127
플랭크 UP & DOWN 128
플랭크 다리 들기 130
플랭크 하체 트위스트 132
엉덩이 들어 버티기 134

옆구리 & 뒷구리 살 동시에 없애는 코어 집중 운동
매트릭스 137
상체 좌우 기울이기 138
하체 좌우 기울이기 140
플랭크 옆차기 141
옆구리 조이기 142

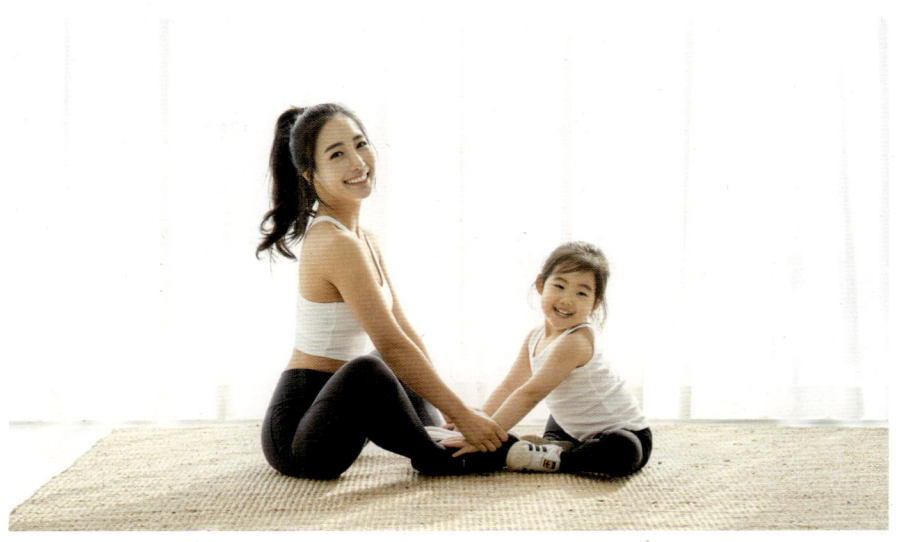

하체

날씬한 허벅지 만드는 스키니 라인 운동
옆으로 누워 안다리 들기 147
누워서 안다리 밀기 148
가위치기 150
스파이더맨 런지 152

완벽한 바지 핏을 위한 승마살 빼는 운동
옆으로 누워 바깥다리 들기 155
크로스 런지 156
사이드 런지 158
사이드 점프 160

입체적인 뒤태를 완성하는 3D 엉덩이 운동
엎드려 무릎 들기 163
엎드려 다리 들기 164
뒤로 발차기 166
한 발 뒤로 런지 168

다리 붓기 완화에 탁월한 슬림 종아리 만들기
종아리 스트레칭 171
가자미근 스트레칭 172
다운독 워킹 173
손 짚고 다리 펴기 174

유산소 + 전신

기초 체력 향상을 위한 매일 전신 운동
다리 벌리고 앉아 바닥 터치 179
런지 & 킥 180
앉았다 일어나며 상체 돌리기 182
스쿼트 옆으로 이동하기 184

층간 소음 걱정 없이 전신 지방 태우는 유산소 운동
마운틴 클라이머 187
스쿼트 비틀기 188
콰이엇 버피 190
암 워킹 트위스트 킥 194

PART 3

아프면 오세요

출산 후 통증 잡는
산후홈트 119

CASE 1
출산 후 빠지지 않는 뱃살
'복직근이개' 때문 아닐까?

'복직근이개' 셀프 테스트 204
복횡근 수축 운동 205
고양이 자세 골반 돌리기 206
수건 크런치 208

CASE 3
아기띠하며 생긴 허리 통증
아이고, 허리야!

골반 앞 공 마사지 217
허리 주변 공 마사지 218

CASE 5
고된 육아로 얻은 목 통증
애 보다가 뒷목 잡겠네!

베개 누르기 225
목 앞쪽 스트레칭 226

CASE 7
늘어난 체중으로 생긴 발바닥 통증
걸을 때마다 아얏!

발가락 수건 당기기 235
발가락 당겨 굽히기 236
발바닥 마사지 237

CASE 2
참을 수 없는 골반 통증
환도가 섰다?!

엉치뼈 폼롤러 스트레칭 212
엉덩이 바깥쪽 폼롤러 스트레칭 214
엉덩이 주변 폼롤러 스트레칭 215

CASE 4
모유수유하다 굽은 어깨 & 등
등줄기가 찌릿!

어깨 주변 공 마사지 221
굽은 등 공 마사지 222

CASE 6
초보맘의 손목 통증
손목이 시큰시큰!

데일리 손목 스트레칭 229
손목 스트레칭 Ⅰ 230
손목 스트레칭 Ⅱ 231
손목 스트레칭 Ⅲ 232

SPECIAL PART

너무 걱정하지 마세요

건강한 출산을 위한
임신부 운동

'임신부의 몸' 이렇게 변해요 242
임신 중 운동 왜 해야 할까요? 245
임신 중 운동 조심해야 합니다 248
임신 중 운동 이렇게 합니다 250

임신 초기(0~11주)
어깨 뒤로 돌리기 253
어깨 내리며 모으기 254
다리 뒤로 뻗기 255
고양이 등 256
브릿지 258
누워서 고관절 돌리기 259

임신 중기(12~27주)
의자 잡고 다리 뒤로 뻗기 261
의자 잡고 런지 262
의자 잡고 와이드 스쿼트 264
의자 잡고 사이드 런지 266
의자 잡고 고관절 돌리기 268
엎드려 균형 잡기 270
엎드려 허리 늘이기 272
옆으로 누워 다리 들기 273

임신 후기(28~39주)
팔 뒤로 돌리기 275
의자에 앉아 다리 들어 올리기 276
의자에 앉아 골반 늘이기 278
벽 잡고 푸시업 280
벽 잡고 뒤꿈치 들어 올리기 282
동서남북 골반 스트레칭 283

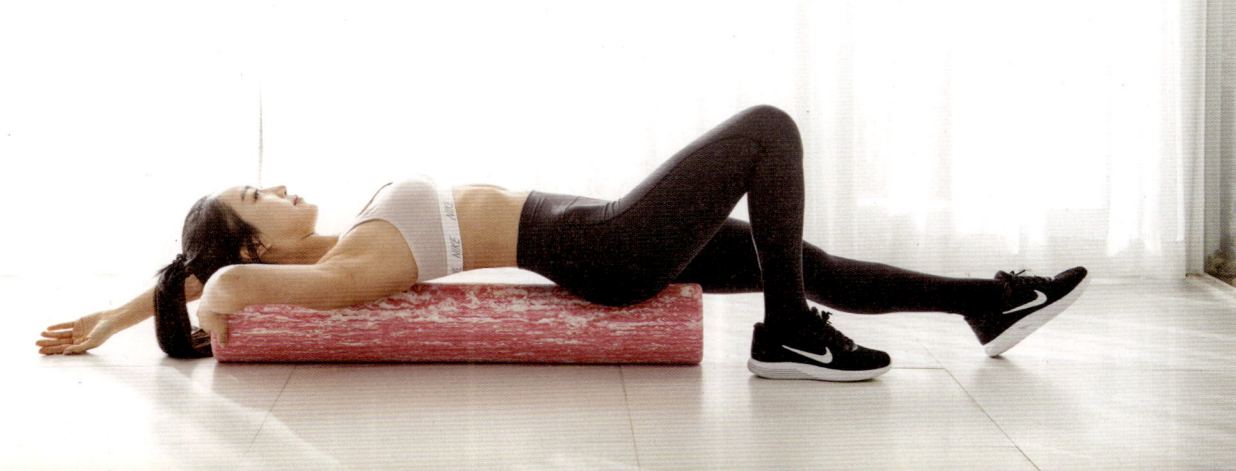

wife essay

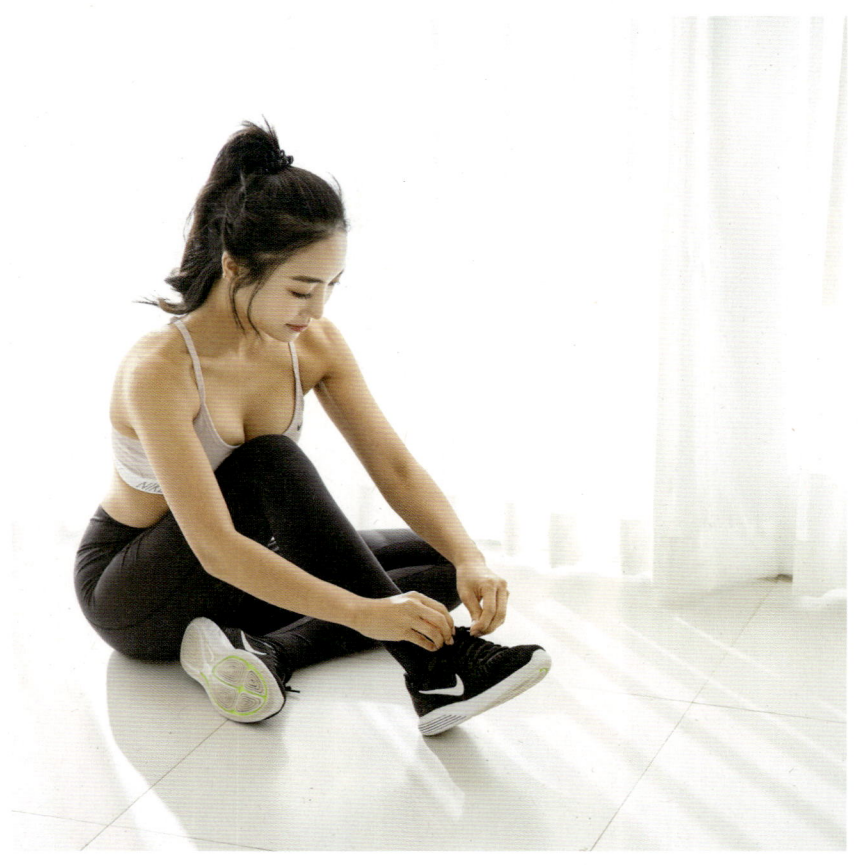

잊고 있던 내 몸을 찾기로 했습니다

둘째 채윤이를 낳고 6개월이 지났을 무렵, 외출 준비를 마치고 거울 앞에 섰습니다. 남편 것인지 내 것인지 구분되지 않는 헐렁한 반팔티셔츠에 레깅스, 푹 눌러 쓴 모자… 평소와 다를 것 없는 모습이었는데 그날따라 보기 싫어 눈을 감아버렸습니다. 거울 속 모습은 제가 알던 '김경아'가 아니었습니다.

저는 무용을 전공했습니다. 여름이 다가오면 '올해는 무슨 수영복을 입을까?' 쇼핑몰을 둘러보며 비키니를 입은 제 모습을 떠올릴 때 가장 행복했습니다. 160cm에 46kg. 제 몸이 참 좋았습니다. 원래 마른 편이었고 딱히 다이어트를 해본 적도 없었습니다. '애 낳으면 달라진다!'라고들 하지만 난 다를 거라 생각했었습니다. 그런데 임신을 하니 하루하루가 다르더군요. 어제까진 매끈했던 허벅지가 자고 일어나면 터 있었고, 다음 날엔 배도 텄습니다. 체중이 62kg까지 올라갔지만 그래도 괜찮았습니다. 뱃속에 '내 아이'가 있으니까요. 아이를 낳으면 금세 예전으로 돌아갈 테니까요.

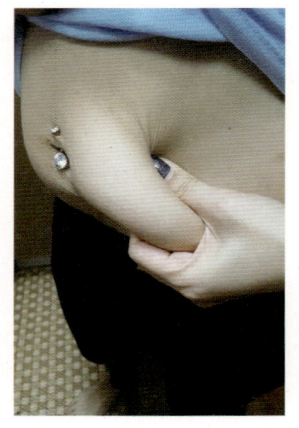

첫째 다윤이를 낳았습니다. 임신하고 체중이 16kg이나 늘었음에도 아이를 낳기만 하면 원래 몸으로 돌아갈 거라 믿고 있었는데, 딱 아이 몸무게에 양수 무게만큼만 빠지더군요. 연예인들은 출산 후 100일도 지나지 않아 미혼 시절과 다르지 않은 얼굴과 몸매로 복귀하던데 다윤이 백일잔치를 하는 날, 저는 영락없는 '그냥 아줌마'였습니다. 운동을 해볼까 싶었지만 엄두가 나지 않았습니다. 시간도 없었고 운동할 동안 아이를 돌봐줄 사람도 없었습니다. 게다가 엄마가 되니 아이를 돌보느라 하루 종일 바닥에 엉덩이 붙일 틈도 없더군요. 자려고 누우면 몸은 천근만근, 어깨부터 발바닥까지 안 아픈 곳이 없을 정도였습니다.

그런 제게 남편은 틈이 날 때마다 '계단 오르기'를 해보라고 권하더군요. 그날부터 엘리베이터, 에스컬레이터는 내려올 때만 탔습니다. 외출했다가 돌아오면 다윤이를 안고 12층 집까지 걸어서 올라갔고, 낮잠도 아기띠를 하고 계단을 오르며 재웠습니다. 정신없는 생활에 약간의 운동이 더해지니 다윤이가 돌이 될 무렵에는 임신 전 체중으로 돌아갔습니다. 문제는 몸무게만 돌아왔다는 것입니다. 운동으로 몸을 다진 것이 아니라 살만 빠지니 그냥 늙더군요. 남산만큼 나왔던 배는 탄력을 잃어 두부가 따로 없고 팔뚝 살은 힘없이 덜렁거렸어요. 엉덩이는 축 처지고 허벅지에는 셀룰라이트까지…

그 상태에서 둘째를 임신했습니다. 아이 둘의 엄마가 된다는 것도 무서웠지만 이제 겨우 체중을 회복했는데 다시 배가 불러오고 체중이 늘어날 거란 생각에 덜컥 겁이 났습니다. 둘째 채윤이가 태어났고, 정신없는 생활이 다시

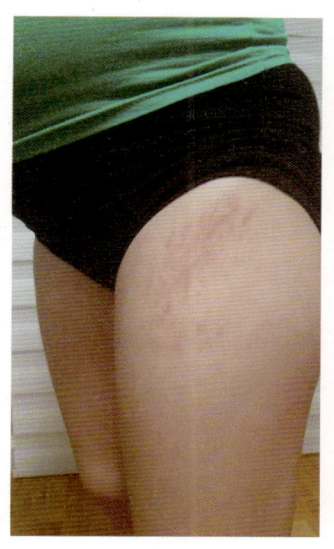 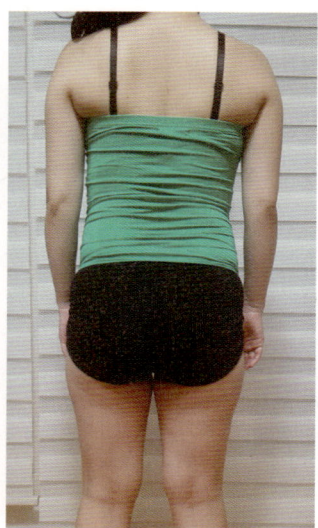

시작됐습니다. 게다가 남편은 더 바빠졌고 꼼짝없이 아이 둘을 독박육아하는 날들이 이어졌습니다. 유일한 낙은 새벽에 들어오는 남편을 기다려 같이 야식을 먹는 것이었어요. 우리나라 여성의 80~90%가 출산 후 체중을 회복하지 못한다는데 제가 그랬습니다. 몸은 갈수록 엉망이 되어가고 있었어요.

몸매만 잃은 것이 아니었습니다. 시간이 없고 피곤하다는 이유로 스스로를 돌보지 못했습니다. 나를 항상 뒷전으로 미뤘습니다. 외로웠고 우울했습니다. 말귀도 잘 알아듣지 못하는 아이들에게 소리를 지르고 아이들이 울면 미안해서 같이 울고, 퇴근하고 돌아온 남편을 붙잡고 울었습니다. 이건 아니었습니다. 변하고 싶었습니다. 내가 가장 사랑하던 내 몸부터 찾기로 했습니다.

출산 후 다이어트 직접 해보니

둘째를 낳고 6개월이 지난 뒤 본격적으로 운동을 시작했습니다. 아이 둘이 잠든 오후 11시, 야식 대신 거실 한 쪽에 매트를 깔고 남편의 지도로 운동을 했습니다. 아주 기초적인 것부터 시작했습니다. 남편은 "첫날이니까 출산 후 틀어진 골반부터 바로 잡고 아기띠로 인해 굳은 어깨와 등을 풀어주는 '가벼운' 스트레칭부터 하자"라고 했지만 저에게는 결코 가볍지 않았습니다. 남편의 쓴소리가 이어졌습니다.

그렇게 매일 1시간씩 운동을 했습니다. 아이들이 낮잠을 자거나 혼자 놀 때 등 찰나의 틈이 생기면 운동했습니다. 하루 2시간 정도는 그렇게 운동에 할애했던 것 같아요. 아침에 일어나서 찬 만보계를 저녁에 확인해보면 2만보를 훌쩍 넘기는 날이 대부분이었습니다.

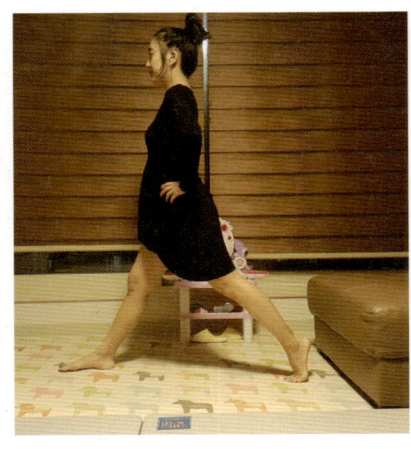
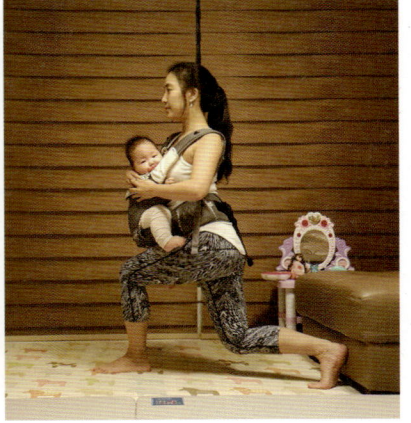

물론 쉽지 않았습니다. 무엇보다 아이들을 재우고 다시 몸을 일으키는 데 엄청난 의지가 필요했습니다. '내가 비키니 꼭 다시 입는다!' 주먹 꽉 쥐고 일어섰다가 '하루 종일 움직이다 이제 겨우 누웠는데, 오늘은 그냥 자도 되지 않을까?' 도로 눕고, 이렇게 일어났다 누웠다를 반복했죠. 그럴 때면 오늘 낮에 본 거울 속 모습을 떠올렸습니다. '이 몸은 아니야. 어서 운동하자!' 내 몸이 최고의 자극제였습니다.

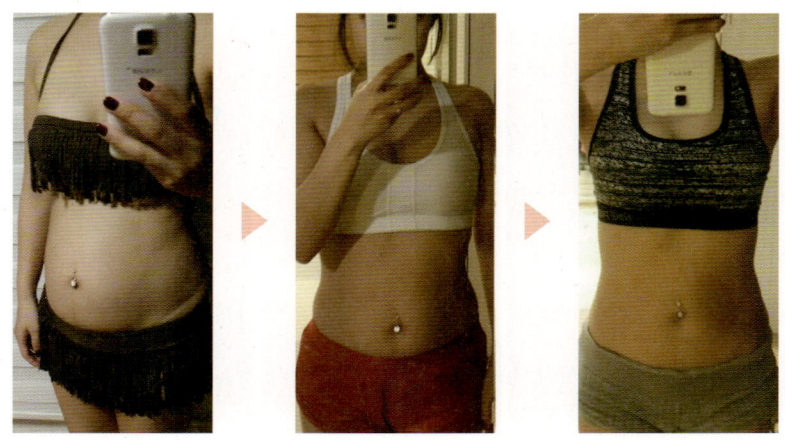

운동을 시작한 달에 2kg이 빠졌습니다. '역시 운동은 정직해' 생각하며 뿌듯했던 것도 잠시, 두 번째 달은 0.2kg 빠진 게 전부였습니다. '운태기(운동권태기)'가 온 거죠. '밤잠 줄여가며 낮에도 틈틈이 운동한 결과가 고작 이거야?' 싶기도 했지만 남편이 입버릇처럼 하는 이야기가 있었습니다. '가장 힘든 다음날 아침, 살은 빠진다.' 해뜨기 직전이 가장 어두운 것처럼 운동 효과는 가장 힘든 다음 날 한 번에 '훅' 나타납니다. '효과가 내일 훅 나타날지도 모르는데 지금 멈추면 그간의 노력은 모두 물거품이 돼. 조금 더 힘내보자.' 그렇게 마음을 다잡았습니다.

6개월이 지나자 옷장에 넣어둔 옷들에 몸이 '들어가기' 시작했습니다. 무릎까지 겨우 올라갔던 청바지가 허벅지 중간까지, 더 시간이 지나자 골반까지 올라왔습니다. 아기띠 벨트 위아래로 울룩불룩 삐져나오던 살이 사라지니 헐렁한 티셔츠 대신 몸에 꼭 맞는 티셔츠에 손이 갔습니다. 생활에 활력이 생기고 자신감도 다시 찾았죠. 외출하고 싶고 친구들도 만나고 싶어졌습니다. 체중이 줄고 몸이 탄탄해지는 동시에 아픈 곳도 줄었습니다. 둘째가 6개월에 이미 10kg을 넘었던 터라 아기띠를 오래 한 날은 허리가 끊어질 것 같은데, 운동을 시작한 뒤론 그 통증이 사라졌습니다. 손목에도 더 이상 파스를 붙이지 않게 됐고요.

육아는 흔히 체력전이라고 하죠. '오늘도 아이들과 즐거운 하루를 보내보자!'며 신나게 하루를 시작해도 저녁이면 '애들 언제 자나' 시계만 쳐다볼 때가 많았습니다. 체력이 부족한 탓이었습니다. 운동으로 기초 체력이 다져지니 육아가 덜 고되고, 내 몸이 덜 힘드니 아이들에게 화내는 일도 줄었습니다.

부럽다면, 이제 운동해야 할 시간

한동안 '카페인(카카오톡, 페이스북, 인스타그램)'을 멀리 했습니다. 출산 후 변해버린 내 몸과 달리 SNS 속 엄마들은 한결같이 늘씬하더라고요. 나와 다른 세상에 사는 듯한 모습에 한숨만 나왔습니다.

　운동을 시작하고 1년이 지난 지금은 부럽다는 생각보다는 사진 속 모습이 될 때까지 얼마나 많은 노력을 기울였을지 알기에 박수를 보내게 됩니다. 그들 또한 나처럼 아이들을 재우고 까치발로 침실을 빠져 나와 숨죽여 운동을 하고, 아기띠를 맨 채로 스쿼트를 했겠죠? 아이 손에 달콤한 간식을 쥐어주며 '나도 딱 한 입만 먹고 싶다', 침만 꼴깍 삼켰을 것입니다.

　같이 용기를 내면 좋겠습니다. '시간이 없어서', '아이가 좀 더 자라면', '워낙 많이 변해서' 등 운동을 못 하는 이유와 핑계는 끝이 없습니다. 그럼에도 불구하고 시작해야 합니다. 건강해야 엄마 노릇을 잘할 수 있습니다. 나를 돌봐야 아이도 더 잘 돌볼 수 있습니다. 엄마가 자신을 관리하는 모습을 보고 자라면 다윤이와 채윤이도 먼 훗날 엄마가 되었을 때 자연스럽게 스스로를 관리할 것입니다.

　그리고 무엇보다 다시 내 몸을 찾는 이 시간은 힘들지만 꽤나 즐겁습니다.

트레이너 남편이 정리해주는
〈산후홈트〉 사례별 BEST Q&A

Q¹ 임신 중 다리가 저리고 경련이 일어나서 자주 잠에서 깨요.

28주차 임신부입니다. 밤마다 쥐가 나고 경련이 있어 자주 잠에서 깹니다. 낮에는 괜찮은데 밤이면 증상이 심해집니다. 특히 '트남' 운동을 열심히 따라한 날은 좀 더 심한 것 같아요. 방법이 있을까요?

다리가 저리고 경련이 일어나는 증상은 임신 중·후반으로 갈수록 흔해집니다. 체중이 증가하며 다리가 감당해야 하는 '무게'도 늘어나기 때문이죠. 자기 전 따뜻한 물로 족욕을 하며 다리의 피로를 풀어주면 증상 완화에 도움이 됩니다. 평소보다 많이 걷거나, 하체 운동을 열심히 한 날 더 심할 수도 있습니다. 운동 후 '마무리'를 빼먹었기 때문입니다. 제가 운동 후 스트레칭을 강조하는 이유입니다. 그리고 가끔이 아닌 반복적으로 다리에 경련이 온다면 평소 하체 운동이 부족하다는 뜻입니다. 운동을 꾸준히 해주세요.

Q² 임신 중 체중관리, 어떻게 하면 좋을까요?

저는 젊다고 생각하지만 병원에서는 고령산모로 분류되는 37세 초임부입니다. 임신 전에는 다이어트 한다고 적게 먹고 많이 움직였는데, 임신 중에는 아이가 먹고 싶은 많은 부인들이 질문하고 또 질문하는 내용을 모아 사례와 함께 정리한 것입니다.
임신 중, 출산 후 부인들에게 도움이 되는 정보가 되길 바랍니다.

것이라고 생각하고 먹다보니 체중이 급격히 늘었습니다. 아이 건강도 걱정되고 임신 전 체중으로 돌아갈 수 있을지도 걱정입니다.

아마 다이어트의 압박으로부터 유일하게 자유로운 시기는 임신 10개월이 아닐까 싶습니다. 제 아내도 제가 퇴근해 집에 가고 있으면 꼭 김치말이 국수가 먹고 싶다고 연락하곤 하더군요. "밤 10시가 넘었는데?" 물으면 뱃속 아이는 시간을 모르는 것 같다고 했었죠. 그렇게 열심히 먹다보니 임신 후기에는 엉덩이와 허벅지 살이 많이 트기도 했었습니다. 살만 트는 것이 아닙니다. 임신 중 체중이 과도하게 증가하면 임신성 당뇨가 생길 수도 있고 다른 임신합병증의 위험도 증가합니다. 또 뱃속 아기도 영양 과잉으로 과체중이 될 수 있습니다. 아이를 낳을 때도 더 힘들죠. 그러니 임신 중 체중관리는 선택이 아니라 필수입니다. 임신 중 이상적인 체중 증가는 아래 표를 참고하세요.

임신 중 체중 증가 목표 설정

IOM(Institute of Medicine), 2009

임신 전 BMI	임신 중·후기 체중 증가량	전체 체중 증가 권장량
BMI < 18.5	0.5kg/주	12.5~18kg
BMI 18.5~24.9	0.4kg/주	11.5~16kg
BMI 25.0~29.9	0.3kg/주	7~11.5kg
BMI ≥ 30.0	0.2kg/주	5~9kg

※ BMI = 체중/키(m^2)   ex) 체중 60kg, 키 160cm = 60 / (1.6 × 1.6) = BMI

권장치만큼 체중이 늘었다 하더라도 임신 때 늘어난 체중은 출산 직후 다 빠지지 않습니다. 평균적으로 13.6kg이 증가하며 분만 직후 5.5kg 정도만 빠집니다. 이후에도 꾸준히 감소해 출산 후 3개월이 지나면 임신 전보다 적게는 1.2kg, 많게는 7.4kg이 남아 있습니다. 6개월이 지나면 임신 전과 비슷한(+1.5kg) 체중으로 회복하죠. 재밌는 건 6개월 이후부터는 다시 체중이 증가해 출산 1년 후에는 평균 5.2±1.0kg 정도가 증가한다는 겁니다. 체중을 거의 회복했다고 방심하면 안 되겠죠?

임신 중 체중이 많이 늘어났다면 출산 후 임신 전 몸무게를 회복하기는 당연히 더 어렵습니다. 임신 기간 과도하게 체중이 증가한 경우 산후 비만으로 이어진다는 연구 결과도 있습니다. 또 초산부보다 경산부의 경우 출산 후 체중 감소가 더디다는 연구도 있으니 만약 둘째를 계획하고 있다면 임신 전부터 더 체중 관리에 신경 쓰기 바랍니다.

Q³ 모유수유 중인데 다이어트하고 싶어요. 식단 관리는 어떻게 할까요?

출산한 지 60일이 되었습니다. 하루 빨리 다이어트를 하고 싶은데 수유 때문에 걱정이 됩니다. 식단 조절을 어떻게 하면 아이한테도 좋고, 저도 빨리 날씬해질 수 있을까요?

모유수유 자체가 다이어트에 큰 도움이 됩니다. 모유 100ml를 만드는 데 소모되는 열량은 75kcal, 아기가 하루에 필요한 모유가 최대 750ml 정도니 모유수유만으로도 엄마는 하루 500kcal 정도의 열량을 더 소비하는 셈입니다. 연예인들이 출산 후 모유수유로 다이어트를 했다고 말하는 근거지요. 그러니 모유수유를 하는 동안은 지나친 식단 조절은 피해야 합니다. 평소보다 열량이 더 필요한 상황에서 다이어트를 한다고 덜 먹으면 일단 엄마가 피곤해집니다. 피곤하면 예민해지고 쉽게 짜증이 납니다. '낮버밤반(낮에는 버럭, 밤에는 반성)'을 반복하게 됩니다. 또 모유의 질과 양에 문제가 생길 수도 있습니다. 아이들에게 필요한 필수 아미노산이 전부 들어 있는 육류 단백질, 수유 시 필요한 비타민과 철분 흡수에 도움이 되는 신선한 녹황색 채소, 오메가3가 풍부한 등푸른 생선, 자궁 수축을 돕고 부종과 노폐물 배출을 돕는 미역과 해조류, 하루 1.5L 이상의 충분한 물을 꼭 챙겨주세요. 양보다는 질을 높이는 방법으로 식단을 구성해주세요.

그렇다고 평소보다 더 많이 먹을 필요는 없습니다. 모유수유 하는데 왜 나는 살이 빠지지 않느냐고 물어보는 부인들이 많습니다. 저는 이렇게 되묻습니다. '수유 직후 헛헛한 기분에 달달한 간식 자주 드시지 않나요?' 간식만 참으셔도 다이어트에 큰 도움이 됩니다.

수유부가 아니라고 해도 잘 먹으면서 운동해야 합니다. 제 아내도 먹고 싶은 음식은 큰 제한 없이 다 먹는 편입니다. 저랑 브런치도 자주 먹고 야식을 먹는 날도 있습니다. 하지만 배부를 정도로는 먹지 않습니다. 고칼로리 음식을 먹었다면 다음 끼니를 가볍게 먹고 다음날 아침 공복에 계단 오르기를 합니다. 운동도 평소보다 많이 하고요. '칼로리 과식'을 했다면 그날을 넘기지 않고 운동으로 소비하려고 합니다.

Q4 출산 후 다른 부위는 살이 조금씩 빠졌는데, 왜 배는 그대로일까요?

출산한 지 2주가 지났습니다. 뱃속의 아기도, 양수도 빠져나왔으며 태반이나 오로 등 분비물들도 나왔는데 아직도 임신부인 것처럼 배가 나와 있습니다. 다른 부위들은 살이 잘 빠졌는데 유독 배는 그대로입니다.

자궁은 어른 주먹만한 크기입니다. 그러다 임신을 하면 조금씩 늘어나 만삭 때는 500~1000배 정도로 늘어나죠. 이렇게 늘어난 자궁이 되돌아가는 데도 시간이 필요합니다. 사람마다 회복시간이 다르지만 보통 분만 후 6주가 지나면 대부분 임신 전의 크기로 회복됩니다. 그러니 너무 조급해하지 마세요. 앞으로 조금씩 나아질 겁니다.

조금 더 빠른 회복을 원한다면 천천히 몸을 움직이고 스트레칭을 꾸준히 해주세요. 빠르게 걷기도 좋은 효과를 볼 수 있습니다. 그리고 만약 6주가 훨씬 지났는데도 유독 배만 들어가지 않는다면 복직근이개(p.204) 테스트를 해보길 바랍니다.

Q5 임신 30주차 임신부입니다. 운동을 하면 발바닥 통증과 치골통이 심합니다.

임신 후기입니다. 임신 중 체중이 많이 늘면 출산 후에도 고생한다는 이야기를 듣고 임신 중기부터 꾸준히 운동을 하며 체중관리에 힘쓰고 있습니다. 하지만 운동을 하면 할수록 발바닥 통증이 심해지고, 많이 움직인 날은 치골통도 심합니다.

임신 중기에 접어들면 뱃속 아이도 빨리 자랍니다. 엄마의 체중도 빠르게 증가하고 배도 눈에 띄게 불러옵니다. 체중이 늘면 발바닥 중간의 아치 부위인 족궁에 부담이 많아집니다. 배가 앞으로 나오면서 골반과 허리의 균형도 달라지고요. 운동을 한다고 많이 걷거나 오랜 시간 동안 서서 움직이면 족궁에 부담이 더해져 발바닥의 아치가 무너지게 됩니다. 이로 인해 발목, 무릎, 골반의 통증이 심해질 수 있습니다.

신발만 바꿔도 통증을 줄일 수 있습니다. 배가 불러오면 플랫슈즈나 단화를 선호하는 임신부들이 많은데요. 좋은 선택이 아닙니다. 평평한 신발보다는 적당히 굽이 있는 신발이 임신부 건강에 좋습니다. 굽이 아예 없는 신발들은 편해 보일지 몰라도 걸을 때 충격이 발바닥에 그대로 전달돼 발바닥 근육에 무리가 되거든요. 또 골반도 앞쪽으로 더욱 기울어집니다. 치골 부위로 무게가 더 실리게 되고 치골 통증은 더욱 심해지죠.

우선 굽이 어느 정도 있고 쿠션이 좋은 운동화를 신어보세요. 통증이 심할 경우 발바닥 통증을 줄여주는 운동(p.234)이 도움이 됩니다. 임신 후기 동서남북 골반 스트레칭(p.283)도 꾸준히 하길 권합니다.

Q⁶ 출산한 지 100일된 임산부입니다. 몸이 너무 많이 부어 생활이 어렵습니다.

임신 후기부터 심해졌던 부종이 출산 후에도 나아지지 않습니다. 특히 종아리와 허벅지, 배가 심합니다.

임신을 하면 우리 몸에는 태아를 보호할 양수가 생깁니다. 체중이 증가하며 혈액의 양도 늘어납니다. 즉 임신 전에 비해 수분량이 늘어납니다. 몸이 쉽게 붓죠. 임신 중에는 '원래 그런 거라니까'라는 생각으로 넘길 수 있습니다. 하지만 출산 후에도 부종이 계속된다면 단순한 부종인지, 살이 찐 것은 아닌지 구별이 필요합니다. 사실 살이 찐 것을 부종으로 착각하는 경우도 적지 않습니다. 부종은 주로 얼굴이나 팔, 다리에 나타나지만 단순히 살이 찐 경우는 배, 허벅지 등 지방 조직이 많은 곳에 나타나니 확인해보세요.
부종이든, 살이 찐 것이든 최상의 해결책은 운동입니다. 운동을 하면 신진대사와 혈액순환이 좋아져 부종이 없어지고 지방을 태우는 데도 도움이 되니까요. 출산 후 6개월까지가 임신 전 체중으로 돌아갈 수 있는 최적의 시기라는 것 잊지 마시고 꾸준히 운동해주세요.

Q⁷ 운동 중에 왜 체중계를 보지 말라고 하죠?

다이어트를 결심하고 체중계부터 샀습니다. 아침마다 체중계를 체크하며 자극을 받고 싶어서요. 그런데 주변에서는 진짜 다이어트를 하고 싶다면 체중계를 보지 말라고 합니다. 이유가 뭔가요?

저희 집엔 체중계가 없습니다. 다이어트를 시작하고 아내가 자꾸 체중을 체크하길래

치워버렸습니다. 대신 거실에 전신거울을 사놨습니다. 혹시 SNS에서 '눈바디'를 보신 적 있으신가요. 체성분을 분석해주는 기계인 '인바디'와 '눈'을 결합한 신조어로 요즘 가장 핫한 해시태그 중 하나입니다. '눈바디'를 검색해보면 일반인들이 몸매가 그대로 드러나는 운동복을 입고 거울 앞에서 찍은 사진들이 나오죠. 운동이나 다이어트로 변하고 있는 자신의 몸을 눈으로 확인하고 사진으로 남기겠다는 것입니다.

이런 마음가짐이 필요합니다. 저 또한 다이어트를 하는 분들에게 체중은 일주일에 한 번만 재라고 조언합니다. 체중계 숫자에 예민하게 반응하면 꾸준히 운동하기 어렵거든요. 운동을 하면 근육량이 늘면서 체중이 증가하는데 '00kg'을 목표로 삼으면 '운동을 하는데 왜 효과가 없지?' 조바심이 나게 되고, 꾸준히 운동을 하기보다는 식단을 줄이는 쪽을 선택하게 됩니다. 체중을 재고 싶을 땐 전신거울 앞에 서서 눈으로 내 몸을 체크해보세요. 내 몸이 어떻게 변했는지, 아직 어느 부위에 군살이 많은지, 어떤 운동을 더 해야 하는지 보입니다.

Q8 산후 6개월 안에 살을 못 빼면 영영 안 빠진다던데 사실인가요?

출산 후 5개월이 지났습니다. 임신 전에 비해 아직 7kg이 더 나갑니다. 인터넷을 보니 출산 후 6개월 안에 체중을 회복하지 못하면 안 된다고 하던데, 그렇다면 저는 앞으로 한 달 안에 7kg을 빼야 하는 건가요?

우리 몸에는 '체중조절점(set-point)'이 있어 특정 체중을 기억하고 항상 그 기준을 맞추려고 합니다. 하루 이틀 체중이 늘었다고 체중조절점이 변하는 것은 아니고요. 체중이 늘어 3개월 이상 지속되면 그 상태를 기준점으로 인식하고 늘어난 체중을 유지하려는 방향으로 몸의 대사가 변하게 됩니다. 이 말은 출산 후 일정 기간 내에 임신 전 체중을 회복하지 못하면 우리 몸이 체중조절점을 임신 기간 중의 체중으로 조정해 버린다는 뜻입니다. 이런 이유로 출산 후 3개월, 체중조절점이 고정되기 전에 임신 전 체중을 회복해야 한다는 것이고 늦어도 출산 후 6개월을 넘기지 말라는 것입니다. 출산 경험이 있는 여성들을 10년간 추적한 연구가 있습니다. 출산한 지 6개월 안에 임신 전 체중으로 돌아간 여성은 10년 후 평균 2.4kg이 늘어난 반면 6개월이 지나도 체중을 회복하지 못한 여성은 8.4kg이 증가했다고 합니다. 결국 출산 후 6개월 안에 체중을 회복하지 못하면 산후비만, 그리고 산후비만은 평생 비만으로 이어질 확률이 높아집니다. 그렇다고 너무 우울해하지는 마세요. 6개월 이후에도 체중을 회복할 수 있습니다. 다만 더 많은 노력이 필요하니 지금부터라도 운동하면 됩니다. 언제나 그렇듯 늦었다고 생각할 때가 가장 빠른 때입니다.

PART 1

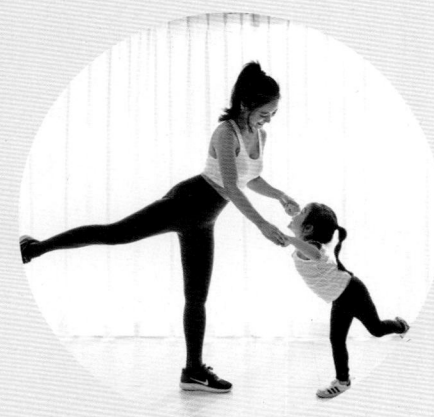

트레이너 남편이 알려주는
산후 골반 교정

▼

출산 후 6주~100일 전

아 프 면 안 돼 요

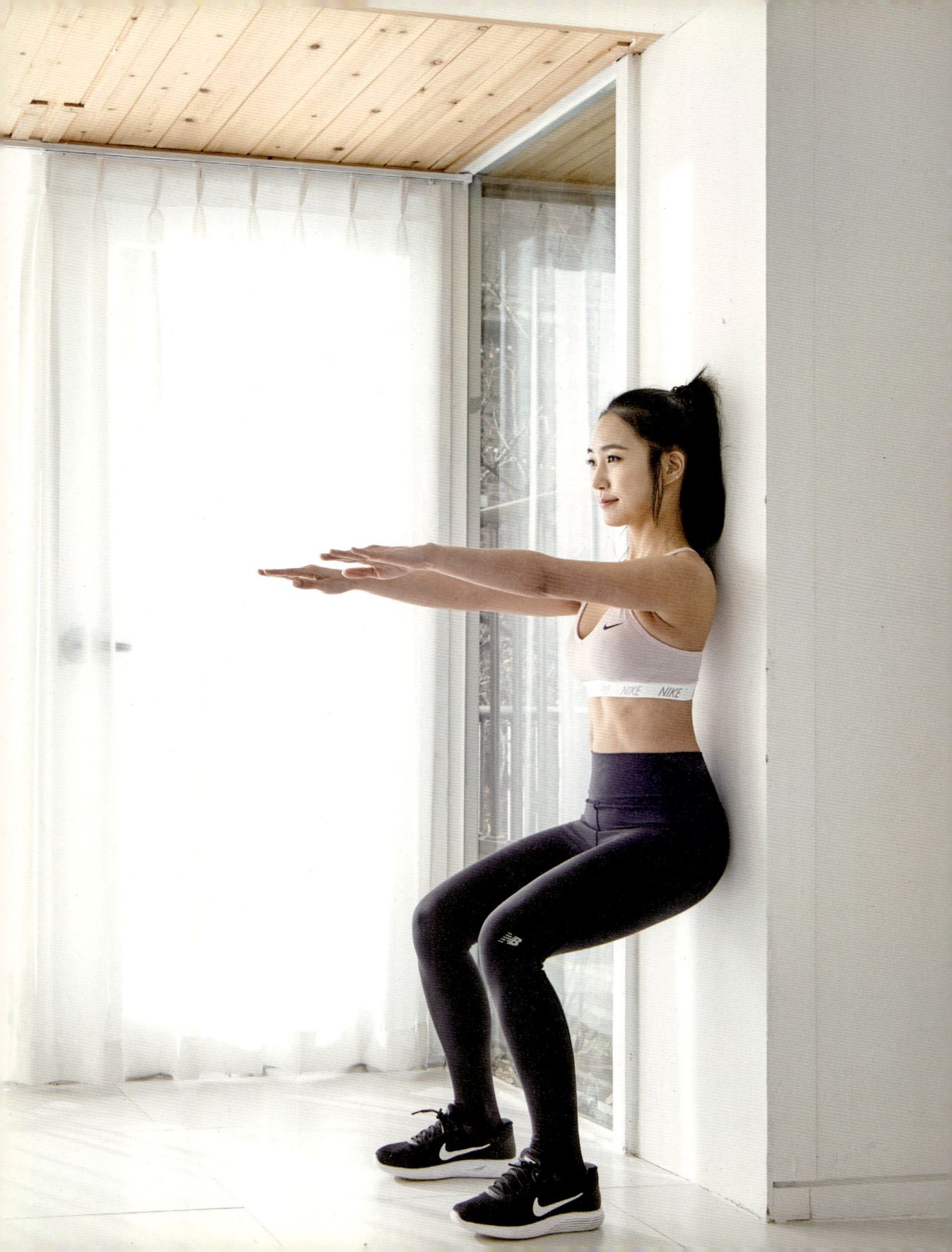

아이가 태어나고 몸이 어느 정도 회복되면 슬슬 체중계에 눈이 갑니다.

몸은 힘든데 왜 이렇게 체중은 줄지 않는지,

어떻게 해야 임신 전 몸매로 돌아갈 수 있는지 초조해집니다.

마음은 충분히 압니다만 부인, 아직 본격적인 다이어트에 돌입하기엔 이릅니다.

일반적으로는 출산하고 6주가 지나면 운동을 하라고 권하지만, 말 그대로 '일반론'입니다.

무리해서 운동을 하다가는 오히려 문제가 생길 수 있으니

내 몸 상태에 맞춰 느긋한 마음으로 시작해야 합니다.

모유수유 중이라면 더더욱 신중해야 합니다. 수유부는 하루 700~800kcal 열량이 더 필요합니다.

그런데 다이어트를 위해 무리하게 식단을 조절하고 운동을 하면 모유의 질이 떨어질 뿐만 아니라

엄마의 건강까지도 해칠 수 있겠죠. 급할수록 돌아가라는 말이 있습니다.

지금 부인이 명심해야 할 말입니다.

이번 파트는 골반 건강과 기초 체력을 회복시키는 동작들로 구성했습니다.

단기간에 확 좋아지는 마법 같은 동작들은 아닙니다. 하지만 꾸준히 함께 가다보면

서서히 회복되는 내 몸을 느낄 수 있을 겁니다.

진짜 운동을 위한 워밍업!

저 트레이너 남편 믿고, 지금부터 같이 가시죠.

몸의 변화

엄마가 됐다.
몸이 변했다.

여자의 인생은 임신 전과 임신 후로 나뉜다고들 합니다.

엄마라는 역할이 그만큼 중요하고 어렵기 때문일 것입니다.

몸도 마찬가지입니다. 여성은 출산 후 몸의 구조와 대사 전체가

임신 전과 완전히 달라집니다. 게다가 출산을 치러내며 많이 쇠약해지죠.

부인들이 '임신 전과 같지 않아'라고 하소연하는 이유입니다.

때문에 출산 후에는 체력부터 회복해야 합니다. 영양소를 골고루 섭취하고

충분히 휴식을 취해 자궁을 비롯한 몸의 모든 기능이 제자리를 잡도록 해야 합니다.

'애 낳으면 체질이 변한다'는 말 들어보셨을 겁니다. 임신과 출산을 거치며

여자의 몸은 살이 찌기 쉬운 체질로 변합니다. 일단 임신 기간 동안

신체활동이 제한되면서 근육량이 크게 줄어듭니다. 근육량이 줄었으니

기초대사량이 낮아지고, 기초대사량이 낮으니 그전과 똑같이 먹어도 살이 찌기 쉽죠.

혈액순환 능력도 떨어진 상태라 신진대사가 원활하지 않고

축적된 지방이 잘 분해되지 않습니다. 거기에 출산 후 지친 몸과 자궁을

보호하기 위해 피하지방은 더 쌓입니다. 엎친 데 덮칩니다.

체형도 바뀝니다. 임신과 출산을 거치며 골반이 벌어집니다.

골반이 벌어지면 엉덩이가 납작해지면서 퍼지게 되죠. 그러니 몸무게는

임신 전과 똑같아도 임신 전 입었던 청바지가 들어가질 않습니다.

골반이 어긋나면 몸의 균형도 깨집니다.

요통, 어깨 결림 등 각종 통증이 생기고 엉덩이, 허벅지 등 하체에 군살이 붙어

부분 비만으로 이어지기도 합니다. 뱃살도 쭈글쭈글 늘어지죠.

임신 중 복직근이 좌우로 벌어지면서 탄력이 줄었기 때문입니다.

그러니 출산 후 운동은 단순히 임신 전 체중 회복이 목표가 되어서는 안 됩니다.

체중 회복과 체형 복원, 그리고 체력 향상이 동시에 이뤄져야 합니다.

체중만 줄이는 것을 넘어 탄탄한 몸을 만들고 건강까지 챙겨야 합니다.

내 살의 이유

시간이 지나면
몸매도 돌아온다며!

학창시절 '대학교 들어가면 다 빠져! 공부만 열심히 해!'라는 부모님 말씀 믿었다가 후회한 적 있으신가요? 출산도 비슷합니다. 많은 임신부들이 아이만 낳으면 저절로 살이 빠질 것이라고 막연히 '기대'합니다. 그러나 현실은 다릅니다. 출산 후 많은 여성들이 임신 전 체중으로 돌아가는 데 어려움을 겪고 있죠. 출산 후 체중이 0.5~3.8kg 증가했다는 조사 결과도 있습니다. 30대 비만 여성의 80%가 임신과 출산을 계기로 살이 쪘다는 통계도 있죠. 이유는 크게 세 가지입니다.

첫 번째는 신체 활동 감소.
아이가 태어나면 엄마는 주로 집안에서 활동하게 됩니다.

하루 종일 정신없이 동동거리느라 몸도 마음도 바쁩니다.

출산 후 완벽한 몸매로 복귀한 연예인들은 운동을 강조하지만

정작 '현실 엄마'들은 아이를 돌보느라 진이 빠져 운동할 기운이 남아 있지 않습니다.

바닥에 엉덩이 한 번 붙일 틈 없이 하루 종일 움직이는데 따로 운동까지 하라니

좀 억울하기도 합니다. 하지만 집안일과 육아는 운동이 아닙니다.

운동이 되려면 근육을 평소보다 더 오래, 더 강하게 자극해야 하는데

이 두 가지 조건은 집안일과는 거리가 있거든요. 물론 집안일을 통해

칼로리를 소모할 수는 있습니다. 하지만 집안일로 인한 칼로리 소모량은

과자 반봉지만 먹어도 상쇄될 만큼 크지 않다는 사실!

두 번째는 불규칙한 식사.

아이를 낳기 전까지 제 아내는 식사할 때 숟가락을

사용하지 않았습니다. 밥도 반찬도 젓가락으로 집어서 천천히 꼭꼭 씹어 삼켰죠.

아이를 키우며 달라지더군요. 아이에게서 눈을 뗄 수 없으니

밥을 국에 말아 숟가락으로 가득 떠 먹습니다. 식사시간을 놓치고 뒤늦게

부랴부랴 밥을 '마시는' 날도 많습니다. 이렇게 보통 엄마들의 식사시간은

아침, 점심, 저녁이 아닌 아이가 낮잠 잘 때나 틈이 날 때이기 쉽습니다.

불규칙하게 식사를 하다보면 내가 얼마나 먹었는지 가늠하기 어렵고,

음식의 양을 조절할 수 없습니다. 즉 살이 찌기 쉽습니다.

세 번째는 임신과 출산을 전후한 과도한 영양섭취.

가장 결정적인 이유죠.

여러 연구를 통해 임신 중 비만이었던 임산부는 출산 후 비만으로 이어질 확률이

높다는 것이 밝혀졌습니다. 임신 중 과식하던 습관이 출산 후에도 남아

여전히 과식하고 있기 때문입니다. 출산과 동시에 과식하던 습관을 버려야 합니다.

그렇다고 갑자기 먹는 양을 줄이면 허전하고 스트레스를 받죠.

스트레스가 쌓이면 폭식으로 이어질 수 있으니 갑자기 먹는 양을 줄이기보다는

먹는 음식을 바꿔보세요. 칼로리를 제한하는 것입니다.

밥이나 빵과 같은 탄수화물 섭취는 줄이고 미역, 다시마, 버섯, 채소 등

섬유질이 많은 음식과 고단백 음식을 섭취하는 것이 좋습니다.

물론 따로 다이어트를 하지 않아도 시간이 지나면서

출산 전의 몸으로 돌아오기도 합니다.

이론상으로는 출산 후 4개월 정도가 지나면

원래의 체중으로 돌아옵니다. 육아가 그만큼 체력 소모가 크기 때문이죠.

단, 임신 중 너무 많지도 너무 적지도 않게 적당히 체중이 증가한 경우에

한합니다(임신 중에 적당히 체중이 증가한 분들은 꾸준히 운동을 했을 확률이

높은 것 아시죠?). 그러나 운동을 병행하지 않는다면

자연스럽게 체중이 회복된다 하더라도 체중만 회복될 뿐

체형까지 돌아오진 않습니다.

출산 후 운동 시기

출산 후 운동
언제 시작해야 할까?

정답은 '개인마다 다르다'입니다. 제왕절개를 했는지 자연분만을 했는지, 임신 전과 임신 중 운동을 얼마나 했는지, 출산 후 회복은 얼마나 됐는지 등을 고려해 각자의 운동 시작 시점이 달라져야 합니다.

일반적인 가이드라인은 있습니다. 미국 스포츠의학회, 산부인과학회, 캐나다 임산부학회 등은 모두 '출산 후' 6주부터 운동을 하라고 권고하고 있습니다. 우리나라도 출산 후 6주까지를 '산욕기'라고 정의하며, 이 기간은 무리한 운동은 피하라고 합니다. 즉, 운동보다는 급격히 떨어진 체력을 회복하는 데 중점을 두라는 말입니다.

산욕기가 지났다면 천천히 스트레칭과 가벼운 골반 교정 운동부터 시작하고,

조금씩 강도를 조절해가며 운동 수준을 천천히 높이는 것을 추천합니다.

골반 교정은 출산 후 6개월 전에 반드시 해야만 합니다.

임신 중 골반이 쉽게 벌어지게 하려고 분비됐던

릴렉신 호르몬이 출산 후 6개월까지 분비되거든요.

이 시기에는 골반과 관절이 느슨해져 있어 통증이 쉽게 생기기도 하지만,

반대로 관절의 가동성이 높아 관절을 바로 잡을 수 있는 시기이기도 합니다.

골반이 틀어지면 몸매는 물론이고 소화불량, 변비 등 건강에도 악영향을 끼치니

꼭 운동을 통해 바로 잡으셔야 합니다.

임신 전 내 몸보다 더 좋아질 수 있어요

골반 / 교정 / 스트레칭

출산 후 가장 눈에 띄게 달라지는 건 골반의 형태입니다. 골반을 보면 아가씨와 아줌마를 구별할 수가 있다고 할 정도로 크게 달라집니다. 그렇다고 체념하진 마세요. 부인은 출산 전보다 더 좋은 골반을 만들 수 있습니다. 이 시기에는 관절과 인대의 이완을 돕는 '릴렉신 호르몬'이 계속해서 분비됩니다. 임신 전에 이미 틀어져 있던 골반을 교정하기에 최적의 시기라고 할 수 있죠. 현재 골반의 문제점을 파악하고 그에 맞는 간단한 스트레칭을 한다면 부인은 충분히 건강하게 예뻐질 수 있습니다.

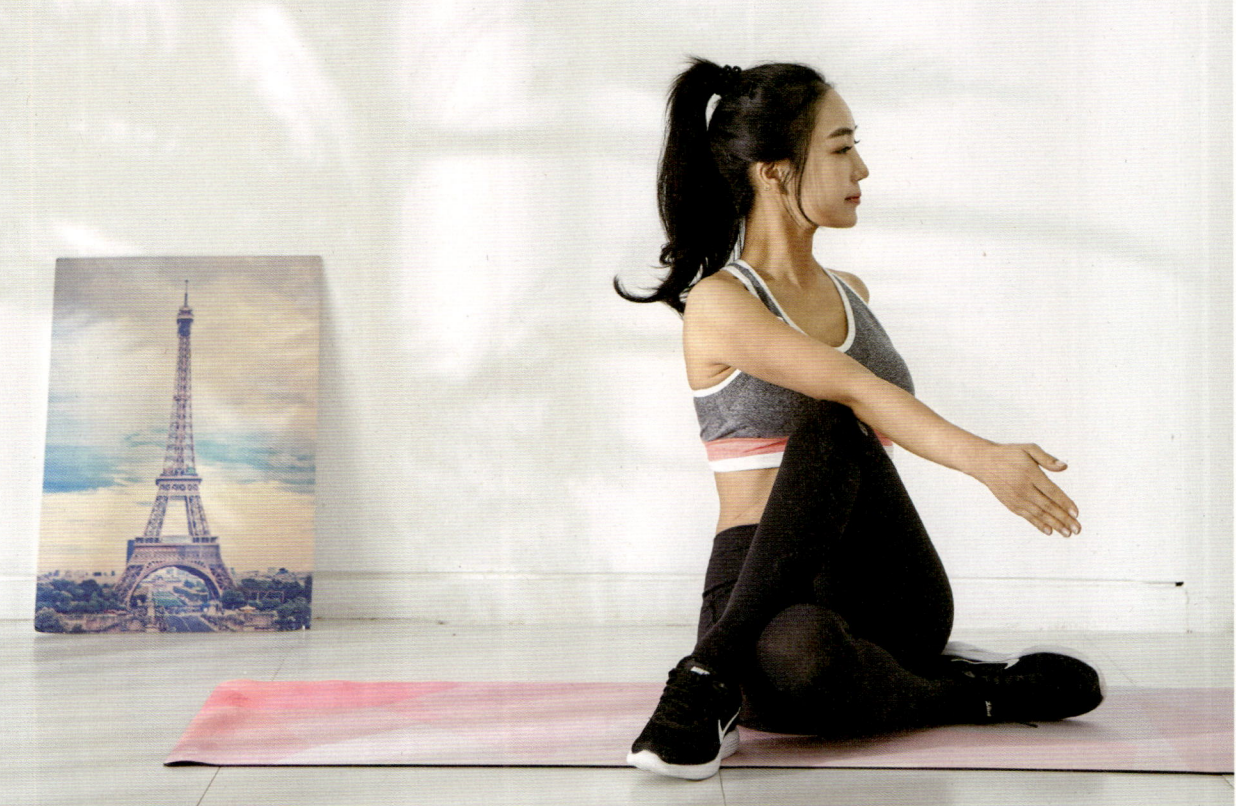

골반 자가진단 리스트

TYPE A
틀어진 골반

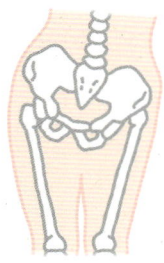

- ☐ 걸을 때 바짓단이나 치마가 한쪽으로 돌아가요.
- ☐ 다리 길이가 달라 바지가 한쪽만 끌려요.
- ☐ 팔자 또는 안짱 걸음이에요.
- ☐ 누워서 무릎을 구부려보면 무릎 높낮이가 달라요.

TYPE B
벌어진 골반

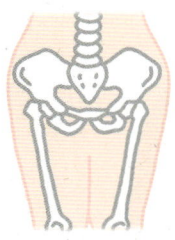

- ☐ 엉덩이가 옆으로 퍼지고 벌어진 느낌이에요.
- ☐ 다리가 밖으로 휘었어요(일명 오다리).
- ☐ 배와 허벅지에 군살이 많아요.
- ☐ 고관절 부위가 툭 튀어나와 있어요.

골반 유형의 다양한 사례들이 있지만 그중에서도 많은 부인들이 겪고 있는 골반 변형 증상 4가지 타입입니다. 본인의 골반이 현재 어떠한 상태인지 체크해보고 해당되는 유형의 골반 교정을 시작해보세요. 임신 전보다 더 예쁘고 건강한 골반을 만들 수 있습니다.

TYPE C
전방경사
(앞으로 기운 골반)

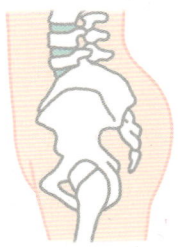

- ☐ 오리궁둥이예요.
- ☐ 누워 있을 때 골반 때문에 불편해요.
- ☐ 아랫배가 유독 많이 나왔어요.
- ☐ 운동을 안 해도 허리 근육이 항상 긴장돼 있어요.

TYPE D
후방경사
(뒤로 기운 골반)

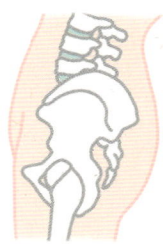

- ☐ 엉덩이가 납작해요.
- ☐ 엉덩이에 군살이 많아요.
- ☐ 엉덩이 밑에 주름이 많아요.
- ☐ 엉덩이가 처졌어요.

TYPE A
틀어진 골반

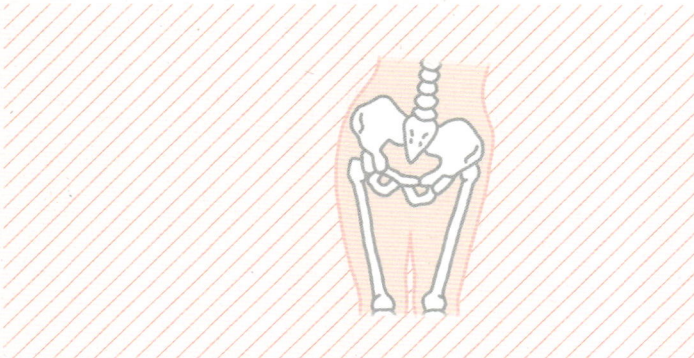

의자에 앉을 때 무심코 다리를 꼬거나 짝다리로 서기, 목을 길게 빼고 스마트폰 보는 자세 등은 임신과는 별개로 골반을 다양한 방향으로 틀어지게 합니다. 누구나 가지고 있는 나쁜 습관들이죠. 이렇게 이미 틀어진 골반이 임신으로 더 틀어지게 되면서 임신부 환도 등 골반 주위 통증을 유발하는 경우가 많습니다. 모든 동작은 5~10회, 3세트를 기준으로 하며 동작 중 몸에 무리가 온다고 느끼면 즉각 멈추도록 합니다.

옆으로 누워 무릎 벌리기

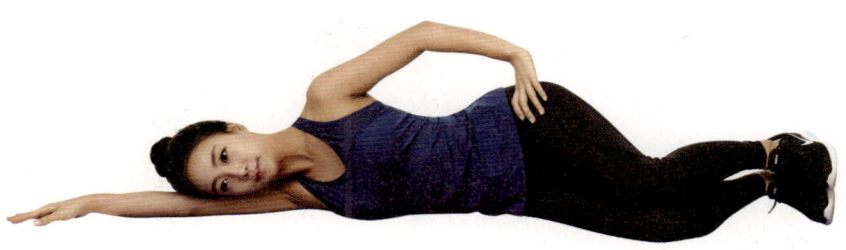

1. 옆으로 누워 무릎을 구부리고, 발끝은 몸 쪽으로 당겨줍니다. 바닥의 팔은 위로 뻗어 머리를 받치고 반대쪽 손은 골반에 얹어두세요.

5초 버티기

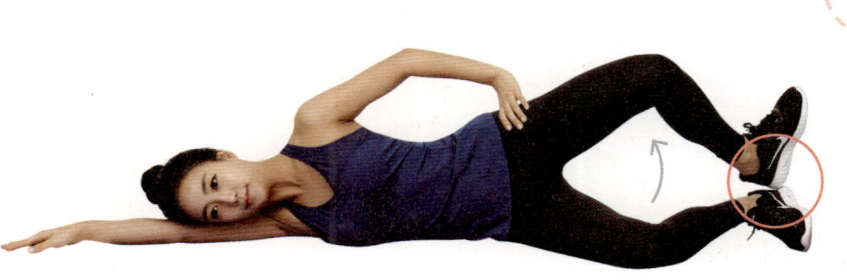

2. 발뒤꿈치를 붙인 채 위쪽 무릎을 들어 올려 마름모꼴 형태로 만들어주세요. 같은 방법으로 반대쪽도 실시해주세요.

   CHECK! 동작 내내 발뒤꿈치가 떨어지지 않도록 주의하고, 무릎이 덜 벌어지거나 뻣뻣하다고 느끼는 쪽은 더 오랜 시간 버텨주세요.

누워서 다리 꼬아 당기기

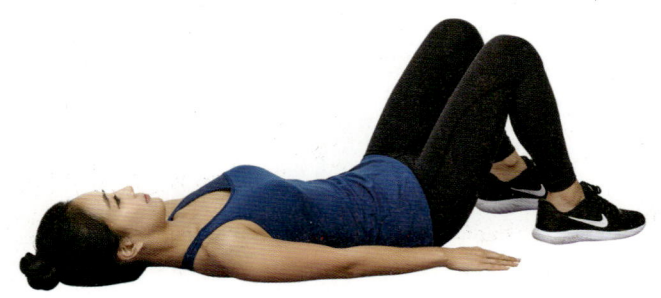

1 바닥에 누워 무릎을 세워주세요.

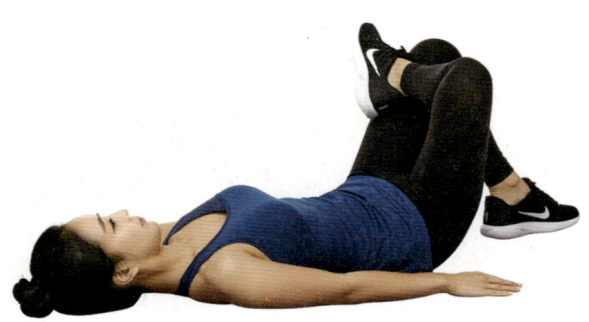

2 오른발을 왼쪽 허벅지 위에 올려주세요.

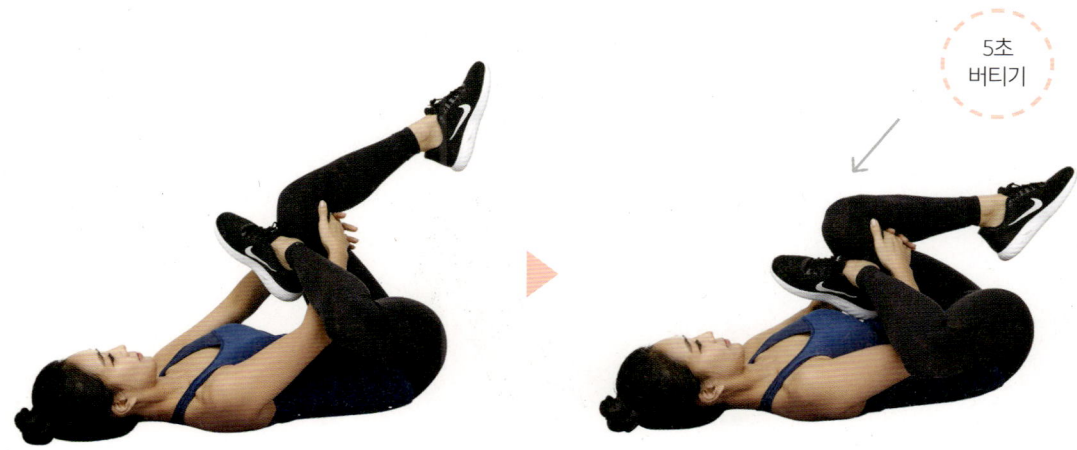

3 다리 사이로 양손을 넣어 왼쪽 허벅지 뒤에서 깍지 낀 뒤 몸쪽으로 천천히 당겨줍니다. 같은 방법으로 반대쪽도 실시해주세요.

CHECK! 유연성이 부족하다면 처음부터 무리해서 당기지 말고 조금씩 가동 범위를 넓혀가도록 합니다. 천천히 해도 반드시 좋아집니다!

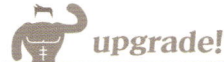

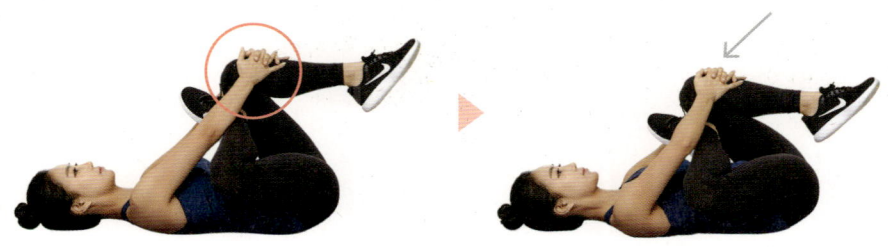

동작이 익숙해지면 깍지를 무릎 위로 잡아 천천히 당겨주세요.

다리 꼬아 무릎 누르기

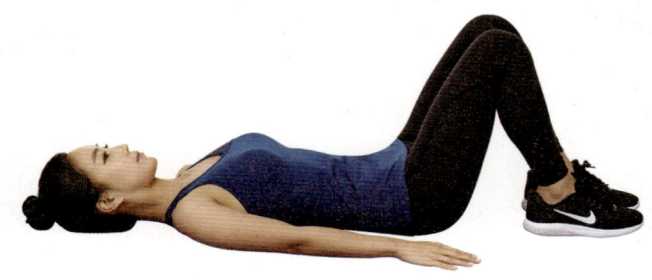

1   바닥에 누워 무릎을 세워주세요.

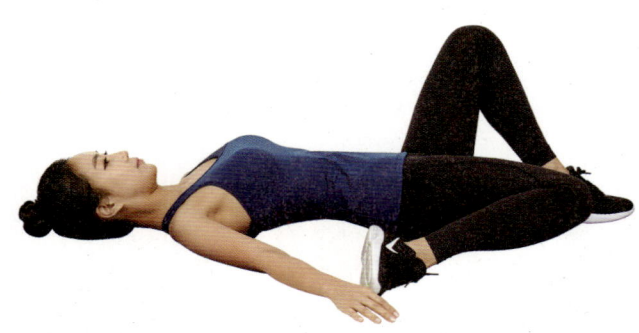

2   오른쪽 다리만 바깥쪽으로 접어주세요.

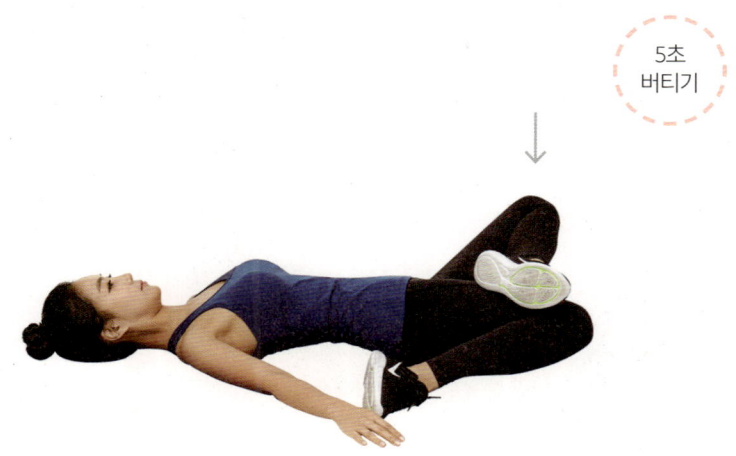

5초
버티기

3 왼쪽 발목을 오른쪽 허벅지 위에 올리고 천천히 눌러주세요. 같은 방법으로 반대쪽도 실시해주세요.

CHECK! 오른쪽 허벅지가 최대한 바닥에 닿을 수 있도록 꾹 눌러줍니다.

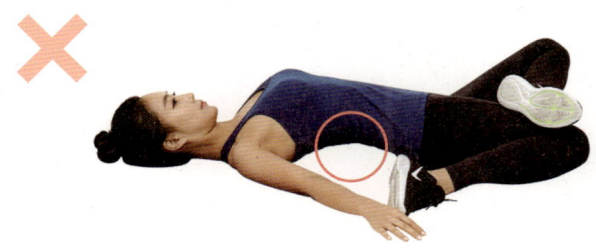

유연성이 부족한 경우 발로 허벅지를 누르는 과정에서 허리가 과하게 젖혀지면서 바닥에서 뜰 수도 있어요. 그렇게 되면 허리에 무리가 갈 수 있으니 주의하세요!

앉아서 몸통 비틀기

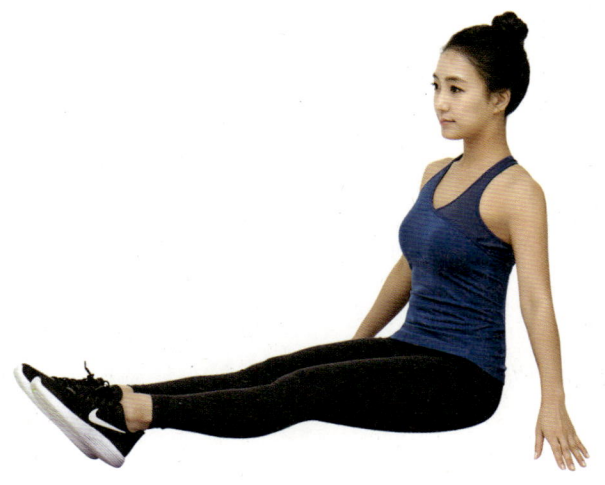

1. 바닥에 앉아 허리를 편 뒤 양손으로 바닥을 지지하고, 다리를 모아 앞으로 뻗어주세요.

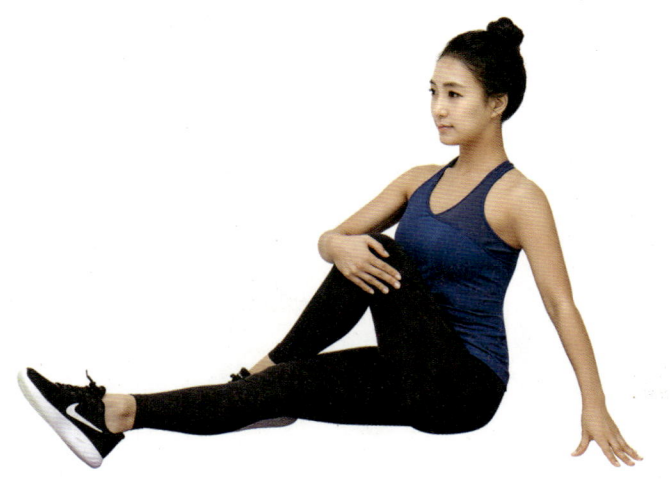

2. 왼발을 오른쪽 무릎의 바깥쪽 바닥에 댑니다. 이때 왼쪽 발바닥 전체가 바닥에 닿도록 하고, 오른손으로 왼쪽 무릎을 잡아 살짝 당겨주세요.

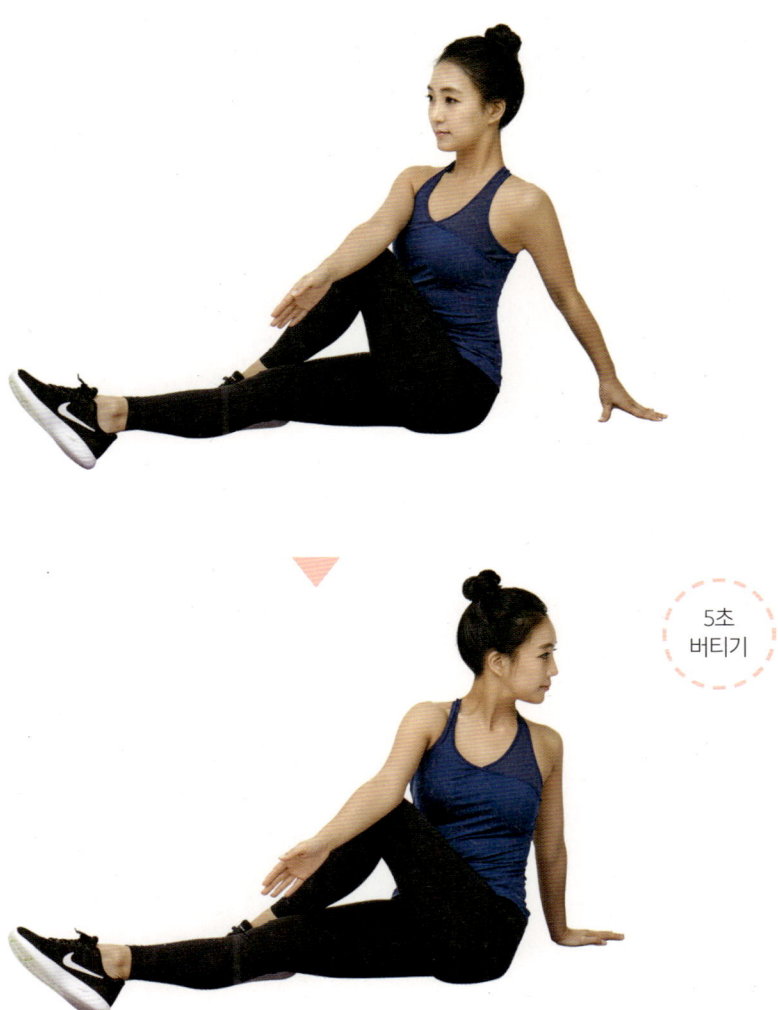

5초
버티기

3 오른팔을 뻗어 왼쪽 무릎 바깥쪽에 대고 살짝 밀어내며 몸통을 왼쪽으로 돌려주세요. 왼손은 등 뒤의 바닥을 짚어 균형을 잡아줍니다. 같은 방법으로 반대쪽도 실시해주세요.

CHECK! 몸통은 최대한 비틀어주고, 동작 중에 뒤로 기울어지거나 허리가 굽혀지지 않게 주의하세요.

TYPE B
벌어진 골반

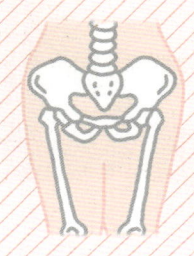

임신 중기로 접어들면 서서히 출산을 준비하며 골반이 벌어지기 시작합니다. 그런데 아이가 태어난 뒤 벌어졌던 골반이 스스로 제 위치를 찾아 돌아오면 좋으련만, 그렇진 않습니다. 골반이 제자리를 찾을 수 있게 운동으로 도와야 합니다. 모든 동작은 5~10회, 3세트를 기준으로 하며 동작 중 몸에 무리가 온다고 느끼면 즉각 멈추도록 합니다.

다리 사선 뻗기

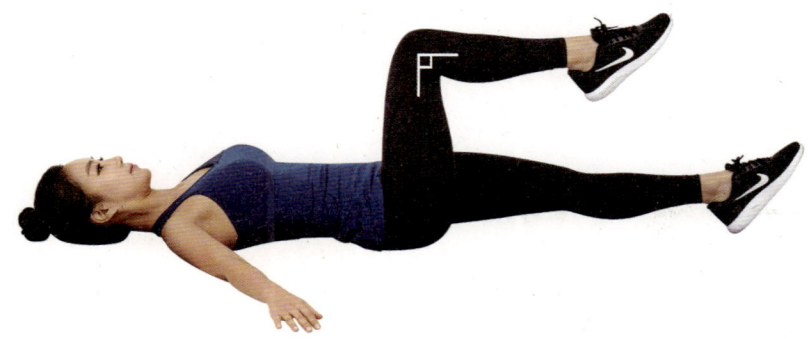

1. 바닥에 누운 뒤 한 발만 들어 무릎을 90도로 구부려주세요.

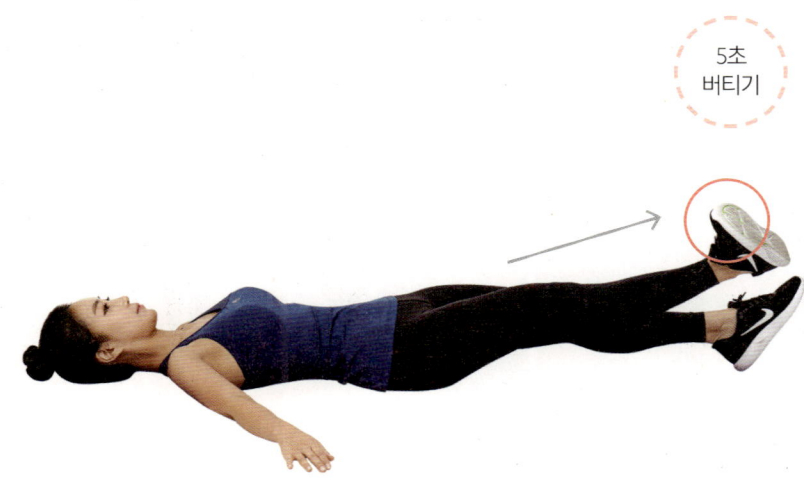

5초
버티기

2. 구부린 다리의 발끝을 몸 쪽으로 당긴 뒤 45도 바깥쪽으로 밀어내듯이 쭉 뻗어주세요. 같은 방법으로 반대쪽도 실시해주세요.
   CHECK! 양발 번갈아 가며 5회 이상씩 동작해주면 효과가 더 좋습니다.

개구리 자세

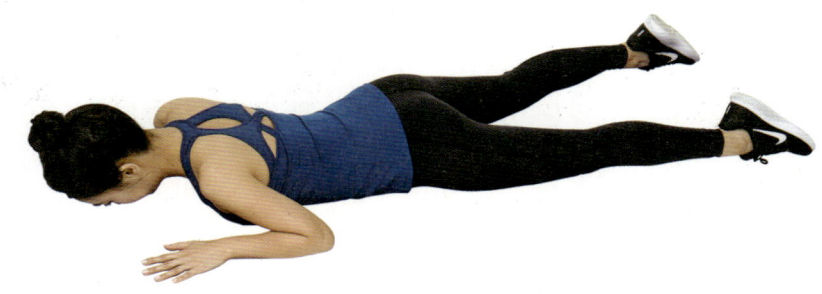

1 바닥에 엎드려 누운 뒤 팔꿈치를 접어 가슴 옆에 두고, 양발은 어깨너비보다 넓게 벌려줍니다.

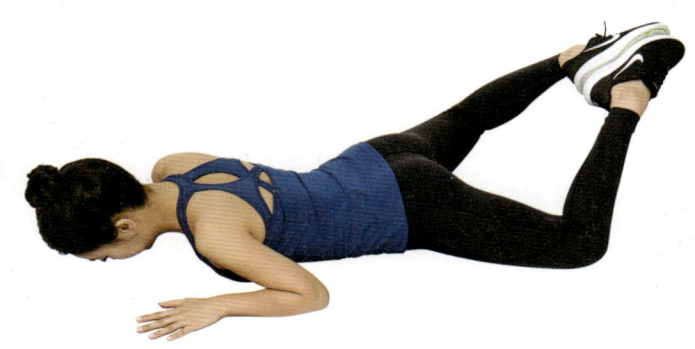

2 양쪽 발바닥을 맞대어 다리를 마름모꼴 형태로 만들어주세요.

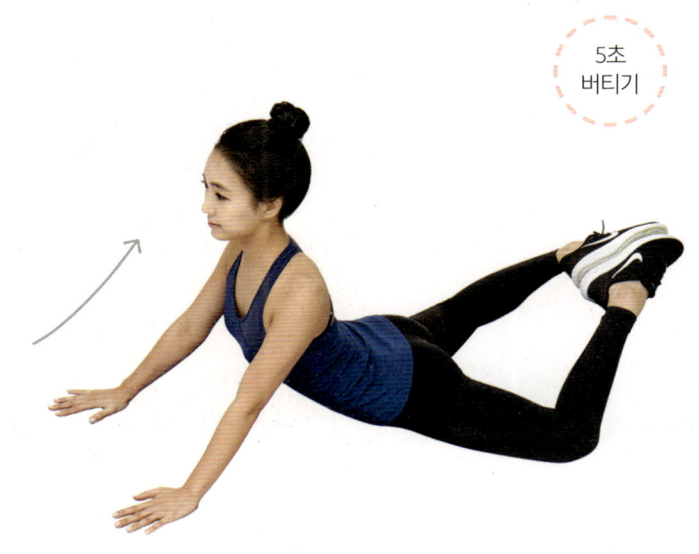

5초
버티기

3 손바닥으로 바닥을 밀어 상체를 쭉 들어 올립니다.
  CHECK! 팔꿈치는 완전히 펴고, 양쪽 발꿈치가 서로 떨어지지 않도록 주의하세요.

누워서 골반 비틀기

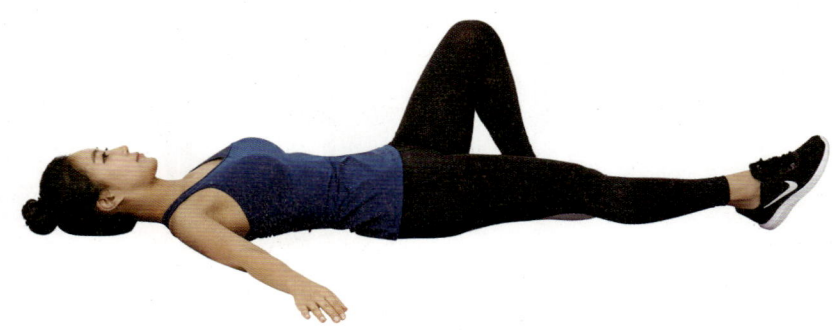

1 바닥에 누워 팔은 양옆으로 뻗고 왼쪽 무릎을 세워주세요.

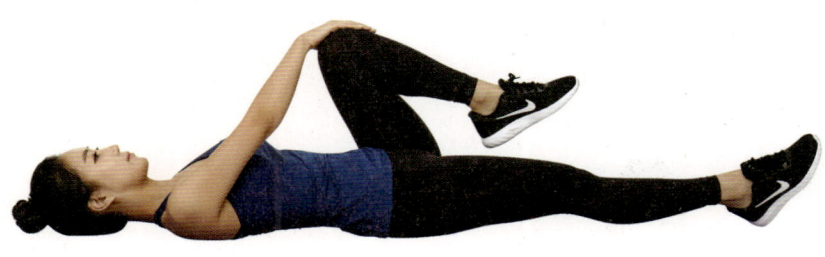

반대쪽 어깨가
바닥에서 뜨지 않도록 주의!

5초
버티기

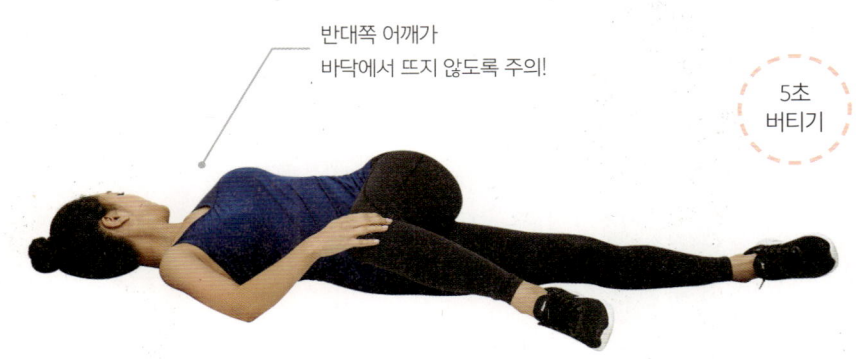

2. 오른손으로 왼쪽 무릎을 잡고 오른쪽으로 당긴 뒤 시선은 왼쪽을 바라봅니다. 같은 방법으로 반대쪽도 실시해주세요.

발끝 벌려 무릎 모으기

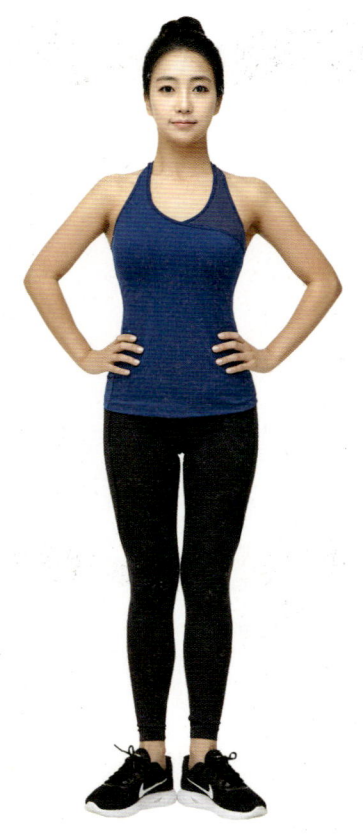

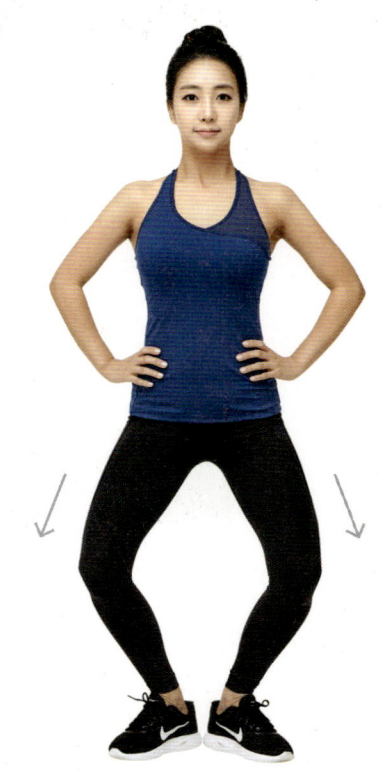

1 발뒤꿈치를 맞대고 섭니다.

2 무릎을 발끝 방향으로 벌리며 살짝 앉아주세요.
CHECK! 골반은 뒤로 빼고 등은 펴서 허리가 C자가 되도록 합니다.

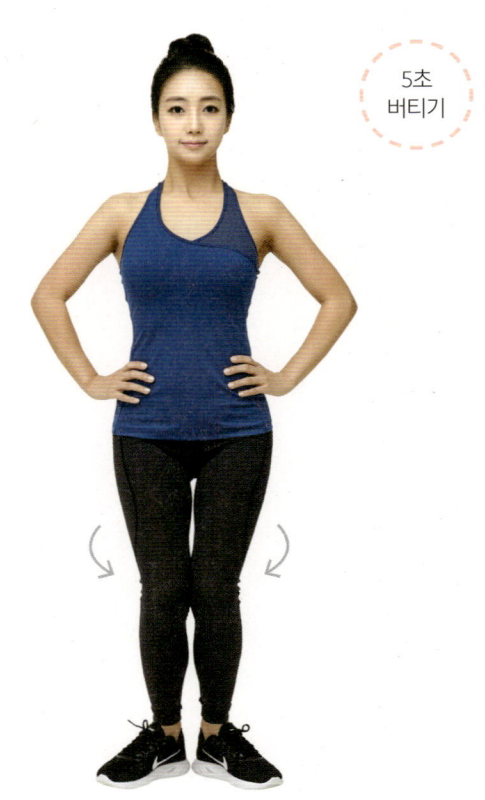

5초
버티기

3 상체와 골반은 고정한 채로 천천히 무릎을
안쪽으로 모으며 일어섭니다.

TYPE C
전방경사

(앞으로 기운 골반)

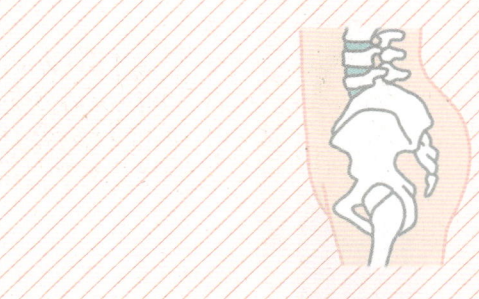

출산이 다가올수록 눈에 띄게 배가 불러옵니다. 배가 불러올수록 허리는 앞쪽으로 휘어지게 됩니다. 동시에 고관절 앞부분의 근육들이 경직되며 골반이 앞으로 기울어지는 경우가 많습니다. 모든 동작은 5~10회, 3세트를 기준으로 하며 동작 중 몸에 무리가 온다고 느끼면 즉각 멈추도록 합니다.

무릎 안고 눕기

1. 바닥에 누워 양손으로 양쪽 무릎을 당겨 감싸 안습니다. 호흡은 끝까지 내쉬었다가 끝까지 마시기를 천천히 반복해주세요.

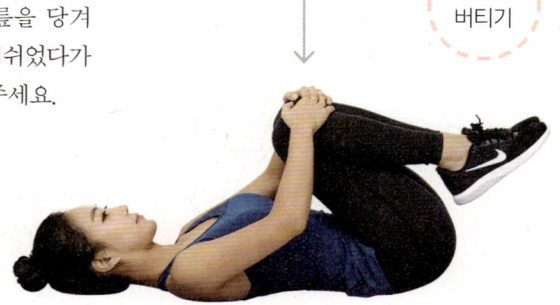

2. 복부의 힘으로 목과 어깨를 바닥에서 들어 주세요. 버티는 동안 호흡은 1번과 동일하게 반복하세요.

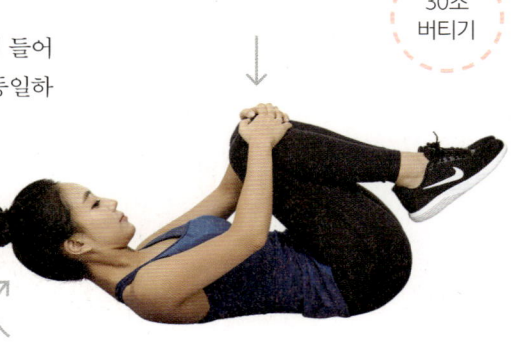

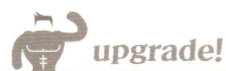 upgrade!

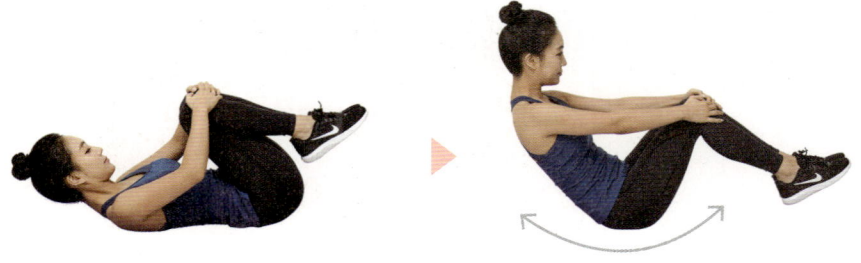

〈무릎 안고 눕기〉가 익숙해지면 몸에 반동을 줘 앞뒤로 움직이며 척추까지 시원하게 마사지해주세요.

골반 틸팅

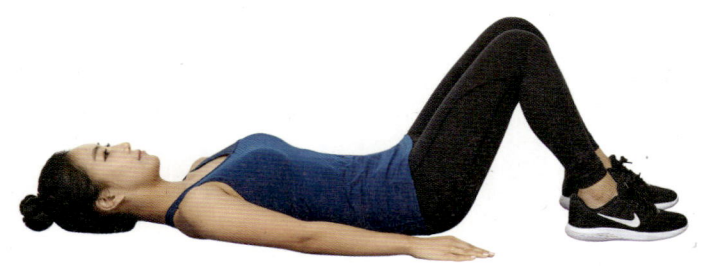

1 바닥에 누워 무릎을 세워주세요.

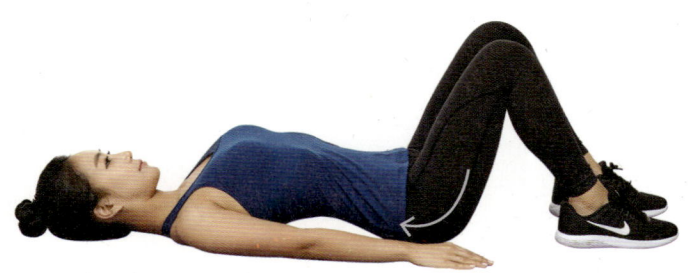

2 골반을 바닥에 붙인 채로 허리를 쭉 들어 올려주세요.

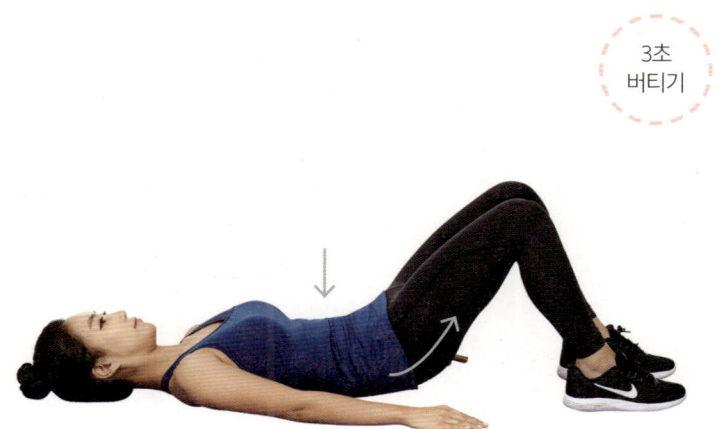

3초
버티기

3 허리를 밀어서 최대한 바닥에 붙이며 동시에 골반을 앞쪽(배꼽)으로 말아 올려주세요.

무릎 꿇고 발목 당기기

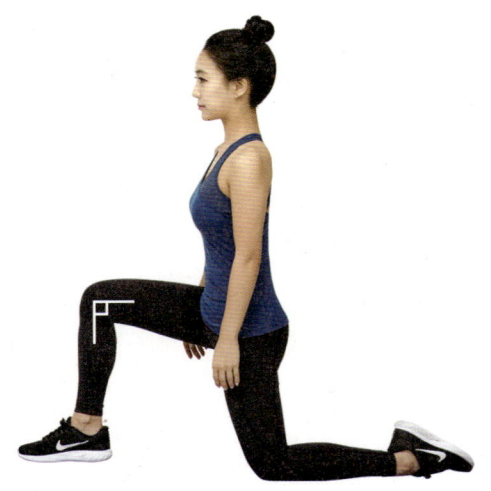

1 무릎으로 서서 한 발만 앞으로 내밀어 바닥과 수직으로 세워주세요.

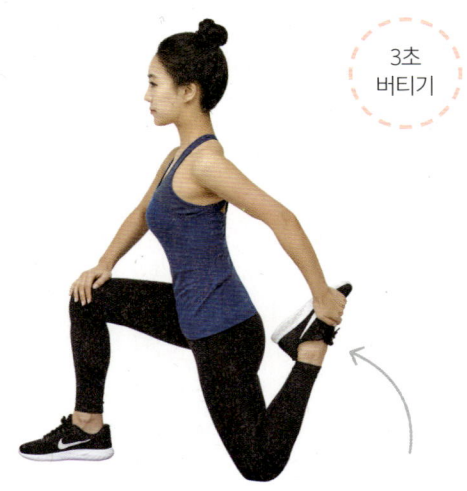

3초
버티기

2 뒤쪽 다리의 발목을 당겨 잡아주세요. 반대쪽 손은 앞쪽 다리의 무릎에 올려두면 편합니다. 같은 방법으로 반대쪽도 실시해주세요.

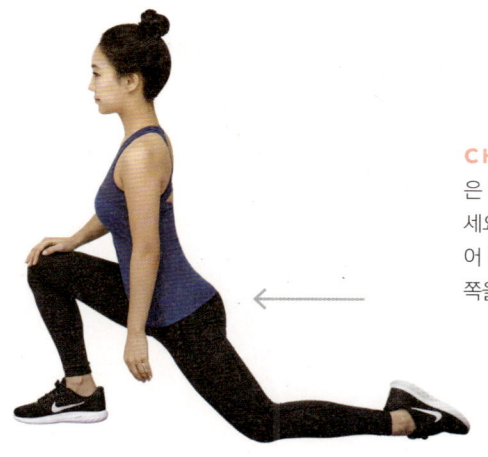

CHECK! 발목 잡기가 어려운 사람은 동작 전에 워밍업 동작을 따라해 보세요. 1번 자세에서 체중을 앞으로 밀어 바닥에 닿아 있는 다리의 허벅지 앞쪽을 쭉 늘여주는 동작입니다.

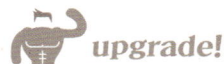

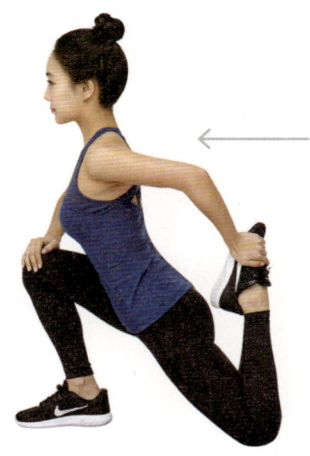

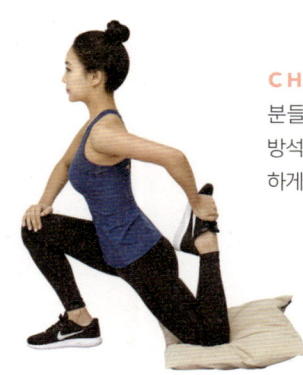

CHECK! 무릎이 약한 분들은 무릎 밑에 푹신한 방석을 깔고 동작하면 수월하게 따라할 수 있습니다.

발목을 잡은 상태에서 체중을 앞으로 밀어주면 좀 더 강한 자극을 받을 수 있습니다.

TYPE D
후방경사

(뒤로 기운 골반)

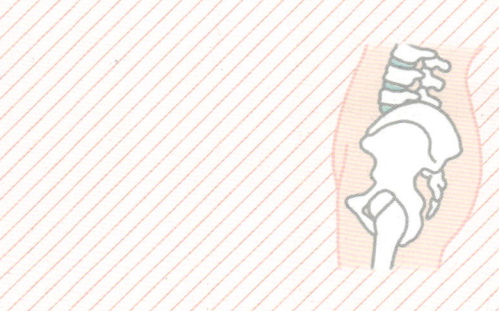

전방경사의 상황과 반대로 임신 중 허리를 뒤로 빼고 오랜 시간 앉아있거나 서 있는 경우도 있습니다. 이 경우 허리가 일자형으로 펴지며 골반은 뒤로 기울어져 엉덩이가 자연스레 처집니다. 모든 동작은 5~10회, 3세트를 기준으로 하며 동작 중 몸에 무리가 온다고 느끼면 즉각 멈추도록 합니다.

골반 앞쪽 늘이기

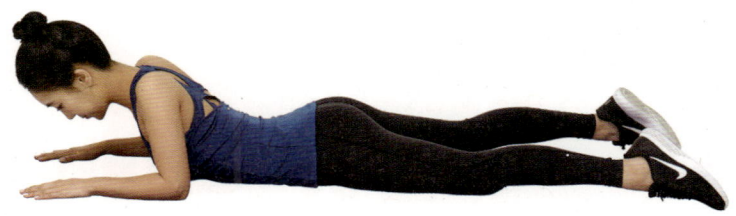

1 바닥에 엎드려 누운 뒤 팔꿈치를 구부려 상체를 살짝 들어주세요.

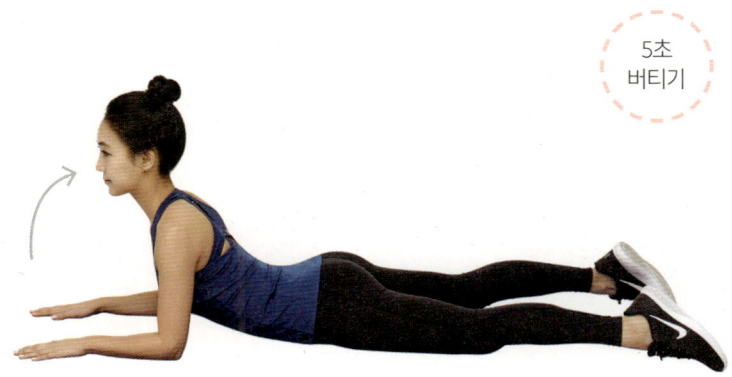

5초 버티기

2 숨을 배에서 전부 빼낸다는 느낌으로 뱉으며 상체를 쭉 들어 올립니다.

골반 바깥쪽 늘이기

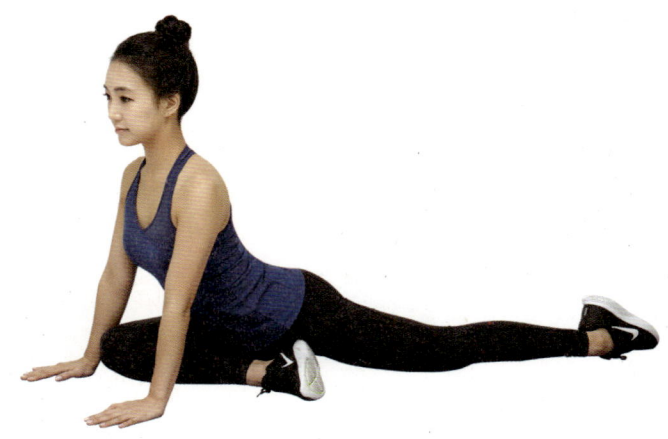

1. 왼쪽 다리는 뒤로 뻗어 허벅지가 바닥에 닿게 하고, 오른쪽 다리는 양반다리로 앉습니다.

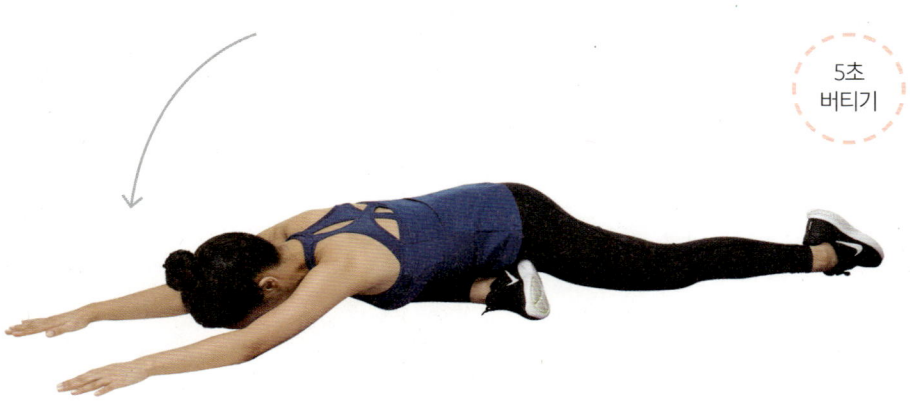

5초 버티기

2. 상체를 앞으로 깊게 숙이며 양팔을 쭉 뻗어주세요. 버티는 동안 왼쪽 무릎이 바닥에서 떨어지지 않도록 하고, 동작 내내 호흡은 참지 말고 자연스럽게 마시고 뱉어주세요. 같은 방법으로 반대쪽도 실시해주세요.

upgrade!

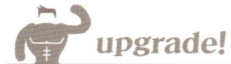

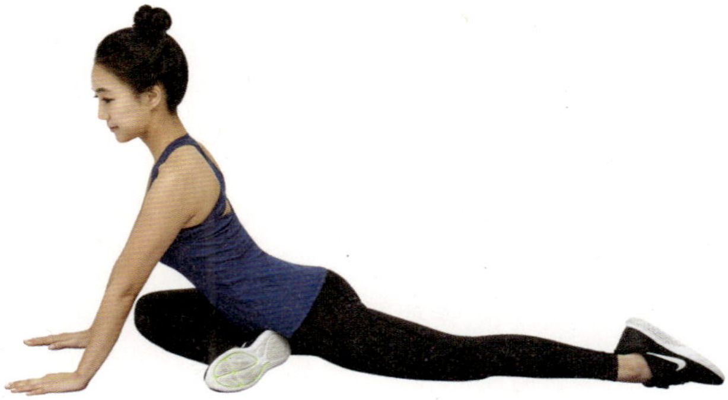

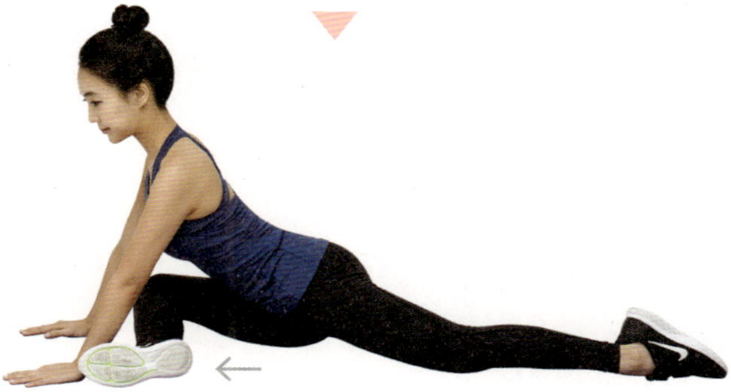

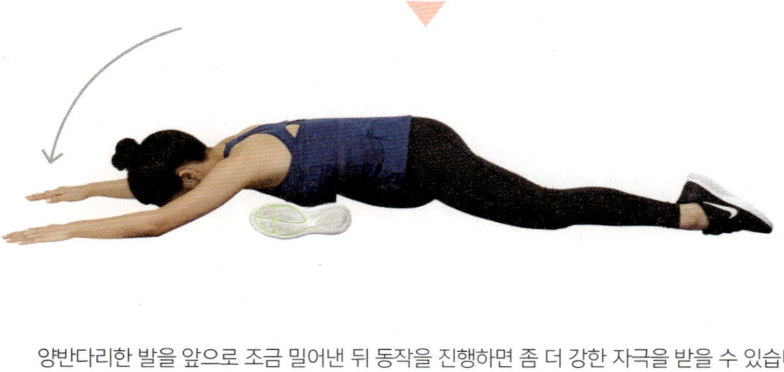

양반다리한 발을 앞으로 조금 밀어낸 뒤 동작을 진행하면 좀 더 강한 자극을 받을 수 있습니다.

시 간 날 때 마 다 해 요

기초 / 체력 / 회복 운동

엄마의 운동은 시간과의 싸움입니다. 하루 종일 집에 있는데 엉덩이 붙이고 앉아있을 시간은 없습니다. '머리 감을 시간도 없는데 운동은 무슨 운동' 하며 포기하게 됩니다. 하지만 잘 생각해보세요. '틈'은 분명 있습니다. 아이가 잘 때, 장난감에 집중하고 있을 때 등 틈이 생기면 스쿼트 한 번은 할 수 있습니다. 이런 '틈새시간'을 공략해야 합니다. 운동도 '티끌 모아 태산'이라는 마음가짐으로 매일 틈틈이 움직여 기초 체력을 회복시켜 봅시다.

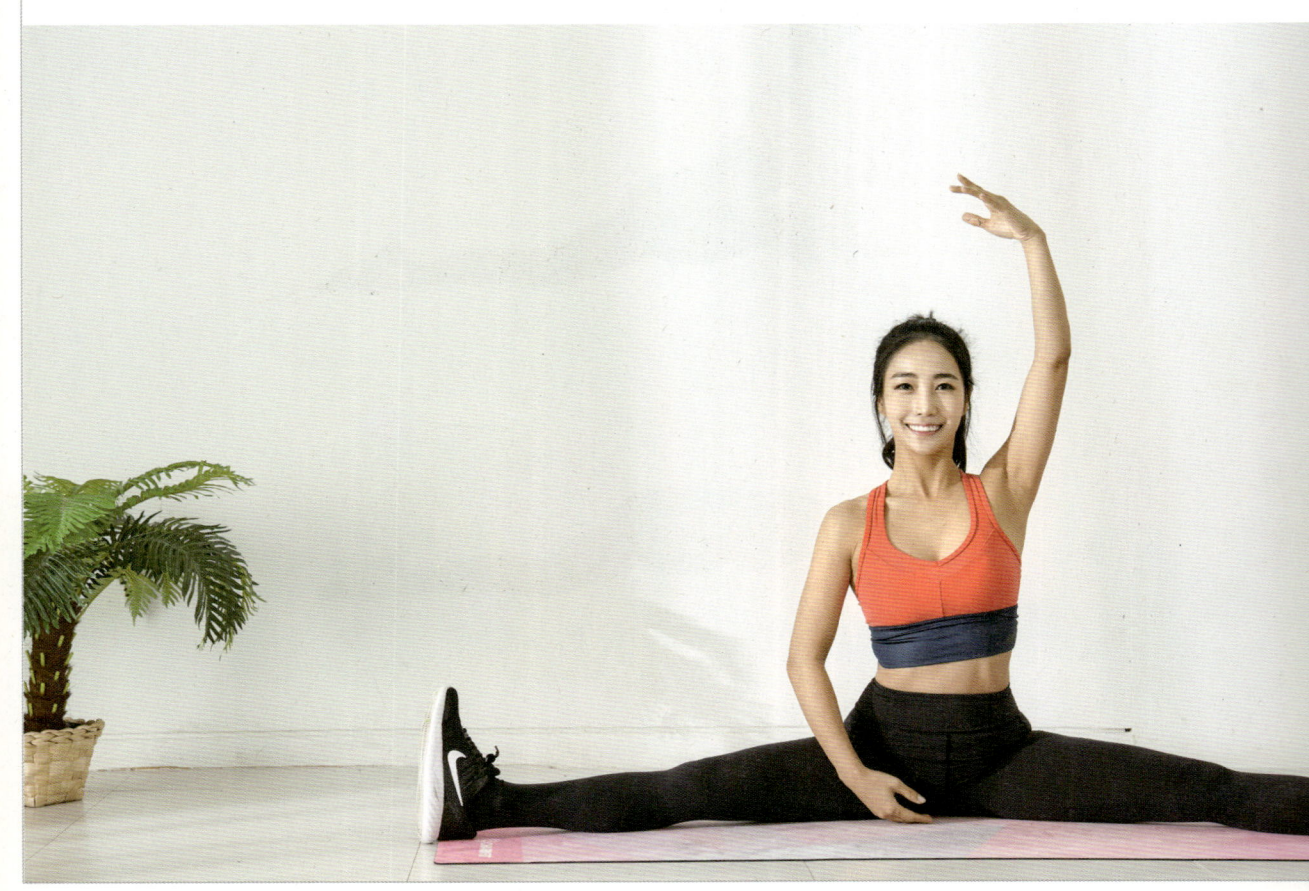

케겔운동

회음부의 빠른 회복과 요실금 예방에 좋아요.

케겔운동은 회음부 근육을 강화시킵니다. 임신 중 케겔운동으로 회음부의 근육을 단련시키면 분만을 할 때 회음부의 손상을 최대한 막을 수 있습니다. 분만 때 절개한 회음부도 빠르게 회복됩니다. 출산과 분만을 거치며 회음부와 질 근육은 헐거워집니다. 이전의 상태로 돌아가지 않아 요실금이 생기기도 하죠. 케겔운동을 하면 회음부와 질 근육이 강화되어 요실금도 예방할 수 있고 부부관계에도 도움을 줍니다.

케겔운동은 2단계로 나뉩니다. 1단계는 소변을 참을 때처럼 질을 1초간 수축했다가 긴장을 푸는 것을 반복하는 단계입니다. 익숙해지면 최대 10초까지 수축합니다. 2단계는 질의 근육을 아랫배 쪽으로 넣는다는 느낌으로 뒤에서 앞으로 수축하고 다시 몸 밖으로 내보낸다는 느낌으로 힘을 풀어주는 것입니다. 한 번에 20~30회 정도는 거뜬하게 해낼 수 있도록 수시로 연습해주세요.

걷기 & 빨리 걷기

빨리 움직이기 시작하면 빨리 회복돼요.

산부인과 전문의들은 자연분만을 한 산부는 24시간, 제왕절개를 한 산부는 48시간 안에 몸을 움직여야 회복이 빠르다고 말합니다. 그렇다고 무리하게 움직이라는 것은 아니고, 걷기 정도의 가벼운 운동을 하라는 뜻입니다. 처음에는 가볍게 천천히 걷다가 몸의 회복 속도에 맞춰 조금씩 빠르게 걷는 것을 추천합니다. 특히 산욕기(출산 후 6~12주)에 빠르게 걷기 운동을 자주 해주면 변비와 방광 장애를 줄일 수 있습니다. 정맥 혈전이나 폐색전증도 예방할 수 있고요.

걸을 때는 자세에 집중합니다. 일단 허리를 곧게 펴고 배에 힘을 줍니다. 발은 발뒤꿈치, 발바닥, 발가락 순으로 바닥에 닿게 하고, 양발을 11자로 유지하며 걷습니다.

스쿼트 버티기

아이를 안고 이동할 수 있는 힘을 길러줍니다.

아이를 내내 안고 있다가 잠깐 내려놓으면 1초도 지나지 않아 '애앵' 울음소리가 들립니다. '엄마 껌딱지'가 따로 없죠. 그러다보니 엄마는 아이를 안고 일을 할 때가 많습니다. 아이를 안고 활동하려면 일단 다리 힘이 필수입니다. 하지만 조금만 걸어도 다리가 아프고 무릎과 발목이 아직 정상 컨디션으로 돌아오지 않았다면 '버티기'부터 시작해보세요. 본격적인 운동에 앞서 '스쿼트 버티기'를 반복해주면 다리도 튼튼해지고 전반적인 컨디션도 되찾을 수 있습니다.

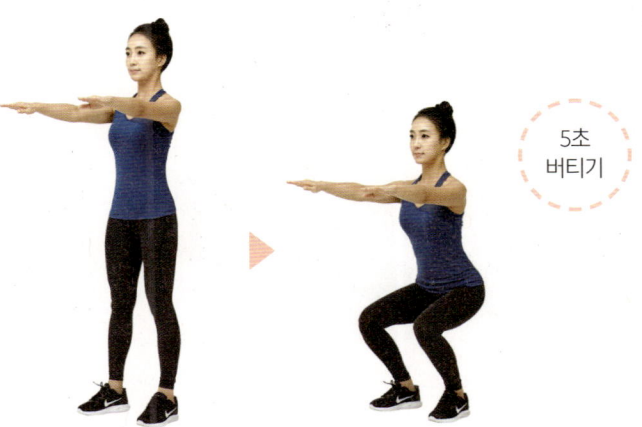

양팔은 앞으로 나란히 하고, 양발을 어깨너비로 벌리고 선 상태에서 엉덩이를 뒤로 빼며 무릎을 구부려 앉아주세요. 허리는 세운 상태를 유지해야 합니다. 처음에는 5초간 버티다가 익숙해지면 천천히 시간을 늘려갑니다. 최대 30초까지 버티는 것을 목표로 하여 수시로 연습하세요. 다리 힘이 부족해 그냥 앉기 불안하다면 의자나 벽을 잡고 하셔도 좋습니다.

브릿지 버티기

본격적인 산후 다이어트 전 엉덩이와 몸통의 힘을 길러줍니다.

아이는 하루가 다르게 무럭무럭 자라나죠. 하루가 다르게 체중이 늘어간다는 말입니다. 무거워지는 아이를 안고 버티려면 몸통의 힘이 필요합니다. 브릿지는 몸통의 안정성을 유지해주는 복근과 허리 근육 강화에 최적의 동작입니다. 골반 안정화와 자세 개선에도 도움이 됩니다.

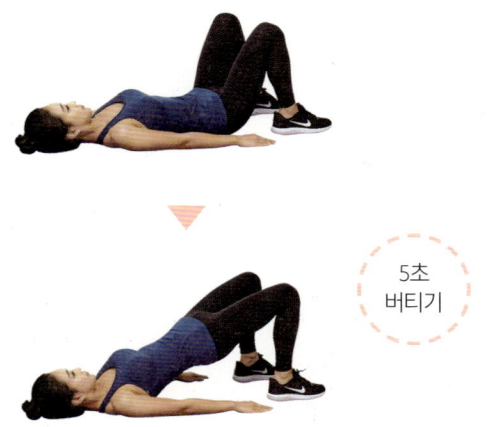

바닥에 누워 무릎을 세우고 발바닥은 바닥에 밀착시킨 상태에서 무릎에서부터 어깨까지 일직선이 되도록 골반과 엉덩이를 들어 올려줍니다. 처음에는 5초간 버티다가 익숙해지면 천천히 시간을 늘려갑니다. 최대 30초까지 버티는 것을 목표로 하여 수시로 연습하세요.

데드리프트 기본 자세

수유로 인한 어깨 통증과 목 통증을 예방해줘요.

출산과 동시에 시작되는 모유수유. 아이를 보려고 목을 한쪽으로 기울인 상태에서 고개를 숙이게 되죠. 아이를 안정적으로 안으려다 보면 어깨도 앞으로 말리게 됩니다. 목과 어깨 근육이 경직되고 척추 골격 전체에 심한 압박이 가해지기 때문이죠. 데드리프트 동작을 반복하면 몸통의 정렬이 바로 잡히고 통증도 줄일 수 있습니다.

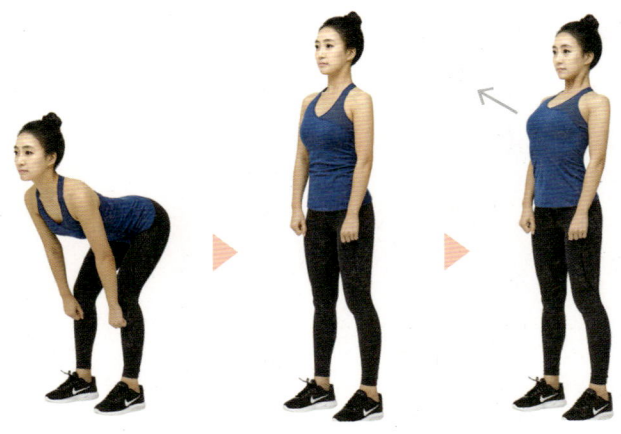

1 양발을 어깨너비로 벌리고 선 뒤 엉덩이를 뒤로 빼면서 상체를 숙여줍니다. 동시에 양쪽 무릎을 살짝 구부리고, 허리는 자연스러운 아치 형태가 되도록 해주세요.

2 상체를 일으켜 바로 섭니다.

3 양쪽 어깨를 뒤로 원을 그리듯 젖히며 날개뼈가 모이도록 등을 조여주세요. 이때 가슴, 정확하게는 명치가 45도 위를 향하도록 하고 턱은 몸 쪽으로 당겨주세요. 처음에는 5회, 익숙해지면 10회, 최대 15회 채우는 것을 목표로 합니다.

PART 2

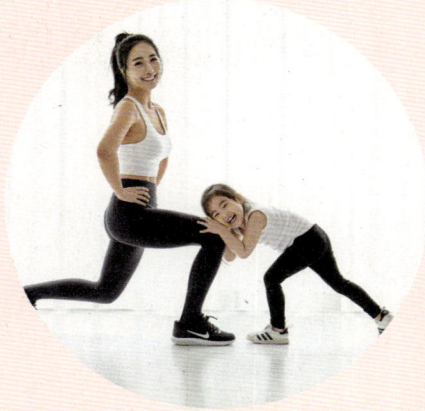

트레이너 남편과 함께하는
산후홈트

▼

출산 후 100일부터

돌아갈 수 있어요

지금까지 꾸준히 운동하며 골반을 바로 잡고 기초체력을 다져왔다면
이제 본격적으로 〈산후홈트〉에 돌입할 시간입니다.
그동안 기초공사로 몸을 충분히 다져놓았으니 지금부터는
원하는 몸을 만드는 데 좀 더 매진해도 된다는 뜻이죠.
이 시기를 잘 활용하면 임신 전보다 더 멋진 몸매를 완성할 수 있습니다.

백일이 갓 지난 아이를 돌보며 없는 시간을 쪼개 운동할 부인을 위해
이번 파트는 최소한의 시간으로 원하는 부위의 근육을 단련하고
지방은 싹 빼줄 동작들로 구성했습니다.
축 처진 뱃살, 두꺼운 허벅지, 모유수유로 탄력을 잃은 가슴 등
부인들의 걱정을 모두 날려 줄 동작들입니다.

단, 출산 후 100일이 지났다고 모두 본격적인 운동을 시작할 수 있는 것은 아닙니다.
회복도와 임신 전, 임신 중에 얼마나 운동했는지에 따라서
본격적인 운동의 시작 시기는 달라집니다.
또 출산 후 6개월까지는 릴렉신 호르몬이 계속 분비된다는 것도 유념해야 합니다.
관절이 여전히 느슨해져 있는 만큼 운동자세가 잘못되면 관절에 부담으로 이어질 수 있습니다.
그러니 운동 중 통증이 생기거나 관절에 부담이 된다고 느껴진다면
즉시 멈추고 주의사항을 잘 읽어보길 바랍니다.
이번에도 욕심 내지 말고 천천히! 부인은 곧 예쁘고 탄력 있게 날씬해질 수 있습니다.

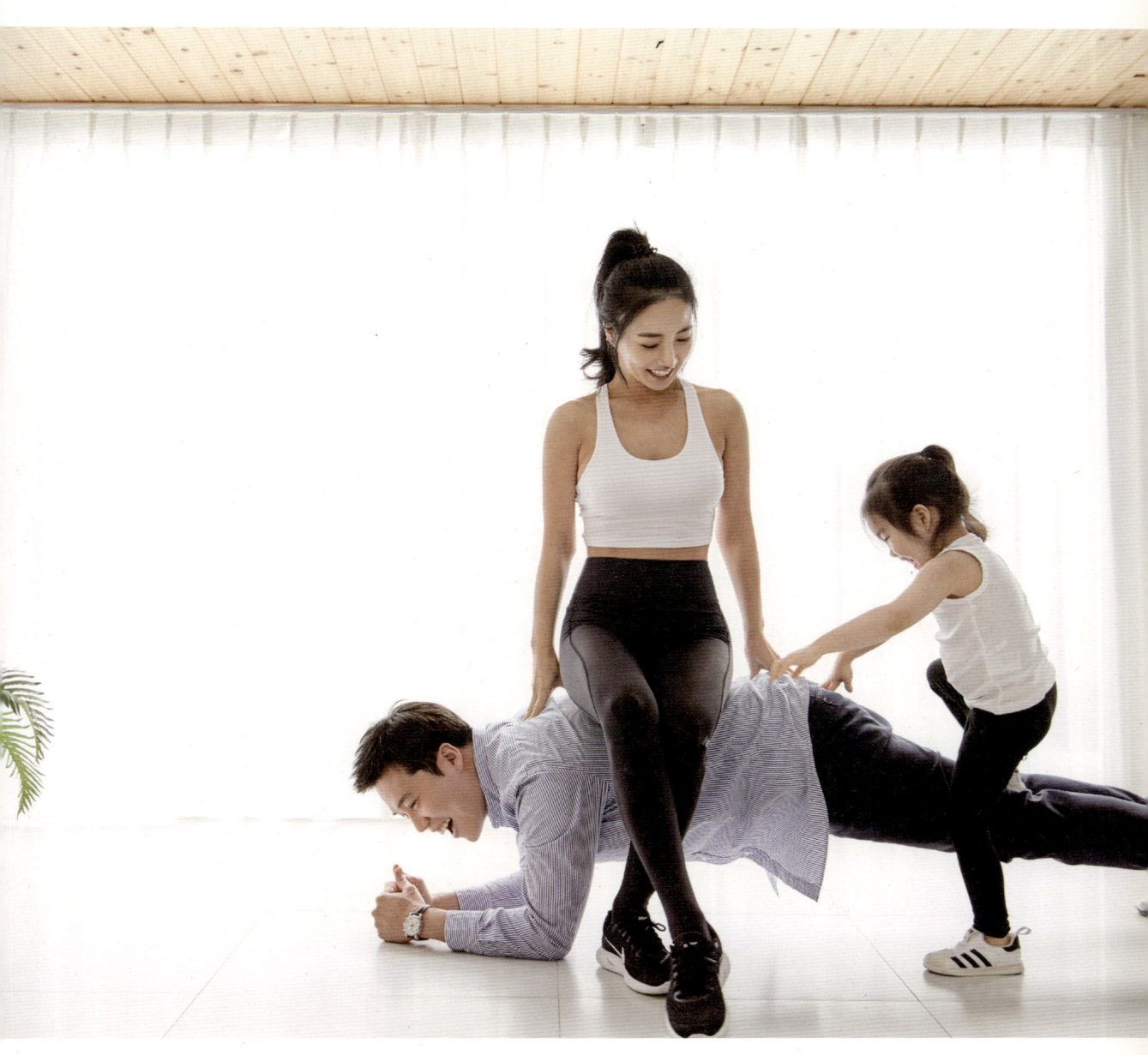

산후 다이어터의 식단

엄마라면
잘 먹어야 합니다.

출산 후 다이어트 식단은 현재 모유수유 중인가 아닌가에 따라 달라집니다.

수유 중이라면 먹는 양을 줄이면 안 됩니다. 먹는 양을 줄이면 모유의 양이 줄고

질도 떨어집니다. 엄마의 몸에도 무리가 갈 수 있습니다.

제 아내는 첫째는 생후 15개월, 둘째는 생후 6개월까지 수유를 했습니다.

모유수유 중이니 양질의 식사를 잘 챙겨 먹으라고 했고, 아내도 노력했습니다.

하지만 갓난쟁이 아이를 데리고 삼시세끼 잘 챙겨 먹는 것은 사실상 불가능에 가깝죠.

끼니를 따로 챙길 시간이 없었습니다.

'밥 먹었어?' 물어보면 '먹었나? 안 먹었나?' 기억조차 못할 때가 많았습니다.

그래서 언제 수유를 했는지, 기저귀는 언제 갈았는지, 대변은 언제 얼마나 봤는지,

낮잠은 몇 시간 잤는지 아이의 일과를 기록할 때마다 그 옆에
아내가 먹는 것을 모두 기록하게 했습니다. 기록을 하는 것만으로도
아내의 식단이 달라졌습니다. 기록을 보며 제대로 챙겨 먹지 못하고 있는 것을
의식하더군요. 주말이면 아이들 성장에 중요한 필수 아미노산이 풍부한
육류 단백질, 수유하며 부족해질 수 있는 비타민, 철분 흡수를 위한 녹황색 채소,
오메가3가 풍부한 등푸른 생선, 자궁수축을 돕고 부종과 노폐물 배출을 돕는
미역과 해조류 위주로 장을 봤습니다. 양보다는 질에 신경 썼습니다.
제때 챙겨 먹을 수는 없어도 끼니마다 먹어야 하는 양을
그릇에 담아 식탁 위에 올려놓았습니다.
두 아이를 돌보느라 정신없는 와중에도 오며가며 챙겨 먹을 수 있게요.
1.5L 페트병도 활용했습니다. 수유 중에는 수분 섭취가 중요합니다.
하루 1.5L 이상의 물을 꼭 섭취해야 합니다.
아침에 출근하기 전 페트병 가득히 물을 담아 식탁 위에 올려놨습니다.
아내에게 퇴근할 때까지 물을 다 마시라고 당부하고 집을 나섰습니다.
신경 쓴 만큼 아내는 더 건강해졌습니다.

운동 전 check!

1 운동 횟수는 정해진 대로 따르되 각자 몸 상태에 따라 조절하세요.
2 동작 사진 속 노란색 빗금은 해당 동작을 할 때 자극되어야 하는 부위를 표시한 것
  입니다. 천천히 동작을 따라하며 자극을 느껴보길 바랍니다.
3 호흡 표시가 없는 동작은 자연스럽게 마시고 내쉬면 됩니다.

누구나 할 수 있는
일주일 전신 다이어트 프로그램

초급 운동 초보 엄마도 가능한 프로그램

월요일	화요일	수요일	목요일	금요일	토요일
하체 집중	코어(등) 집중	기초 체력 향상	상체 집중	코어(복부) 집중	기초 체력 향상
옆으로 누워 안다리 들기 p.147	슈퍼우먼 p.97	앉았다 일어나며 상체 돌리기 p.182	양손 가슴 모으기 p.91	한 발 들었다 내리기 p.119	앉았다 일어나며 상체 돌리기 p.182
누워서 안다리 밀기 p.148	슈퍼우먼 크로스 p.98	콰이엇 버피 p.190	누워서 풀 오버 p.94	하체 좌우 기울이기 p.140	콰이엇 버피 p.190
다운독 워킹 p.173	매트릭스 p.137		손목 원 그리기 p.107	상체 좌우 기울이기 p.138	
스쿼트 옆으로 이동하기 p.184			수건 트레이닝 3종 p.104		

매일 원하는 부위를 집중 공략해 운동해도 좋지만 각자의 운동 수준이 달라
선뜻 어떤 운동을 먼저 해야 할지 고민인 부인들을 위해 준비했습니다.
일주일 전신 다이어트 프로그램! 매일 틈나는 대로 20분만 투자해보세요.

중급 운동 좀 해본 엄마라면 빠르게 살이 빠지는 프로그램

월요일	화요일	수요일	목요일	금요일	토요일
하체 집중	코어(등) 집중	기초 체력 향상	상체 집중	코어(복부) 집중	기초 체력 향상
엎드려 다리 들기 p.164	슈퍼우먼 W p.100	다리 벌리고 앉아 바닥 터치 p.179	무릎 꿇고 푸시업 p.92	양발 들었다 내리기 p.120	암 워킹 트위스트 킥 p.194
크로스 런지 p.156	슈퍼우먼 트위스트 p.102	런지 & 킥 p.180	코브라 푸시업 p.110	브릿지 무릎 당기기 p.122	마운틴 클라이머 p.187
사이드 점프 p.160	플랭크 옆차기 p.141	스쿼트 비틀기 p.188	수건 트레이닝 3종 p.104	몸통 돌리기 p.124	크로스 런지 p.156

손목이 아픈 엄마도 가능한 프로그램

월요일	화요일	수요일	목요일	금요일	토요일
하체 집중	코어 집중	기초 체력 향상	하체 집중	코어 집중	기초 체력 향상
사이드 런지 p.158	양발 원 그리기 p.121	스쿼트 비틀기 p.188	누워서 안다리 밀기 p.148	양발 들었다 내리기 p.120	스쿼트 비틀기 p.188
한 발 뒤로 런지 p.168	플랭크 허리 들기 p.127	마운틴 클라이머 p.187	누워서 안다리 밀기 UPGRADE p.149	플랭크 하체 트위스트 p.132	마운틴 클라이머 p.187
엎드려 무릎 들기 p.163	플랭크 다리 들기 p.130	런지 & 킥 p.180	크로스 런지 p.156	플랭크 허리 들기 p.127	런지 & 킥 p.180
뒤로 발차기 p.166					

※ 손목 통증을 유발할 만한 동작 제외.
※ 운동 전후로 손목 스트레칭(p.229) 실시!

발목 & 무릎이 아픈 엄마도 가능한 프로그램

월요일	화요일	수요일	목요일	금요일	토요일
가동범위 확장	코어 집중	하체 집중	가동범위 확장	코어 집중	상체 집중
종아리 스트레칭 p.171	브릿지 버티기 p.76	스쿼트 버티기 p.75	종아리 스트레칭 p.171	플랭크 UP & DOWN p.128	손목 원 그리기 p.107
가자미근 스트레칭 p.172	데드리프트 기본 자세 p.77	브릿지 버티기 p.76	가자미근 스트레칭 p.172	플랭크 옆차기 p.141	옆으로 한 팔 들기 p.108
다운독 워킹 p.173	엉덩이 들어 버티기 p.134	누워서 안다리 밀기 p.148	다운독 워킹 p.173	옆구리 조이기 p.142	앞으로 양팔 들기 p.114
손 짚고 다리 펴기 p.174	암 워킹 트위스트 킥 p.194	스파이더맨 런지 p.152	손 짚고 다리 펴기 p.174	암 워킹 트위스트 킥 p.194	의자 잡고 앉았다 일어서기 p.112

※ 무릎과 발목 통증을 유발하는 동작 제외.
※ 하체는 정적운동 위주, 상체 및 코어를 단련하는 동작 위주로 구성!

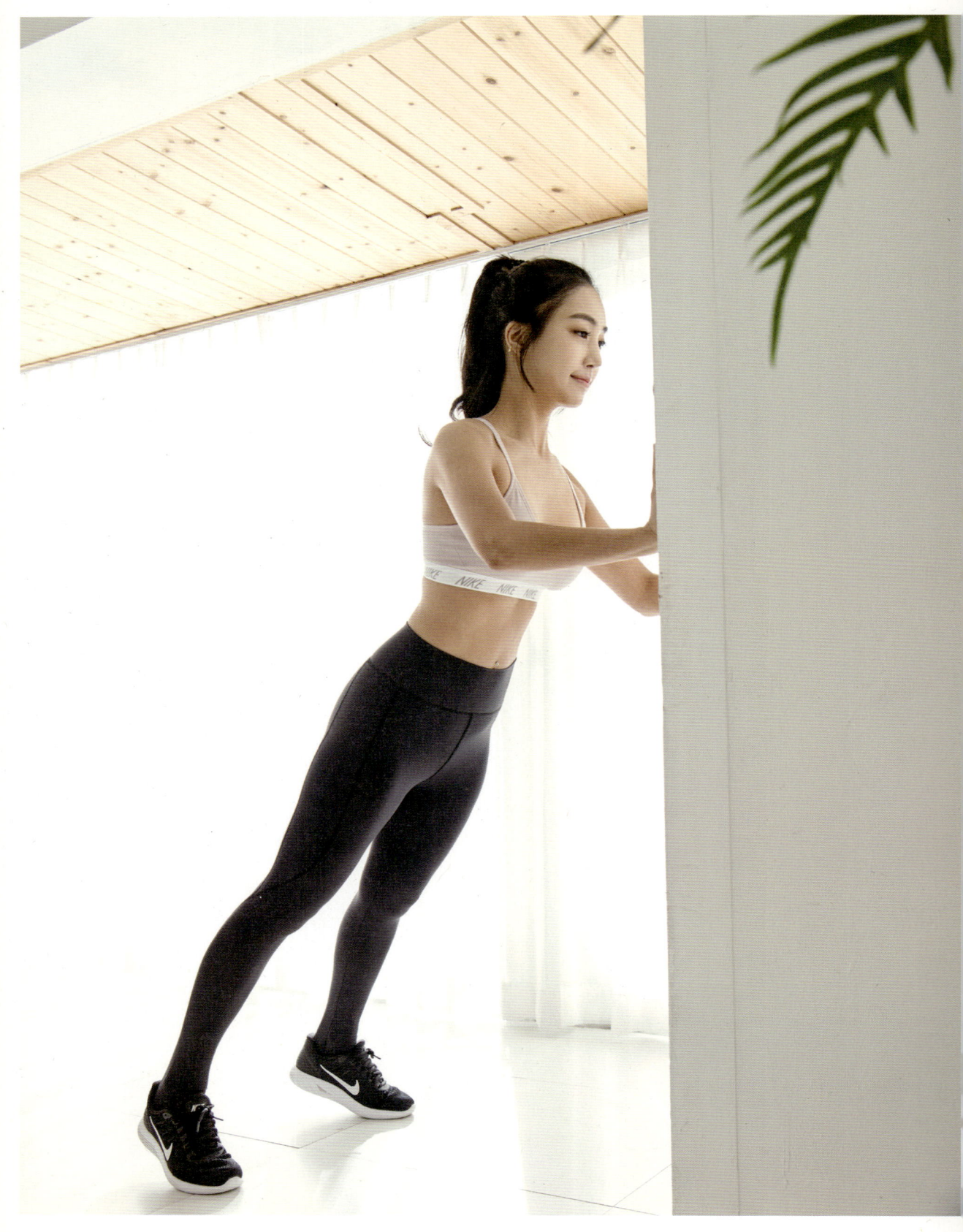

상 / 체

처진 가슴 UP시키는 **가슴 리프팅 운동**

매끈한 뒤태 만드는 **슈퍼우먼 시리즈**

민소매가 잘 어울리는 **어깨 & 팔 라인 운동**

처진 가슴 UP시키는
가슴 리프팅 운동

봉긋했던 가슴은 임신과 출산, 모유수유를 거치며 눈에 띄게 작아집니다. 처지기까지 하죠. 자연스러운 현상이라고들 하지만 할 수만 있다면 막고 싶습니다. 여자의 가슴은 대부분 지방으로 구성되어 있어 근육 운동으로 드라마틱한 효과를 보긴 어렵습니다. 그러나 가슴 상부 근육 운동을 통해 적어도 지금보다는 더 UP된 가슴을 만들 순 있지요.

Q 처음 보는 운동인 것 같은데 믿어도 될까요?
모두 근육의 방향과 기능을 연구한 뒤에 여성에게 최적화된 방법으로 개발한 운동입니다. 〈양손 가슴 모으기〉는 얼핏 많이 본 운동 같다고 생각할 수 있으나 여기 소개된 대로 하는 건 본 적 없을 거예요. 믿고 따라와주세요.

Q 어떤 원리로 가슴이 UP되는 건가요?
우리 몸의 근육은 수축하려는 성질만 가지고 있습니다. 잘 늘어나려고 하지 않죠. 여기서 소개한 동작들은 가슴 상단의 근육을 집중적으로 수축 및 이완시킴으로써 근육의 당겨지는 힘을 키워 아래로 처진 가슴을 끌어 올려주는 동작들입니다. 근육이 가장 효과적으로 발달하려면 근육의 '결' 방향으로 움직여야 하는데, 특히 〈무릎 꿇고 푸시업〉(p.92)이 효과적이죠. 동작대로 가슴 상부의 근육을 결 방향으로 움직이면 다른 동작보다도 빠르게 가슴이 UP되는 것을 느낄 수 있을 겁니다. 하지만 가슴의 처진 정도가 심할 경우 운동으로 드라마틱한 효과를 보긴 어렵습니다.

양손 가슴 모으기 ▶ 20회 × 3set

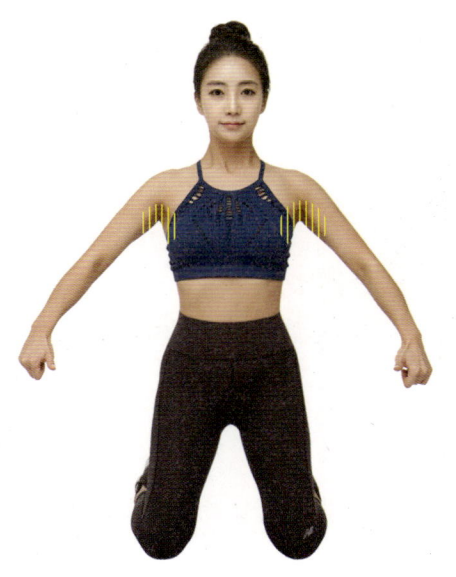

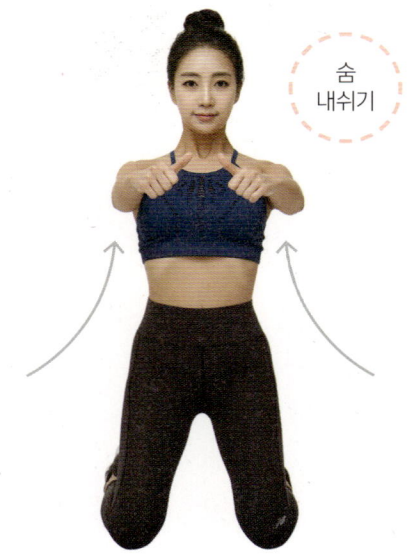

숨 내쉬기

1 무릎으로 서서 상체를 곧게 세워줍니다. 가볍게 주먹을 쥐고 엄지손가락을 세운 뒤 대각선 아래로 뻗어주세요.

2 가슴을 앞으로 내미는 동시에 양팔을 앞으로 끌어 당겨 가슴 앞에서 양쪽 엄지손가락이 만나게 해주세요.

CHECK! 겨드랑이 바깥쪽부터 가슴을 쭉 모아 위로 올려준다는 느낌으로 동작하세요.

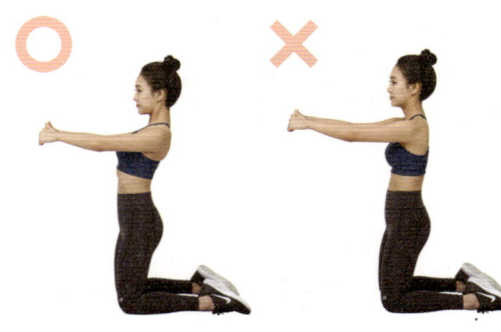

양손을 앞으로 모을 때 동시에 가슴을 앞으로 쭉 내밀어줘야 합니다. 구부정한 상태로 양손만 움직이지 않도록 주의하세요!

무릎 꿇고 푸시업 ▶ 10회 × 3set

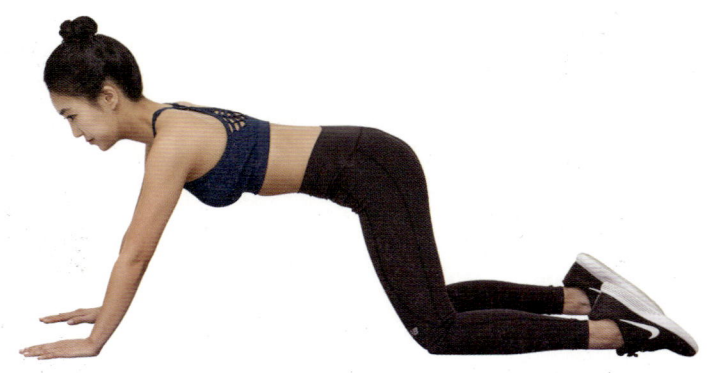

1. 양손과 무릎을 바닥에 대고 엎드립니다. 이때 손의 간격은 어깨너비보다 넓게, 어깨보다 살짝 앞쪽에 두세요.

   CHECK! 겨드랑이 사이에 종이 한 장이 껴 있다고 생각하고 동작 내내 팔꿈치가 바깥으로 벌어지지 않도록 주의하세요.

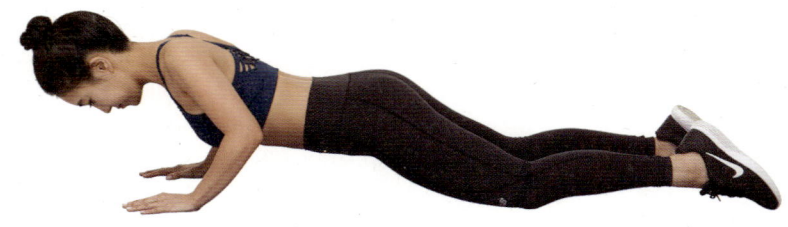

2. 팔꿈치를 구부려 상체를 내려주세요. 팔꿈치 방향이 뒤를 향하도록 돌려서 펴줘야 겨드랑이 사이가 벌어지지 않습니다.

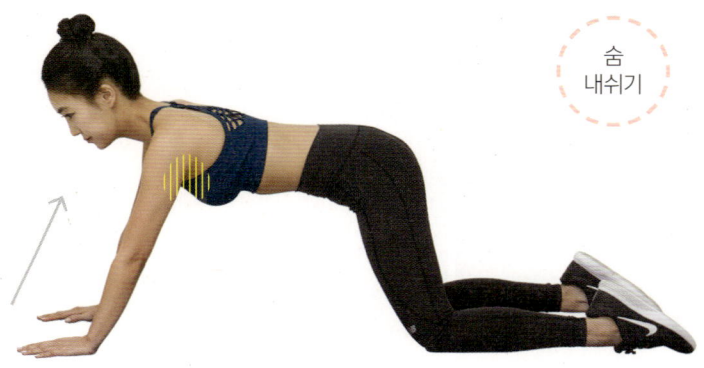

숨
내쉬기

3 손바닥으로 바닥을 밀어내 상체를 일으킵니다. 이때 몸을 약간 뒤쪽으로 밀어내듯이 일으키세요.

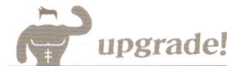 upgrade!

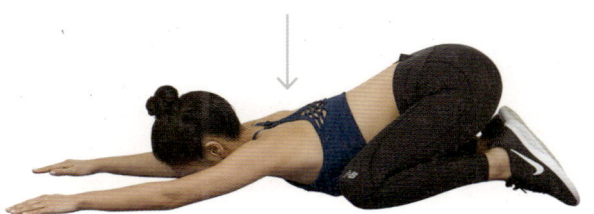

동작을 마무리할 때 이어서 하면 좋은 스트레칭 동작입니다. 엉덩이에 체중을 실어 뒤로 쭉 밀어내면서 동시에 어깨를 바닥으로 꾹꾹 눌러주세요. 호흡은 자연스럽게 마시고 내쉽니다.

누워서 풀 오버 ▶ 15회 × 3set

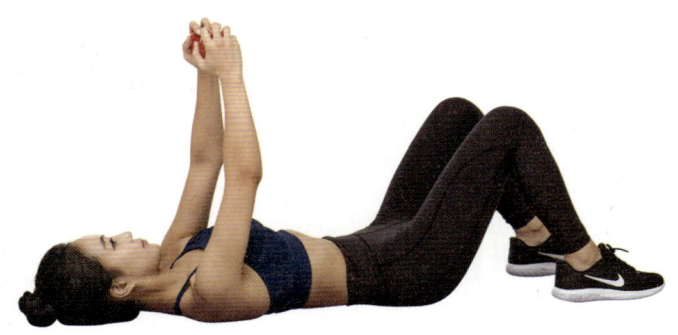

1. 바닥에 누워 무릎을 세운 뒤 양손으로 가벼운 덤벨이나 물통을 잡고 위로 뻗어주세요.

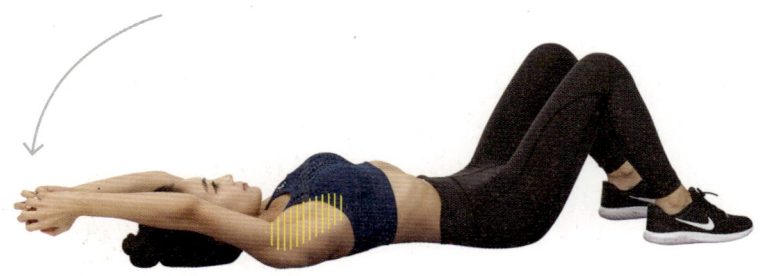

2 양팔을 머리 위로 천천히 넘깁니다. 이때 양쪽 팔꿈치를 바깥쪽으로 살짝 구부려주면 더 편하게 동작할 수 있어요.
CHECK! 날개뼈와 엉덩이는 바닥에 최대한 붙이고 가슴을 살짝 들어 허리가 바닥에서 떨어지도록 합니다.

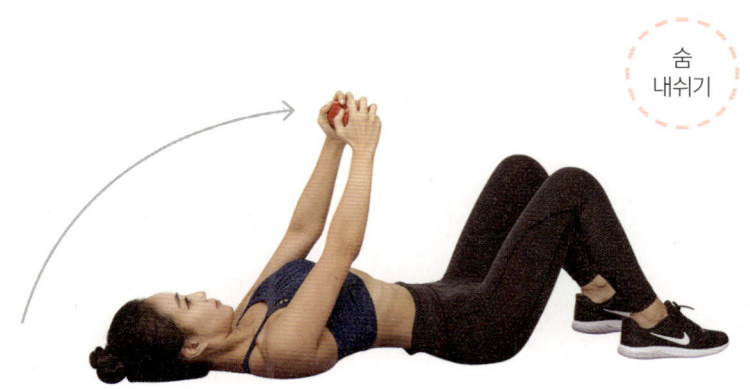

숨 내쉬기

3 양팔을 가슴 쪽으로 당겨 올려줍니다. 이때 엉덩이와 날개뼈가 바닥에서 떨어지지 않도록 주의한 상태에서 가슴만 들어 올려주세요.

매끈한 뒤태 만드는
슈퍼우먼 시리즈

예쁜 뒤태의 3대 조건. 탄탄한 등과 잘록한 허리, 한껏 UP된 엉덩이 라인이죠. 타고나야 하는 건 아닙니다. 100% 노력만으로도 가능합니다. 등, 허리, 옆구리, 엉덩이 근육을 조화롭게 사용할 수 있는 동작들을 반복하다 보면 저절로 얻어지는 게 바로 뒤태거든요. 여기 소개된 운동이면 보정속옷에 더 이상 의존하지 않아도 될 멋진 뒤태 여신이 될 수 있습니다.

Q 허리가 안 좋은 편인데 이 운동들을 따라 해도 될까요?

평소 허리가 안 좋았다면 병원부터 다녀오시길 권합니다. 임신과 출산으로 온몸의 관절이 한없이 약해진 상태니까 더 조심해야 합니다. 등 운동 파트에 소개된 4가지 운동은 등살은 물론 허리 통증까지도 잡을 수 있는 것들입니다. 앉아서 일하는 분들부터 장시간 아이를 업거나 모유수유, 집안일을 하느라 허리 펼 틈 없는 분들에게 특효입니다.

Q 동작을 몇 번 따라 해보았는데 상체가 올라가질 않아요.

평소 잘못된 자세로 생활해온 터라 허리(요추)의 커브가 후만으로 빠져 있는 '일자허리'이거나, 골반이 '후방경사' 상태인 것이 아닐까 생각됩니다. 또는 단순 근력 부족일 수도 있습니다. 어쨌거나 이 경우에는 슈퍼우먼 자세가 힘겨울 수 있습니다. 오늘은 고개만 살짝, 내일은 어깨까지, 모레는 좀 더… 이런 식으로 매일 목표치를 정해서 꾸준히 시도하면 근력도 키워지고, 등살도 빠지고, 요통이 사라지는 놀라운 경험을 하게 될 겁니다!

슈퍼우먼　▶ 10회 × 3set

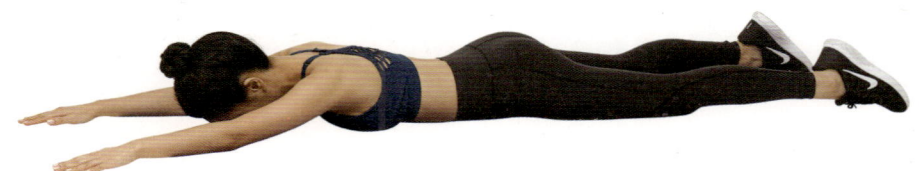

1 바닥에 엎드려 누운 뒤 양팔은 위로 뻗고, 다리는 어깨너비보다 넓게 벌려 줍니다.

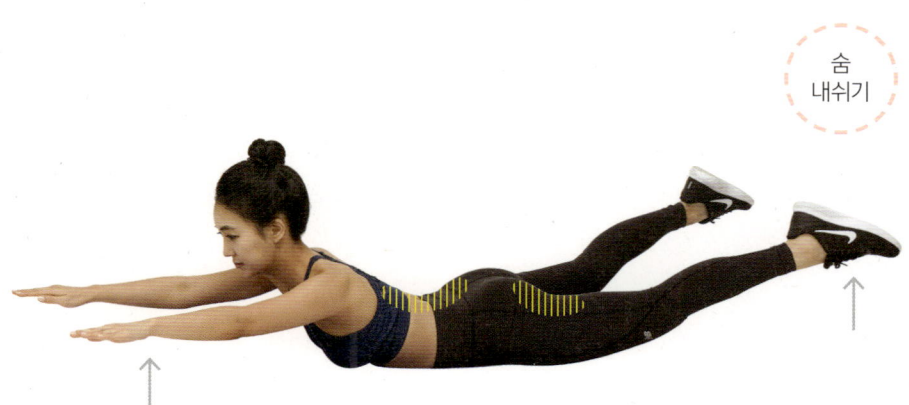

숨 내쉬기

2 상체와 하체를 동시에 들어 올려 30초 이상 버텨주세요.
CHECK! 시선은 정면을 향하되 고개가 너무 젖혀지지 않도록 주의하세요.

슈퍼우먼 크로스 ▶ 좌우 15회 × 3set

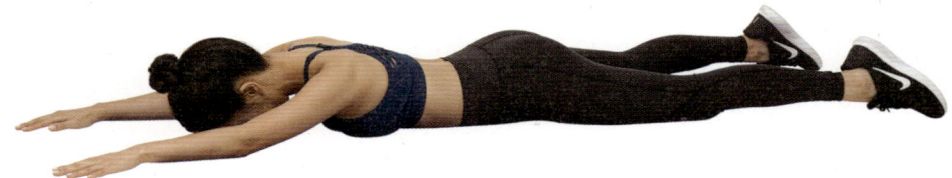

1. 바닥에 엎드려 누운 뒤 양팔은 위로 뻗고, 다리는 어깨너비보다 넓게 벌려 줍니다.

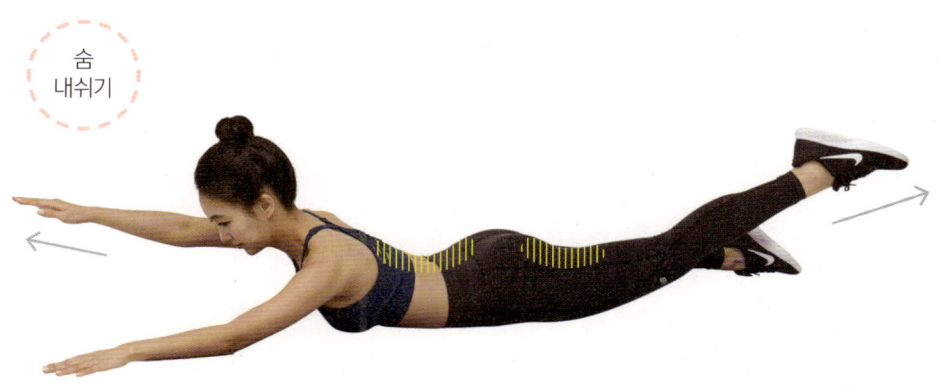

숨 내쉬기

2 오른팔과 왼쪽 다리를 들어 올립니다.
CHECK! 팔과 다리를 앞뒤로 멀리 밀어내듯이 쭉쭉 뻗어야 합니다.

슈퍼우먼 W ▶ 15회 × 3set

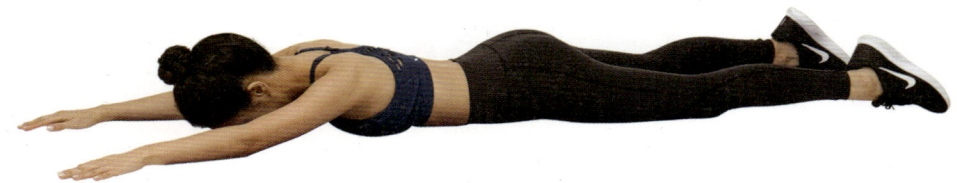

1. 바닥에 엎드려 누운 뒤 양팔은 위로 뻗고, 다리는 어깨너비보다 넓게 벌려 줍니다.

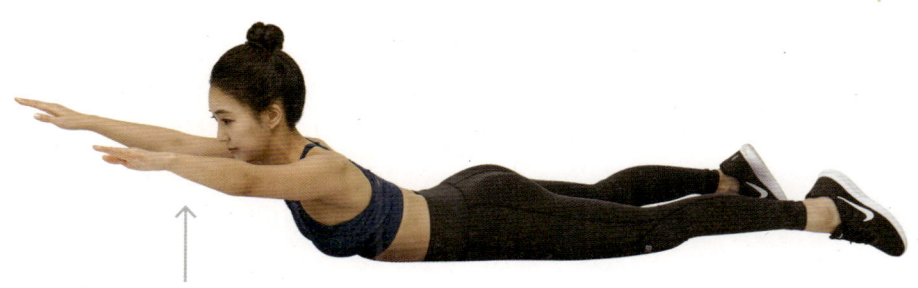

2 상체를 들어주세요.

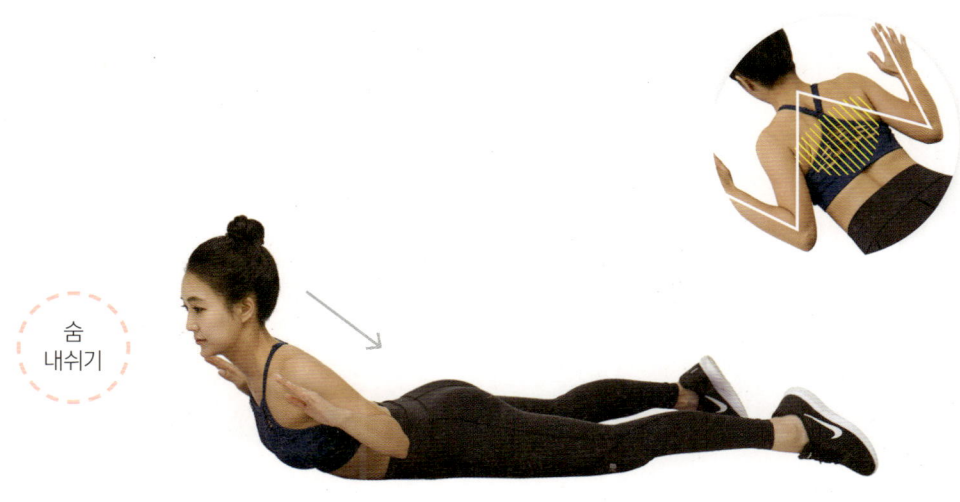

숨
내쉬기

3 팔꿈치를 뒤로 쭉 당겨 W자를 만들어주세요. 날개뼈가 맞닿을 정도로 등을 꽉 조여줍니다.

슈퍼우먼 트위스트 ▶ 10회 × 3set

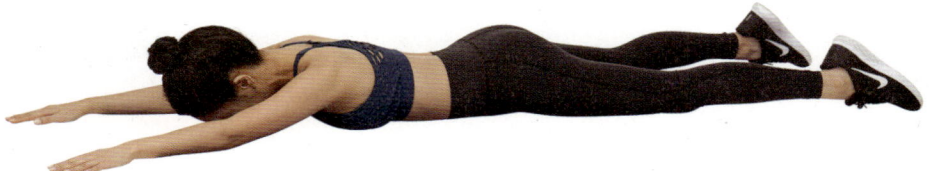

1. 바닥에 엎드려 누운 뒤 양팔은 위로 뻗고, 다리는 어깨너비보다 넓게 벌려 줍니다.

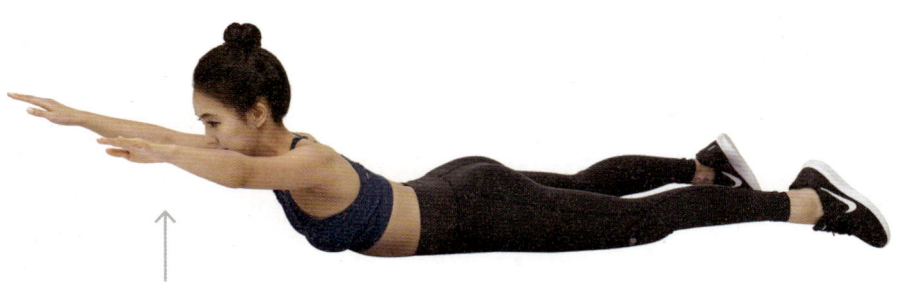

2. 상체를 들어주세요.

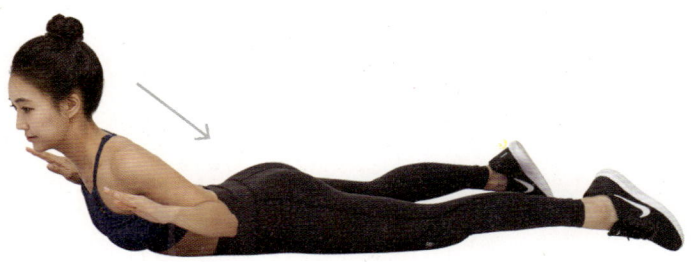

3 팔꿈치를 뒤로 쭉 당겨 W자를 만들어주세요. 날개뼈가 맞닿을 정도로 등을 꽉 조여줍니다.

숨
내쉬기

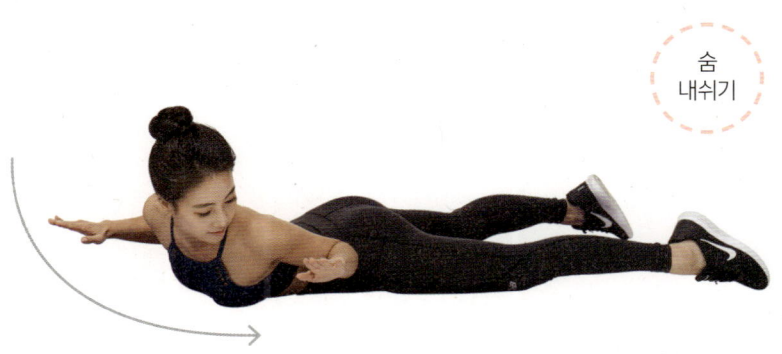

4 엉덩이와 하체를 단단히 고정한 채 상체를 좌우로 틀어주세요.
  CHECK! 상체를 틀 때 옆구리에 힘이 들어가는지 확인하고 힘이 약하거나 잘 느껴지지 않을 때는 의도적으로 힘을 주어야 효과가 좋습니다.

울룩불룩 등살, 삐죽 튀어나온 겨드랑이살 한 번에 빼는
수건 트레이닝 3종

간단한 도구 하나면 운동 효과가 배가 됩니다. 앞서 소개한 〈슈퍼우먼 시리즈〉도
등살 빼는 데 효과적이지만 더 빠르고 확실하게 빼고 싶다면 수건 하나만 준비해주세요.
지금부터는 수건으로 등살을 마구 괴롭혀보도록 하겠습니다.

 수건 잡고 풀 오버   ▶ 10회 × 3set

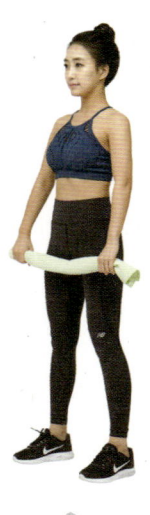
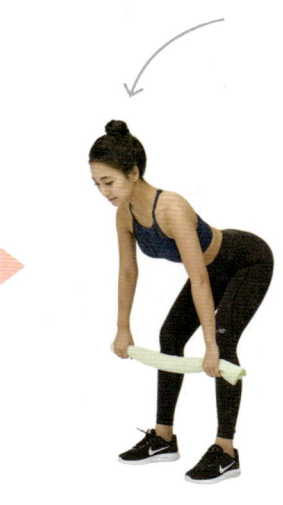
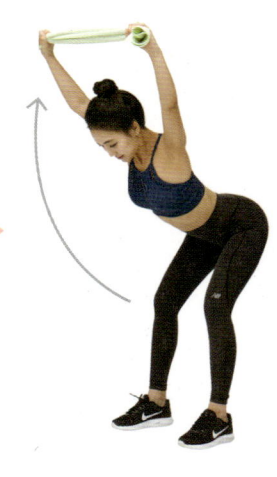

1
수건 양끝을 잡고 다리는 골반너비로 벌리고 섭니다. 수건을 잡은 손의 간격은 어깨너비가 적당합니다.

2
허리를 곧게 편 상태로 엉덩이를 뒤로 빼며 상체를 숙여주세요. 양쪽 무릎은 자연스럽게 구부려 줍니다.

3
팔꿈치와 허리가 구부러지지 않도록 주의하며, 양팔을 귀 높이까지 들었다가 내리기를 반복합니다.

CHECK! 목에 힘이 들어가지 않도록 어깨를 최대한 끌어내리며 동작하세요.

수건 잡고 등 조이기 ▶ 10회 × 3set

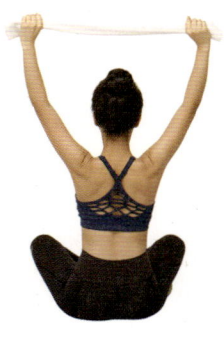
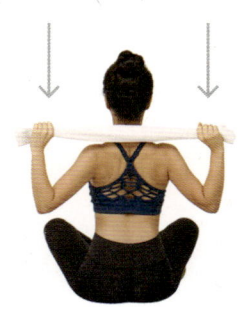

 수건 양끝을 잡고 몸통을 곧게 세운 뒤 양반다리를 하고 앉아 양팔을 위로 뻗어주세요.

 수건이 뒤통수를 스치게끔 아래로 쭉 당겨 등을 조여줍니다.

슈퍼우먼 수건 당기기 ▶ 10회 × 3set

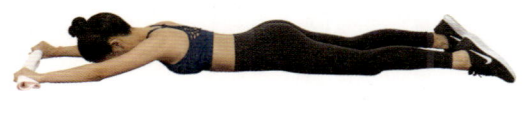

 바닥에 엎드려 누운 뒤 수건 양끝을 잡고 위로 뻗어주세요.

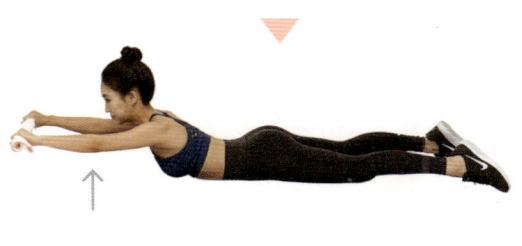

 상체를 들어주세요.

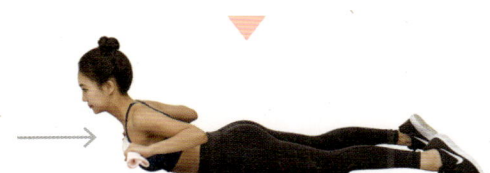

 양팔을 윗가슴 방향으로 쭉 당겨 등을 조여주세요.
CHECK! 손목에서 팔꿈치까지가 바닥과 평행이 되게끔 일직선으로 당겨주세요.

민소매가 잘 어울리는
어깨 & 팔 라인 운동

팔뚝은 유독 살이 빠지지 않는 부위인 데다 엄마가 되면 아이를 수없이 들었다 놨다 반복하며 생긴 생활 근육으로 인해 승모근까지 단단하게 자리 잡습니다. 이 운동들은 우락부락 남성미 넘치는 어깨가 아닌 자꾸만 드러내고 싶은 가녀린 어깨 라인을 만드는 운동입니다.

Q 오히려 팔뚝이 두꺼워지는 건 아닐까요?

운동을 했다고 바로 날씬해지는 건 아닙니다. 운동 직후에는 격한 움직임으로 인해 그 부위가 펌핑(혈액이 모이는 현상)되어 근육층과 아직 그 부위에 남아 있는 지방이 공존합니다. 그래서 팔뚝이 두꺼워진 것처럼 보이기도 하죠. 하지만 머지않아 그 지방들은 혈액순환이 활성화된 팔뚝 근육의 영향으로 사라져 버릴 겁니다.

Q 바른 자세로 하고 있는 건지 어떻게 확인하면 되나요?

동작 직후 우리가 흔히 팔뚝이라 부르는 부위의 윗부분을 만져보세요. 바른 자세로 운동했다면 이 부분이 다른 곳보다 따뜻하게 느껴질 겁니다. 표피보다 온도가 높은 혈액이 운동 부위로 몰리는 펌핑 효과 때문이죠. 영상과 설명 글을 정독한 뒤에 꼭 바른 자세로 실시하길 바랍니다.

손목 원 그리기 ▶ 10회 × 3set

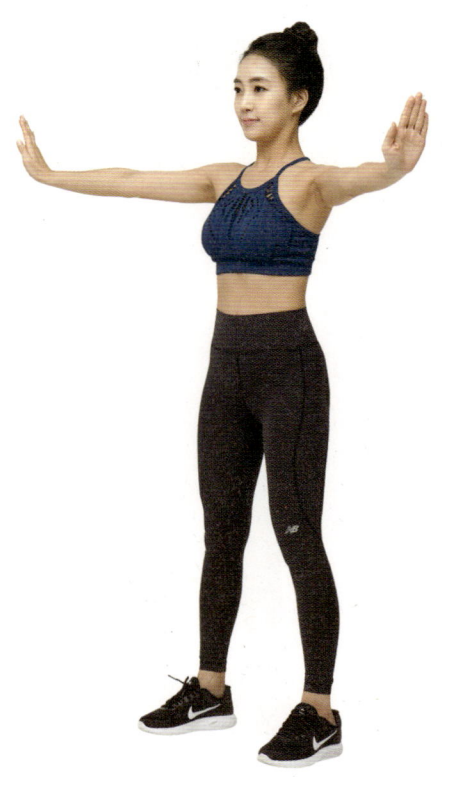

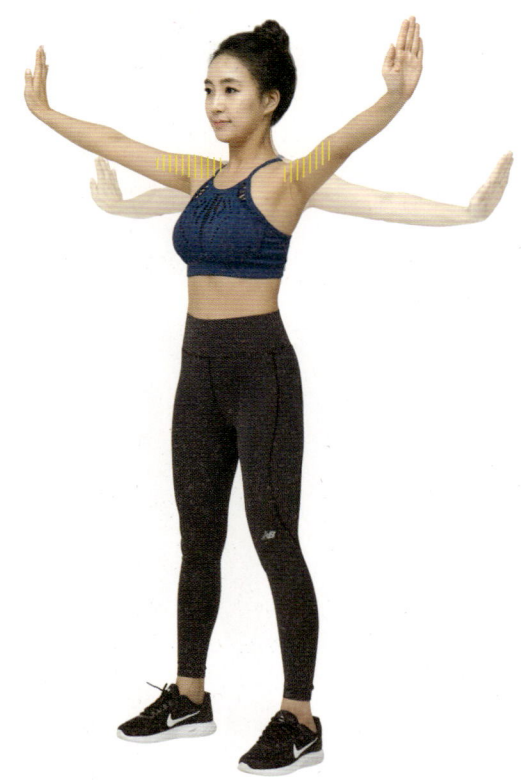

1. 다리를 어깨너비로 벌리고 서서 팔을 양옆으로 뻗어주세요. 이때 팔꿈치가 구부러지지 않도록 주의하며 손끝이 위를 향하도록 손목을 꺾어줍니다.

2. 손바닥을 양옆으로 쭉쭉 밀어내며 동시에 손목으로 천천히 원을 그려주세요.
   CHECK! 어깨가 으쓱 올라가지 않도록 주의합니다.

옆으로 한 팔 들기 ▶ 좌우 10회 × 3set

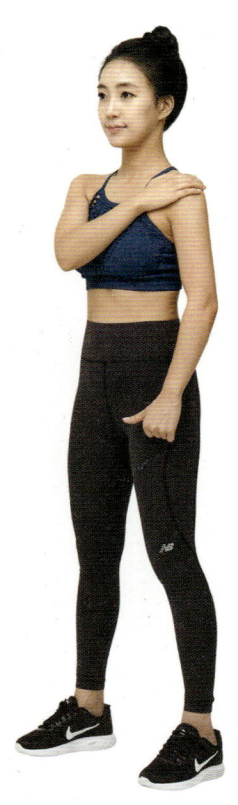 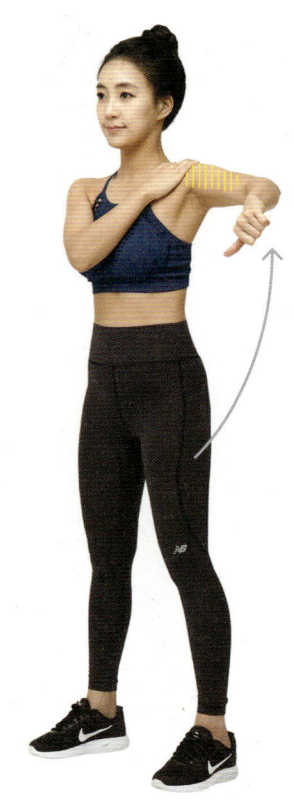

1 다리를 어깨너비로 벌리고 서서 오른손으로 왼쪽 어깨를 감싸고 왼손은 살짝 주먹 쥔 채 엄지손가락을 들어주세요.
CHECK! 발가락 쪽에 체중을 살짝 실어주세요.

2 팔꿈치가 천장을 바라보게끔 팔을 살짝 비틀면서 왼팔을 옆으로 들어 올립니다. 이때 손이 아닌 팔꿈치를 위로 들어 올린다는 느낌이어야 합니다.

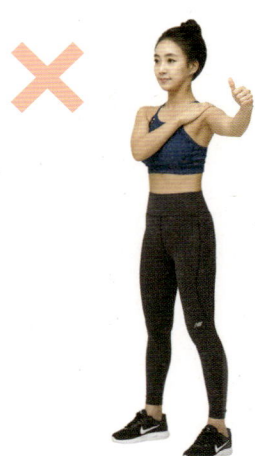

단순히 팔을 옆으로 드는 게 아니라 팔꿈치를 들어 올리게 되면 엄지손가락이 자연스럽게 바닥을 바라보게 됩니다. 엄지손가락이 위로 들리지 않도록 주의하며 동작하세요.

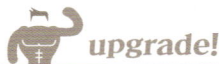

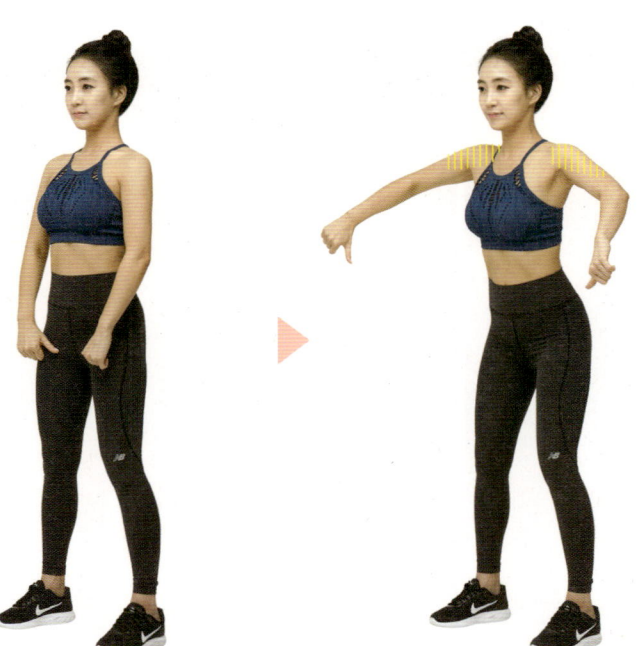

초보자의 경우 옆으로 팔을 들어 올릴 때 반대쪽 손으로 어깨를 잡아주지 않으면 어깨도 같이 들썩거리게 됩니다. 그렇게 되면 정확한 부위에 힘이 들어가지 않아 운동 효과를 제대로 볼 수 없어요. 우선 〈옆으로 한 팔 들기〉 동작을 충분히 연습해 제대로 된 동작을 몸에 익힌 뒤에 〈옆으로 양팔 들기〉 동작으로 넘어오기 바랍니다.

코브라 푸시업 ▶ 10회 × 3set

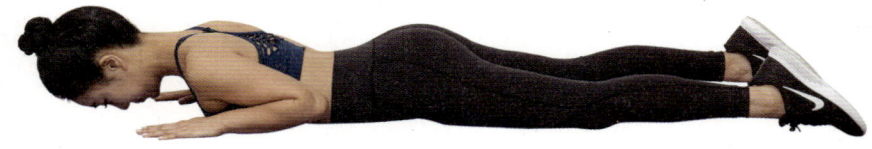

1. 바닥에 엎드려 누운 뒤 팔꿈치를 구부려 손바닥을 바닥에 댑니다.
   CHECK! 동작 내내 팔꿈치가 벌어지지 않도록 겨드랑이에 딱 붙여주세요.

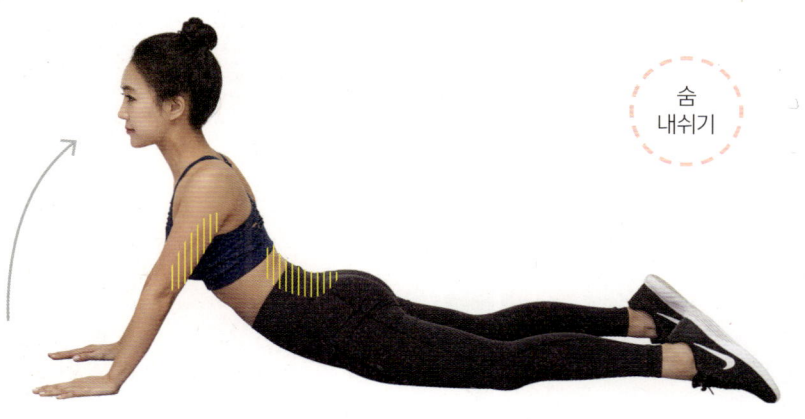

2 손바닥으로 바닥을 밀어내 상체를 들어주세요.
CHECK! 시선은 정면을 향하며 고개가 뒤로 젖혀지지 않도록 주의하세요.

의자 잡고 앉았다 일어서기 ▶ 10회 × 3set

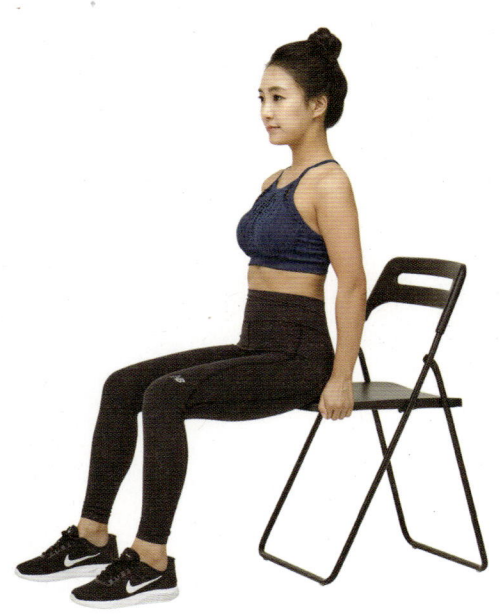

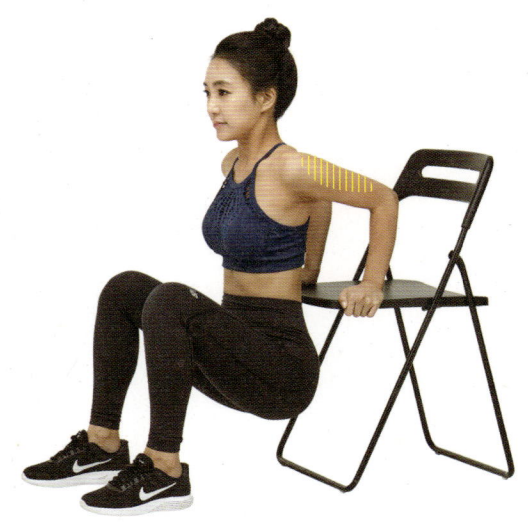

1 의자 양옆을 잡고 의자 끝에 걸터앉습니다. 다리는 어깨너비 간격으로 벌려주세요.

2 천천히 앉아주세요. 엉덩이가 의자 앞면을 스치듯이 내려가고, 팔꿈치는 수직에 가까울 정도로 구부러지면 됩니다.

CHECK! 팔이 바깥으로 벌어지지 않도록 하고, 어깨를 으쓱하지 않도록 주의합니다. 어깨와 귀 사이 간격을 최대한 멀리 떨어뜨려주세요.

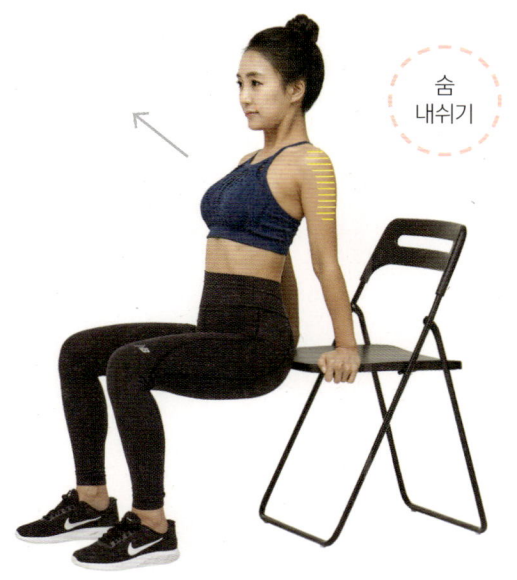

숨 내쉬기

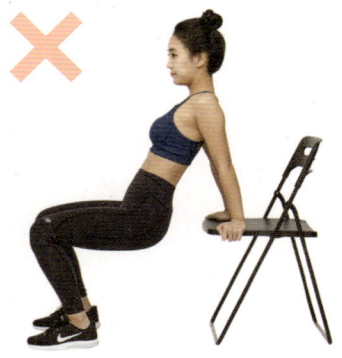

3 가슴을 위쪽 대각선 방향으로 밀어내면서 팔꿈치를 쭉 펴 몸을 일으킵니다. 이때 팔의 뒤쪽 근육(삼두)의 힘으로 몸을 들어 올려주세요.

의자 앞으로 스치듯 내려앉았다가 스치듯 올라와야 합니다. 엉덩이가 의자와 너무 멀어지면 팔만 아프고 운동 효과는 나지 않아요.

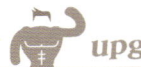 **upgrade!**

발뒤꿈치만 바닥에 대고 동작을 하면 난이도가 높아집니다!

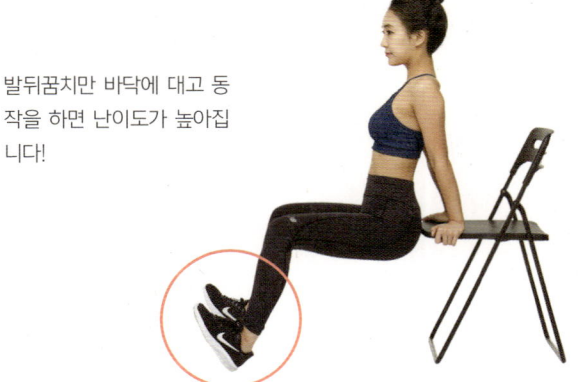

앞으로 양팔 들기 ▶ 15회 × 3set

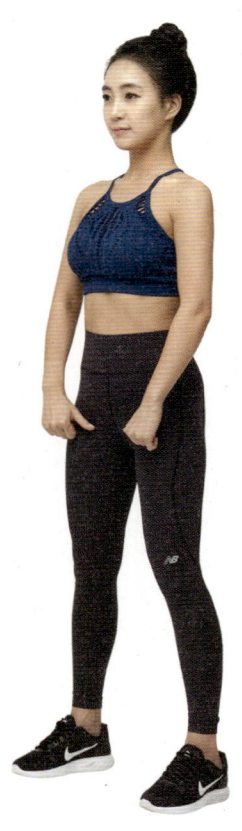
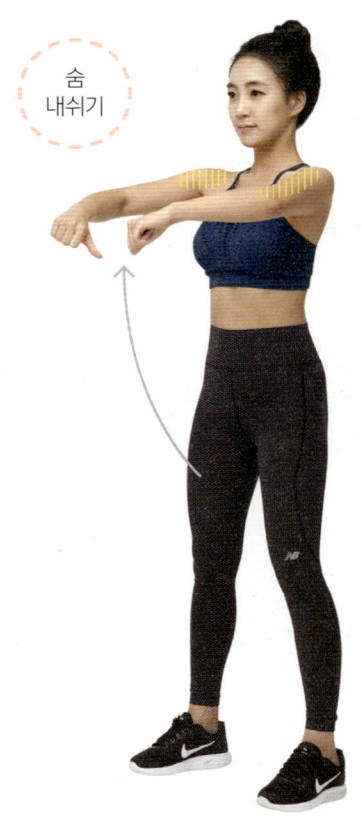

숨 내쉬기

1 가볍게 주먹 쥔 채로 손등이 정면을 향하게 내려두고, 다리는 어깨너비로 벌리고 섭니다.

2 팔꿈치가 천장을 바라보게끔 팔을 살짝 비틀면서 양팔을 어깨 높이까지 들어 올립니다. 이때 팔꿈치를 살짝 구부리고 주먹에 무게를 실어 천천히 들어 올려야 효과가 좋습니다.

CHECK! 팔과 함께 어깨가 으쓱 올라가지 않도록 의식적으로 어깨와 귀가 최대한 멀어지도록 해주세요. 팔을 들어 올렸을 때 엄지손가락이 아래를 향할 수 있도록 주의합니다.

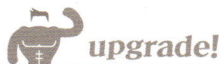 upgrade!

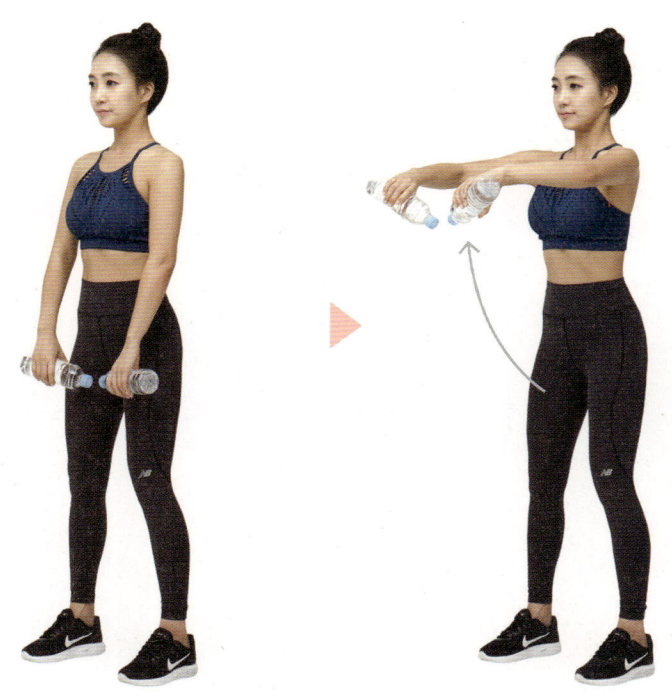

양손에 무게가 있는 물병이나 아령 등을 들고 동작하면 운동 효과가 높아집니다. 〈앞으로 양팔 들기〉 동작이 익숙해지면 실행하세요.

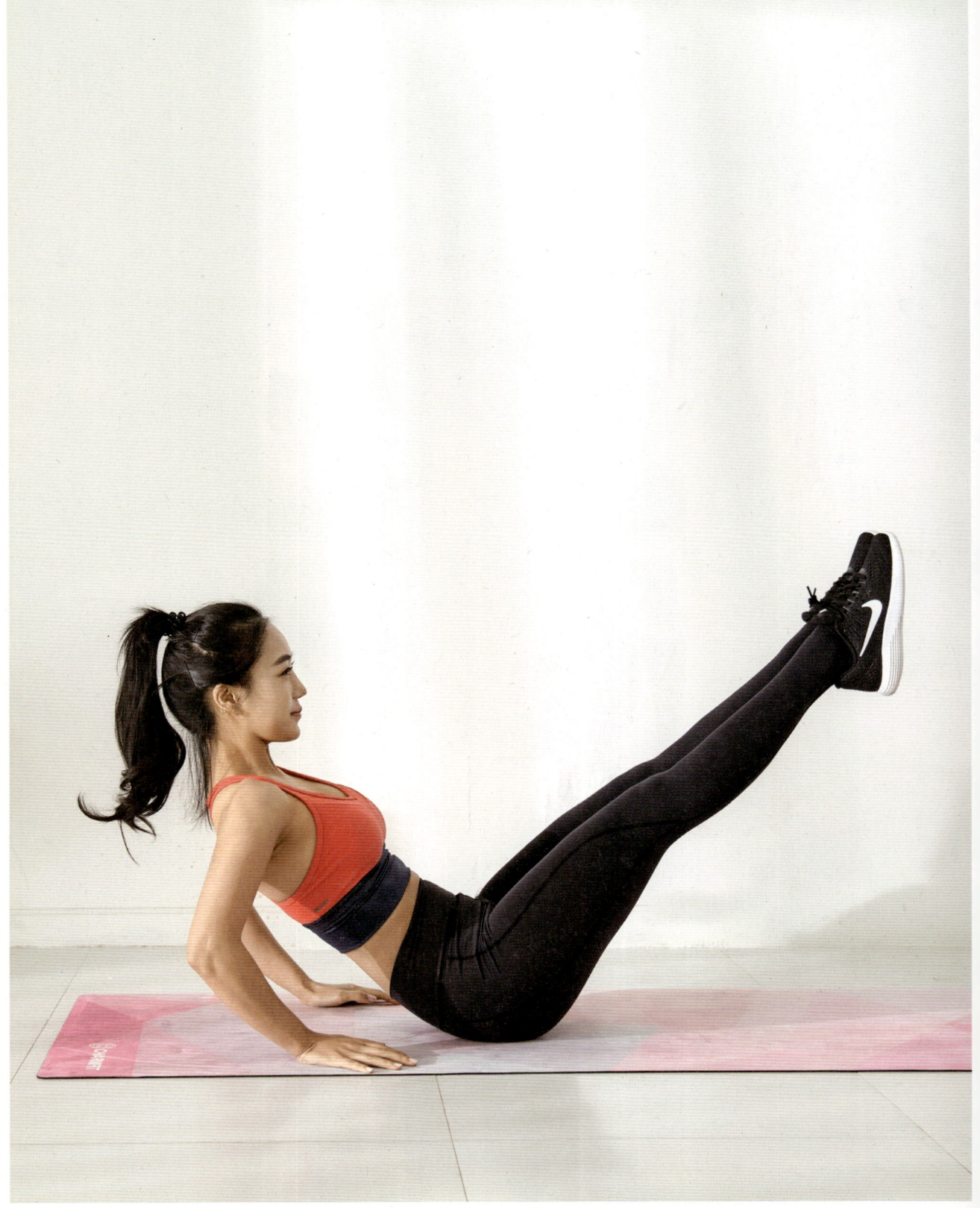

복/부

늘어진 뱃살 당겨 올리는 **탄력 복부 케어**

볼록한 뱃살 지방 태우는 **복부 다림질 운동**

옆구리 & 뒷구리 살 동시에 없애는 **코어 집중 운동**

늘어진 뱃살 당기는
탄력 복부 케어

출산 후 늘어난 뱃살은 생각보다 빼기 어렵습니다. 이미 한 번 늘어져버린 피부 조직은 쉽게 회복되지 않기 때문이죠. 게다가 갑자기 불어나며 튼살은 안 그래도 예민한 부인을 더 힘들게 합니다. 하지만 순두부같이 물렁해진 뱃살도 운동을 통해 다시 탄탄해질 수 있습니다.

Q 다른 부위는 많이 빠졌는데 유독 뱃살이 들어가지 않아요.
'복직근이개 테스트(p.204)' 해보셨나요? 테스트 후 회복될 때까지 회복 운동을 하고 돌아오시길 바랍니다. 급할 것 없습니다. 단계마다의 완성도가 중요합니다. 늘어진 뱃살은 다음 달에 빼도 되고, 그 다음 달에 빼도 됩니다. 빨리 빼려고 무리하면 벌어진 복직근이 영영 닫히지 않을 수 있습니다. 급할수록 돌아가라는 말이 있지요? 천천히 건강하게 회복되고 날씬해지자고요.

Q 허리가 아파요.
배를 수축시키면 허리가 이완됩니다. 반대로 허리를 수축시키면(뒤로 젖히면) 배는 이완됩니다. 이렇게 특정 근육이 하는 작용에 반대되는 작용을 하는 근육을 '길항근'이라고 합니다. 여기 소개된 운동처럼 배를 수축시킬 때 길항근인 허리가 잘못 늘어나거나 힘이 약하면 통증이 생길 수 있습니다. 운동 설명에 포함된 체크 사항을 꼼꼼히 읽고 운동하면 통증이 점차 줄어들 겁니다. 덧붙여 평소 허리 스트레칭과 근력 운동을 틈틈이 한다면 복근 운동 중 느껴지는 허리 통증도 사라질 수 있을 거고요.

한 발 들었다 내리기 ▶ 15회 × 3set

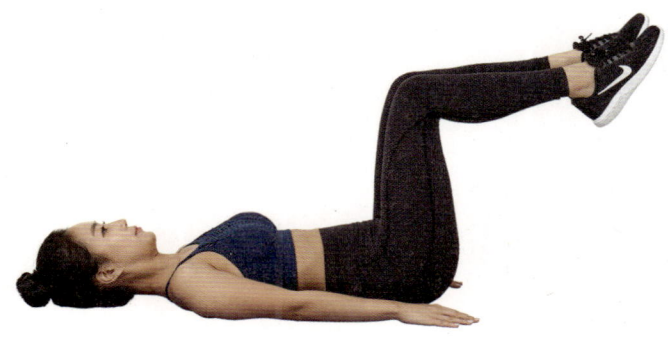

1. 바닥에 누운 뒤 양발은 붙여서 들어 올리고, 양손은 편하게 내려둡니다.

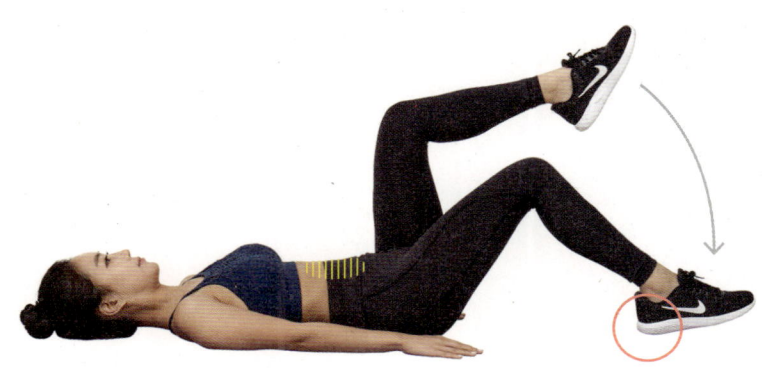

2. 천천히 번갈아 한 발을 내려 뒤꿈치로 바닥을 살짝 터치합니다. 이때 다리를 가볍게 툭 떨어뜨리지 말고 복부의 힘으로 천천히 내리고 올려주세요.
   CHECK! 반대쪽 다리는 들어 올린 상태에서 흔들리지 않도록 주의합니다.

양발 들었다 내리기 ▶ 15회 × 3set

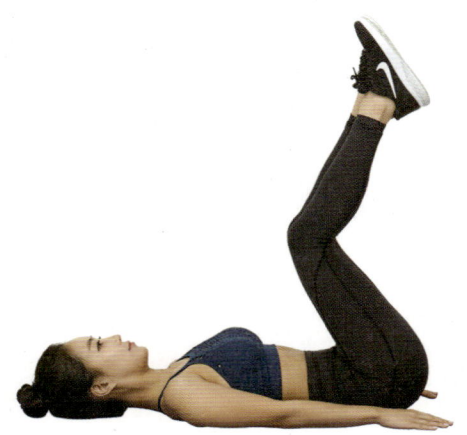

1 바닥에 누운 뒤 양발을 붙여서 높이 들어주세요. 무릎은 살짝 구부리고 양손은 편하게 내려둡니다.

CHECK! 동작 중 무릎을 너무 쭉 펴면 배보다 허리에 힘이 더 실려 통증이 생길 수 있습니다. 그렇다고 무릎을 너무 구부리면 다리가 아플 수 있으니 주의하세요.

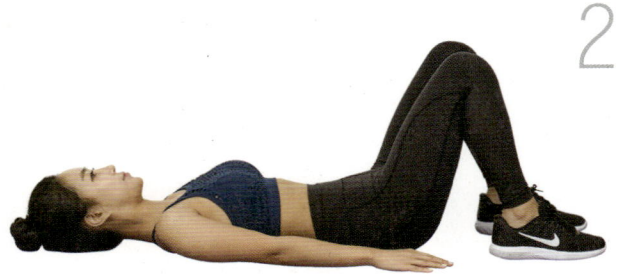

2 양발을 바닥에 닿게끔 내렸다가 들어 올려줍니다.

CHECK! 다리를 들어 올릴 땐 힘차고 빠르게, 내릴 때는 복부의 힘으로 천천히 내려주세요.

 **upgrade!**

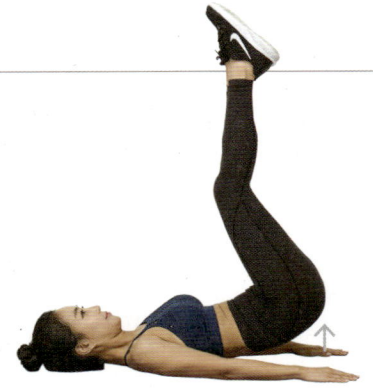

〈양발 들었다 내리기〉 동작이 익숙해지면 복부 힘으로 허리를 들어 올리며 발끝으로 하늘을 콕 찔러주세요. 이때 엉덩이도 같이 들어 올려주면 복부에 힘이 더 들어갑니다.

양발 원 그리기 ▶ 10회 × 3set

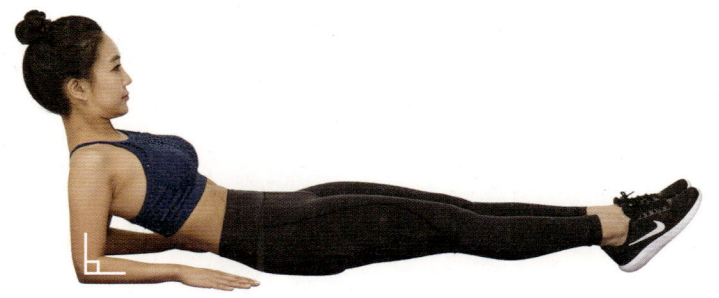

1 바닥에 누운 뒤 양발을 붙여서 뻗고, 양쪽 팔꿈치로 상체를 세워주세요.
동작 내내 바닥과 팔꿈치의 각도는 90도를 유지해야 합니다.

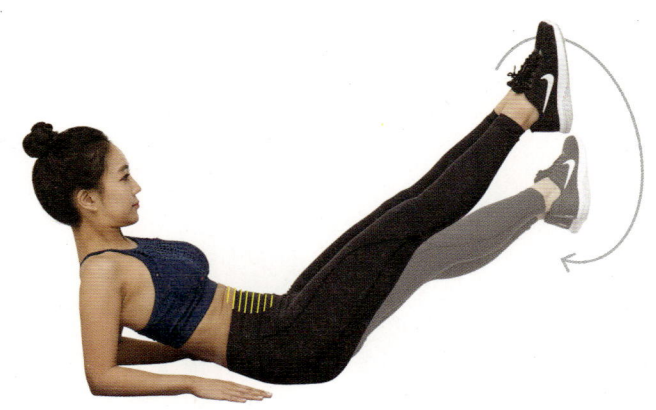

2 양발을 붙인 채로 45도 들어 올리고 발끝을 세운 뒤 시계 방향으로 천천히 큰 원을 그려주세요. 같은 방법으로 반대 방향으로도 돌려주세요. 호흡은 자연스럽게 마시고 내쉬면 됩니다.

CHECK! 동작 내내 무릎을 구부리지 않도록 하고, 배꼽을 바닥 쪽으로 밀어낸다는 느낌으로 복부에 힘을 주고 동작하세요.

브릿지 무릎 당기기 ▶ 10회 × 3set

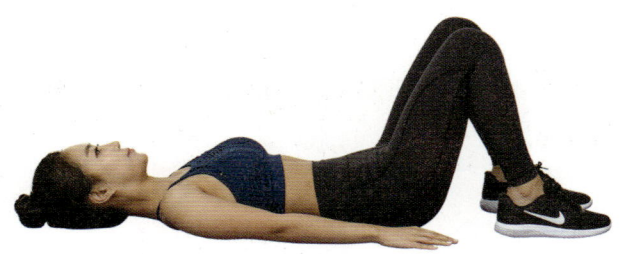

1. 바닥에 누워 무릎을 세워주세요. 다리는 골반너비 간격으로 벌려주세요.

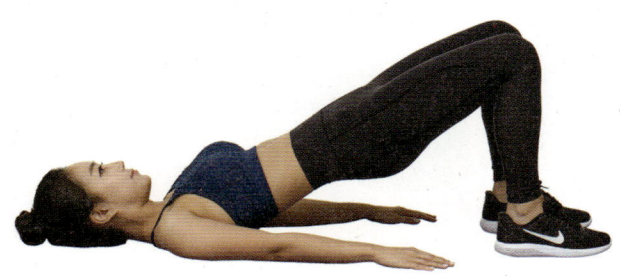

2. 양쪽 발뒤꿈치로 바닥을 힘껏 밀어내며 그 힘으로 엉덩이를 들어주세요. 무릎에서부터 어깨까지 일직선이 되는 지점까지만 엉덩이를 들고, 힘을 줘 엉덩이 근육을 수축시킵니다.

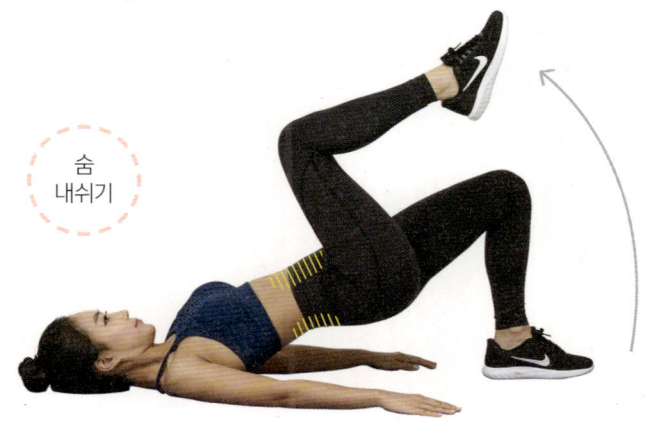

숨
내쉬기

3 양쪽 무릎을 번갈아 가슴 방향으로 당겨주세요. 무릎을 당기는 도중에 엉덩이가 바닥으로 처지지 않도록 주의하며 동작하세요.

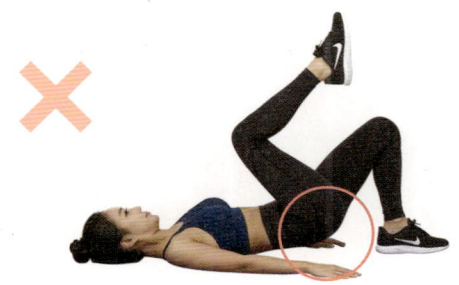

복부에 힘이 약하면 무릎을 당기는 도중에 엉덩이가 바닥으로 처지게 됩니다. 버티는 발과 복부에 힘을 단단히 준 채 동작하며 브릿지 기본 자세가 흐트러지지 않도록 주의하세요.

몸통 돌리기 ▶ 10회 × 3set

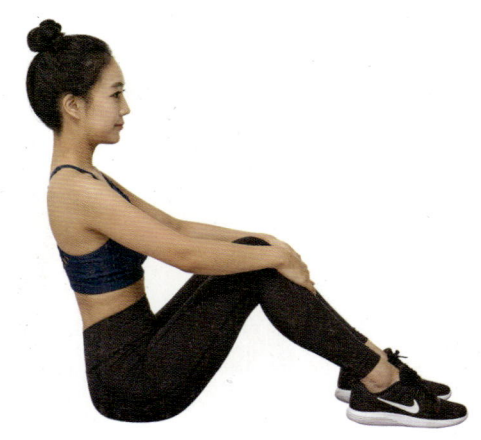

1. 바닥에 앉아 허리를 곧게 펴고 무릎을 세워주세요. 양쪽 발뒤꿈치를 몸쪽으로 바짝 당기지 말고 편한 위치에 두면 됩니다. 동작 내내 양쪽 발바닥이 바닥에서 떨어지지 않도록 주의하세요.

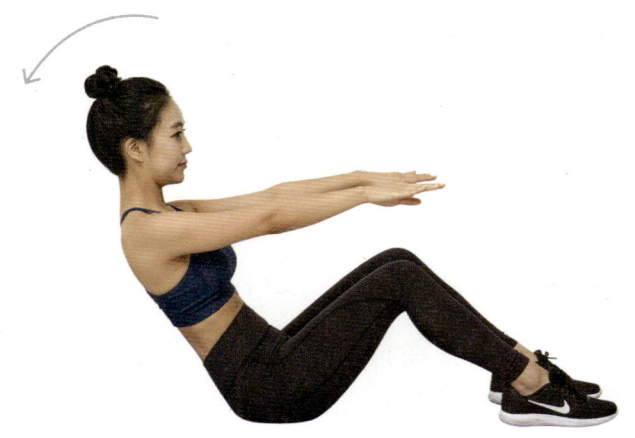

2. 허리를 편 상태를 유지하며 상체를 뒤로 45도 정도 기울입니다. 복부에 힘을 주고 그 힘으로 버텨야 합니다. 양팔은 앞으로 나란히 뻗어주세요.

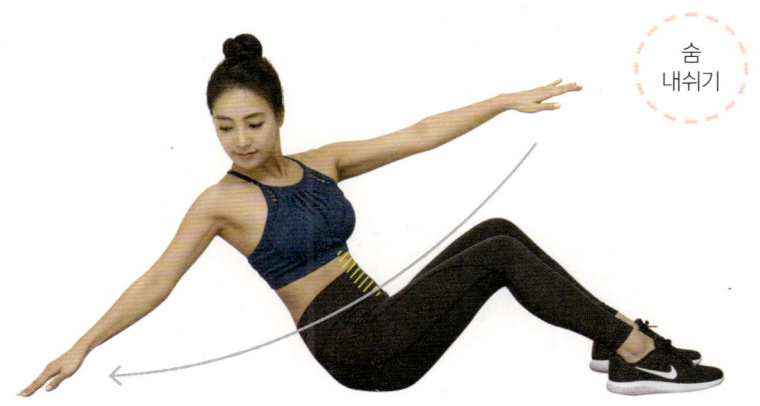

숨
내쉬기

3 몸통을 오른쪽으로 비틀면서 오른쪽 손끝으로 등 뒤의 먼 바닥을 터치해 주세요. 시선은 손끝을 따라가면 됩니다.

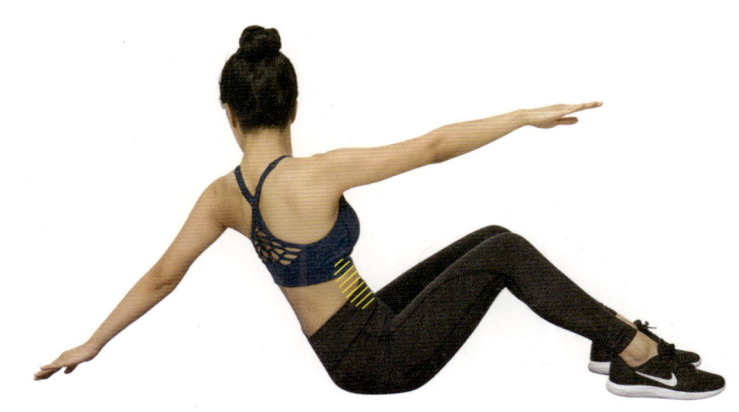

4 천천히 몸통을 왼쪽으로 비틀면서 왼쪽 손끝으로 등 뒤의 먼 바닥을 터치합니다. 시선 역시 손끝을 따라가면 됩니다.

볼록한 뱃살 지방 태우는
복부 다림질 운동

남산만큼 볼록 나온 배 때문에 소싯적 입던 옷들을 장롱 속에 차곡차곡 쌓아두고 계신가요? 아이를 낳으면 다 들어간다더니 왜 내 배는 그대로인 건지… 이번엔 복부에 잔뜩 뭉쳐 있는 지방을 태우는 데 효과적인 플랭크 시리즈입니다.

Q 플랭크가 좋다고는 하는데 대체 어디에 좋다는 건가요?
플랭크는 단순 '배' 운동이라기보다는 '코어(core)' 운동입니다. '코어'란 몸통 가장 깊은 곳에서 우리 몸의 중심을 잡아주는 근육인데요. 커다란 벨트 형태로 몸통의 중심을 잡고 보호하는 복횡근, 허리의 중심을 잡아주는 척추기립근과 다열근, 골반 아래쪽에서 척추를 받치는 골반기저근 등 몸통을 받혀주고 지지하는 근육을 총칭합니다. 출산을 겪은 여성의 경우 뱃속에서 열달간 아이를 보호하고 진통과 분만 과정을 겪으며 코어 근육의 균형이 깨진 상태입니다. 플랭크는 코어 근육을 활성화시켜 허리와 골반 주변의 근육을 강화하고 균형을 잡아주며, 볼록한 뱃살을 다림질하는 데 최적의 운동입니다.

Q 플랭크 자세로는 몇 초도 못 버티겠어요.
첫술에 배부를 수 없겠죠? 우린 이미 열달 동안 복근을 수축하는 운동은 전혀 하지 못했습니다. '왜 나는 안 되지?' 생각하지 마시고 '이제 시작이다. 천천히 늘려가자' 하며 여유를 가지세요. 제시된 시간에 연연하지 말고 처음에는 3초, 5초만 버터도 좋습니다. 정확하고 바르게, 꾸준히 운동하는 게 더욱 중요합니다.

플랭크 허리 들기 ▶ 15회 × 3set

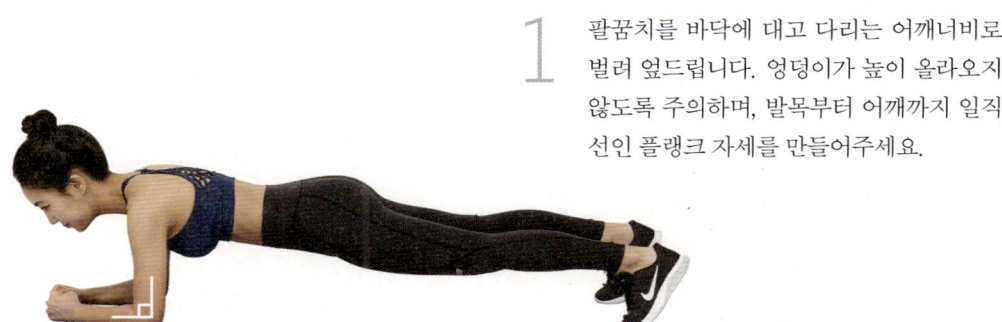

1. 팔꿈치를 바닥에 대고 다리는 어깨너비로 벌려 엎드립니다. 엉덩이가 높이 올라오지 않도록 주의하며, 발목부터 어깨까지 일직선인 플랭크 자세를 만들어주세요.

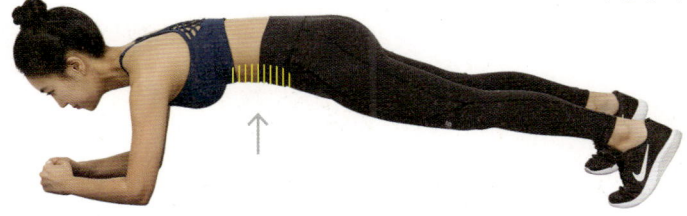

2. 허리를 위로 들어주세요. 엉덩이가 아닌 허리를 들어 올려야 합니다. 제대로 들었을 때 몸통이 바닥과 평행한 상태가 됩니다.

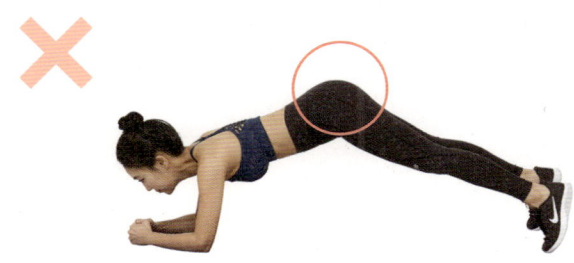

엉덩이를 높이 들어 올리면 안 됩니다. 허리와 복부를 위로 밀어 올린다는 생각으로 들고 내려주세요.

플랭크 UP & DOWN ▶ 15회 × 3set

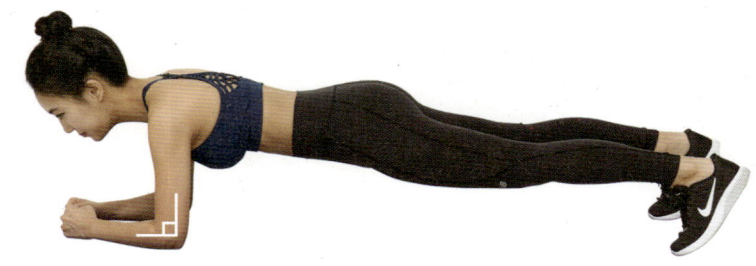

1. 팔꿈치를 바닥에 대고 다리는 어깨너비로 벌려 엎드립니다. 엉덩이가 높이 올라오지 않도록 주의하며, 발목부터 어깨까지 일직선인 플랭크 자세를 만들어주세요.

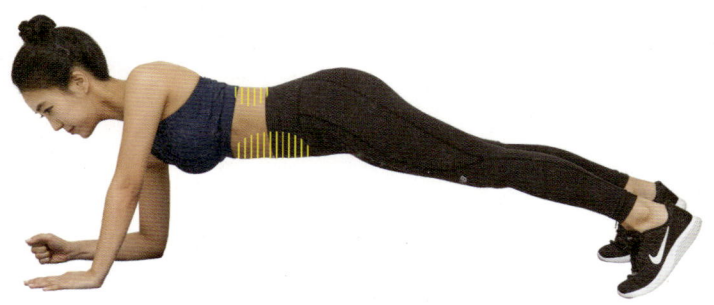

2. 왼팔부터 펼쳐 일어납니다.

3 나머지 팔도 펼쳐 엎드려뻗쳐 자세를 만들어주세요.
CHECK! 손목에 통증이 느껴지면 즉시 동작을 멈추고 손목 스트레칭(p.229)을 충분히 실시한 뒤에 다시 도전해주세요.

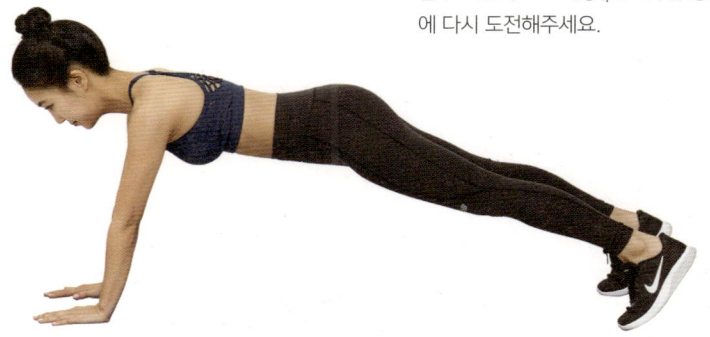

4 아까와는 반대로 오른팔부터 접어줍니다.

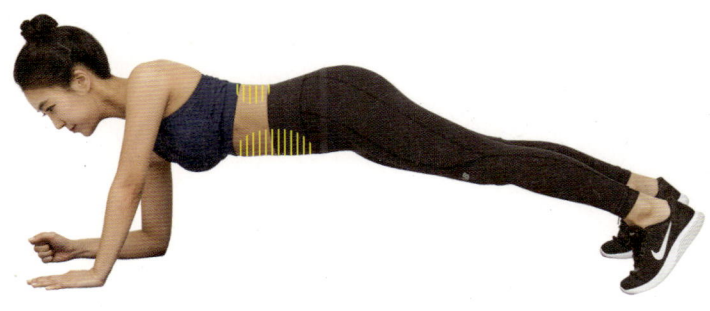

5 나머지 팔도 접어 처음 자세로 돌아옵니다.

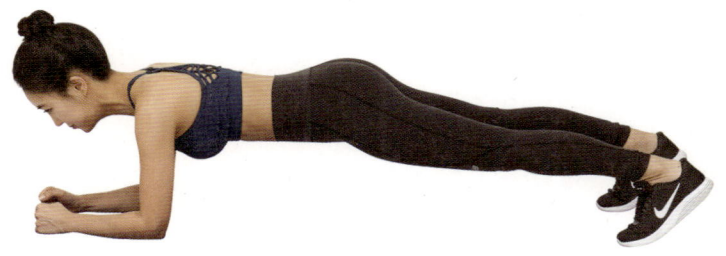

플랭크 다리 들기 ▶ 15회 × 3set

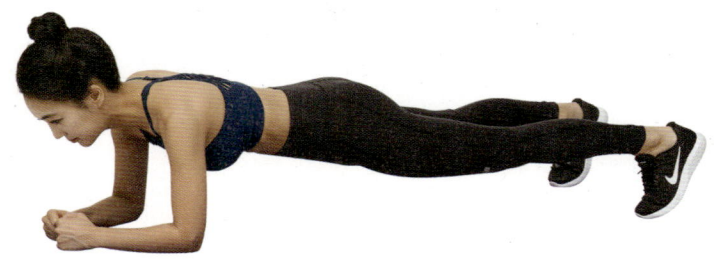

1. 팔꿈치를 바닥에 대고 다리는 어깨너비로 벌려 엎드립니다. 엉덩이가 높이 올라오지 않도록 주의하며, 발목부터 어깨까지 일직선인 플랭크 자세를 만들어주세요.

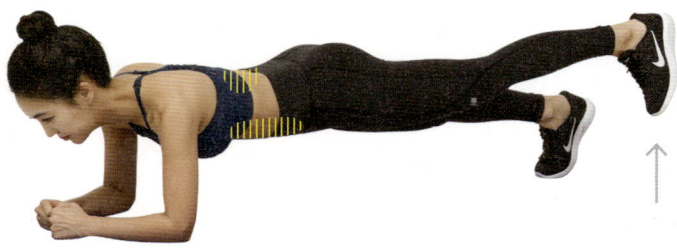

2. 한 발씩 번갈아 들어 올려 30초씩 버티고, 천천히 내려주세요.
   CHECK! 다리를 들고 버티는 동안 복부에 힘이 약하면 몸통이 흔들리기 쉽습니다. 복부에 단단히 힘을 준 뒤에 동작을 진행해야 효과가 좋습니다.

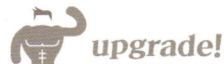 upgrade!

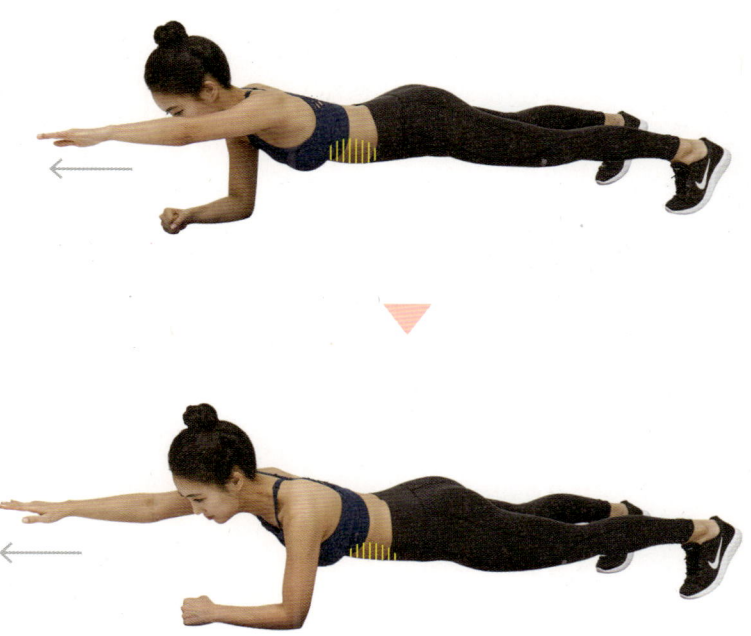

〈플랭크 다리 들기〉 동작이 익숙해지면 바로 이어서 해주세요. 복부에 힘을 준 상태로 한 팔씩 번갈아 앞으로 쭉 밀어낸 뒤 30초씩 버팁니다. 복부는 물론 옆구리까지 자극이 전달 돼 날씬한 허리 라인을 만들 수 있고, 덜렁거리는 팔뚝 살을 빼는 데도 효과적입니다.

플랭크 하체 트위스트 ▶ 10회 × 3set

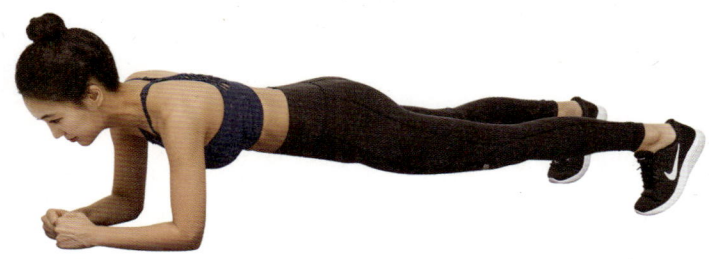

1. 팔꿈치를 바닥에 대고 다리는 어깨너비로 벌려 엎드립니다. 엉덩이가 높이 올라오지 않도록 주의하며, 발목부터 어깨까지 일직선인 플랭크 자세를 만들어주세요.

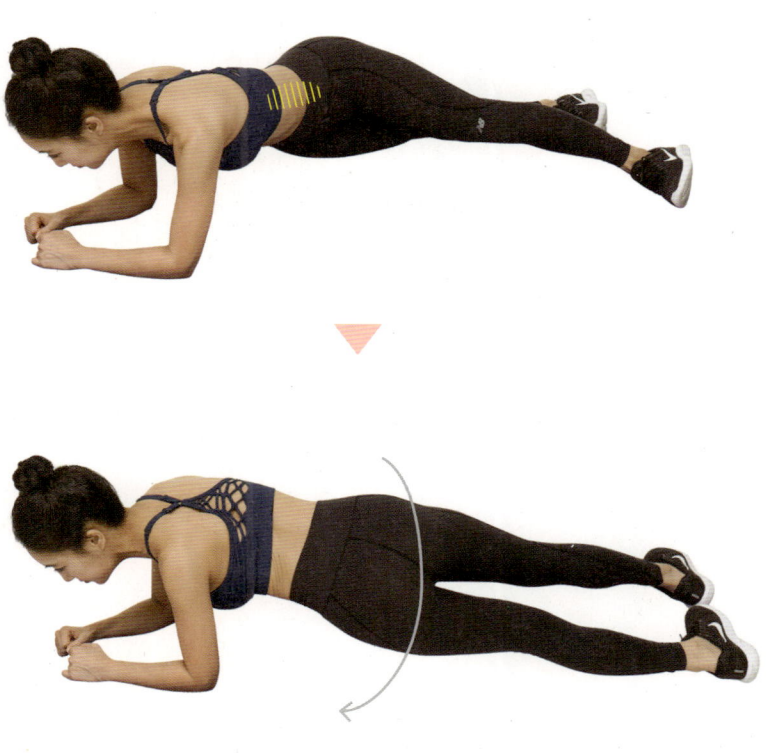

2　상체는 그대로 두고 하체만 좌우로 비틀어주세요. 동작 내내 복부에 힘을 주고 진행하며 발끝으로 균형을 잡아 넘어지지 않도록 주의하세요.

엉덩이 들어 버티기 ▶ 10회 × 3set

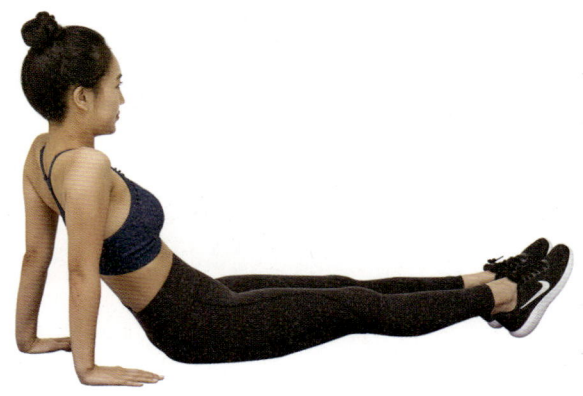

1. 다리를 쭉 펴고 앉아 상체를 살짝 뒤로 기울이고 손바닥으로 바닥을 짚습니다. 이때 손끝은 엉덩이를 향하게 두세요.

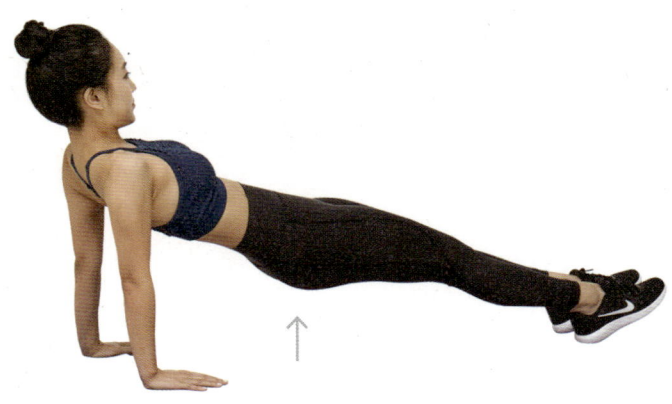

2. 손바닥으로 바닥을 밀어내며 엉덩이를 들어주세요. 손바닥과 발뒤꿈치로 체중을 버티고, 어깨부터 발끝까지 일직선이 되도록 합니다.

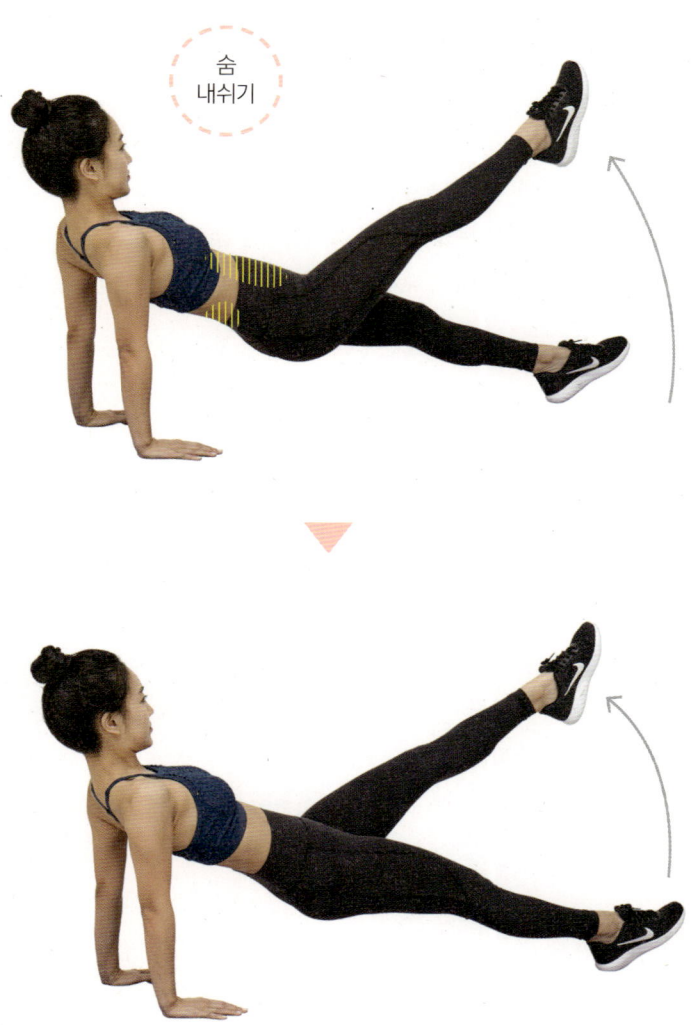

숨 내쉬기

3 한 발씩 번갈아 위로 45도 이상 들어 3초간 버티고 다시 내려주세요.
CHECK! 동작 내내 엉덩이가 바닥으로 처지지 않도록 주의하세요.

옆구리 & 뒷구리 살 동시에 없애는
코어 집중 운동

나이가 들면서 함께 늘어나는 것이 옆구리, 뒷구리 살입니다. 흔히 '러브핸들'이라 불리는 부위죠. 사랑스러운 별명과 달리 러브핸들이 두툼해지면 옷을 입어도 맵시가 안 나고 자신감도 뚝뚝 떨어집니다. 조금만 움직여보세요. 간단한 동작으로 러브핸들과 작별할 수 있습니다.

Q 유독 옆구리 & 뒷구리 살만 늘어나요.

앉아있는 자세부터 살펴보세요. 대부분 몸통에 전혀 힘을 주지 않고 허리가 뒤로 빠진 상태에서 오랜 시간 동안 앉아있는 경우가 많습니다. 제가 알려드리는 운동은 복근의 가장 안쪽에서 몸통의 코르셋 역할을 하는 복횡근의 긴장을 높이는 동작입니다. 동시에 옆구리와 뒷구리를 자극해주기까지 합니다. 이 동작을 반복하다 보면 평소 몸통에 힘을 주지 않던 사람들도 무의식중에 바른 자세를 취할 수 있게 됩니다. 살도 빠지고 자세도 교정되는 일석이조 동작입니다.

Q 거울로 봤을 때 러브핸들의 높낮이가 달라요.

대부분 골반과 허리뼈의 불균형 때문입니다. 이런 경우 틀어진 골반을 교정(p.46)하고 벌어진 골반을 교정하는 운동(p.54)을 충분히 한 뒤 운동을 시작해야 합니다. 뼈의 위치를 고정시키는 인대와 그 인대를 잡고 있는 근육의 힘이 불균형한 상태에서 계속해서 운동한다면 러브핸들의 높이는 더 차이나게 될 것입니다.

매트릭스 ▶ 10회 × 3set

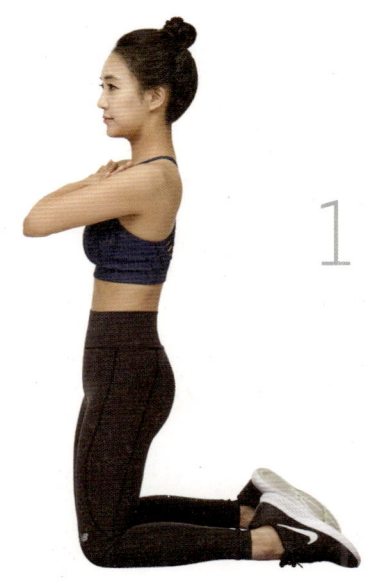

1. 무릎으로 섭니다. 이때 무릎 간격은 골반 너비가 적당하며, 허리를 곧게 펴주세요. 양팔을 포개어 가슴 앞에 둡니다.

2. 몸통을 천천히 뒤로 기울입니다. 복부와 허리에 단단하게 힘을 주고 몸통이 흔들리지 않도록 버텨야 합니다. 무릎이 바닥에서 떨어지지 않도록 주의하며, 허벅지 앞쪽이 당길 때까지 최대한 뒤로 기울여 버텨주세요.

CHECK! 허리가 꺾이지 않게 주의하고, 무릎에서부터 머리까지 일직선이 되어야 합니다.

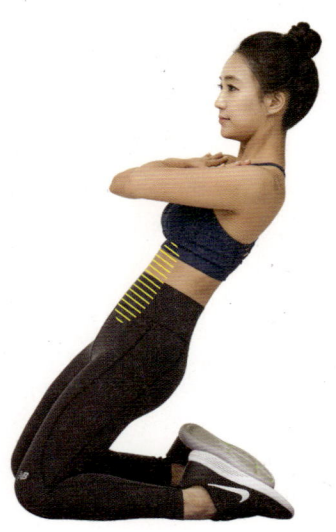

상체 좌우 기울이기 ▶ 10회 × 3set

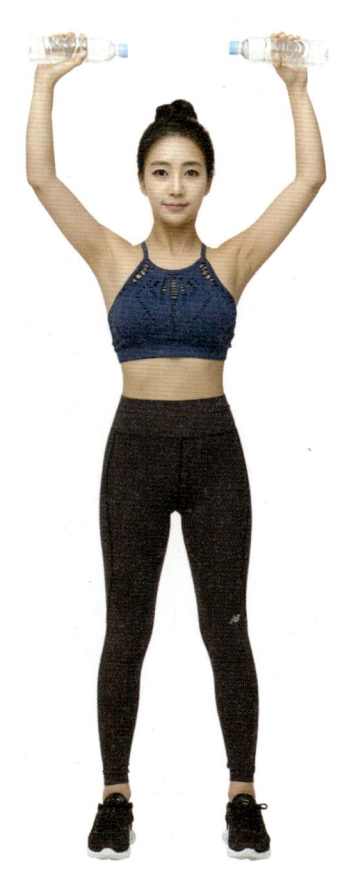

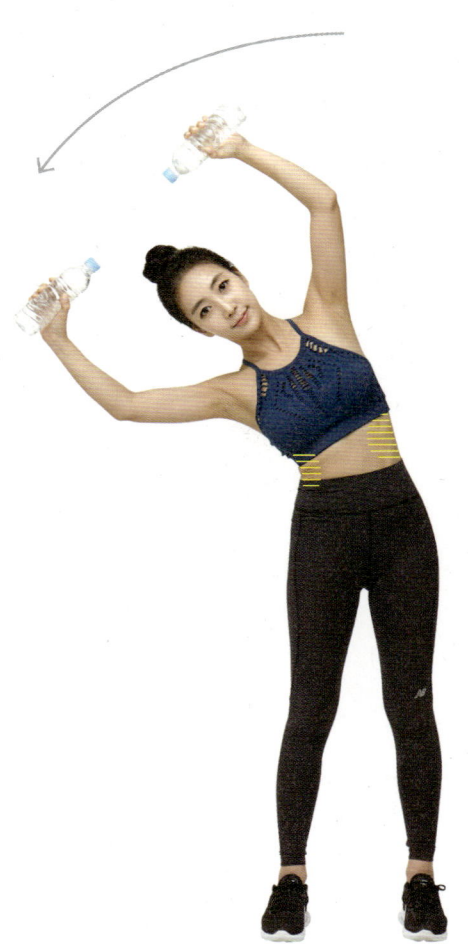

1. 다리를 어깨너비로 벌리고 서서 양손에 가벼운 아령 혹은 물을 가득 채운 물병을 들고 만세합니다. 허리는 곧게 펴고 팔꿈치는 살짝 구부려야 동작이 편합니다.

2. 상체를 천천히 오른쪽으로 기울입니다. 옆구리에 자극이 오는 지점까지 기울여야 효과가 좋습니다. 몸통은 곧게 편 상태를 유지하며 상체가 앞 또는 뒤로 치우치지 않게 합니다.

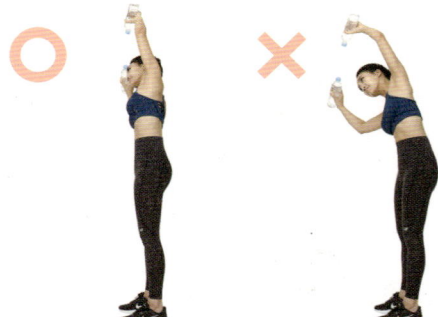

복부와 허리, 몸통에 단단히 힘을 주고 옆으로만 기울입니다. 상체가 앞 또는 뒤쪽으로 치우쳐 기울여지지 않도록 주의하며 천천히 동작하세요.

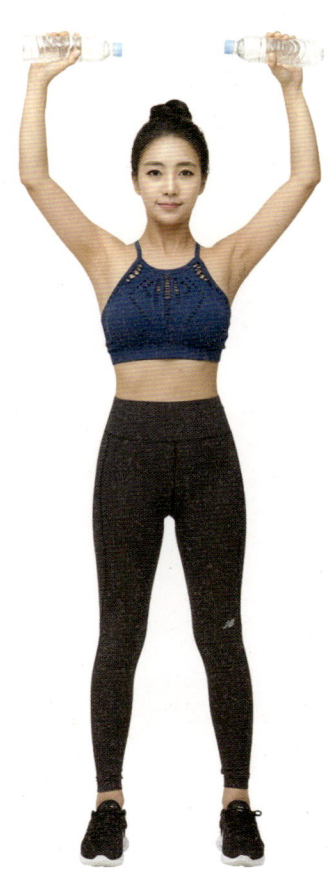

3   제자리로 천천히 돌아옵니다.

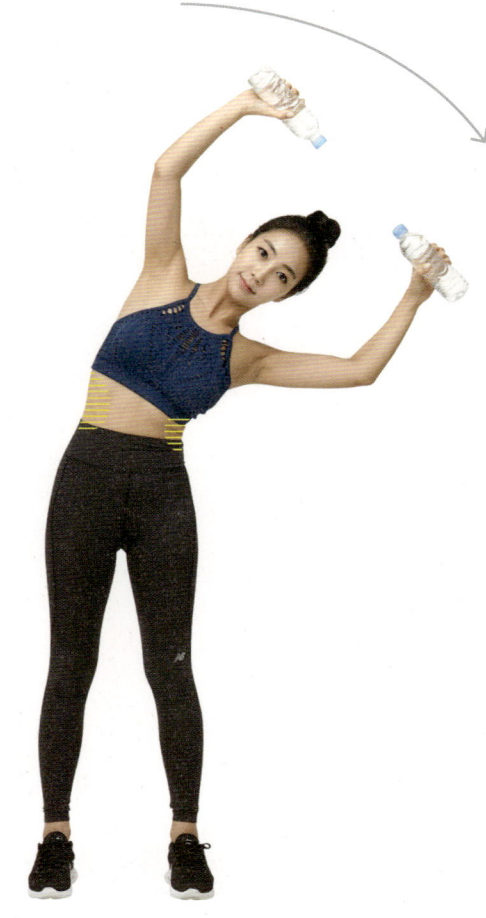

4   몸통을 곧게 편 상태를 유지하면서 상체를 왼쪽으로 천천히 기울여주세요.
CHECK! 복부와 허리에 힘을 주고 중심이 앞으로 쏠리지 않도록 주의하세요. 상체를 좌우로만 기울여야 합니다.

하체 좌우 기울이기 ▶ 10회 × 3set

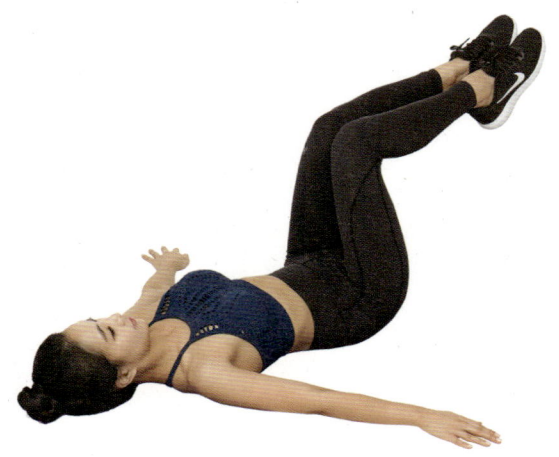

1 바닥에 누운 뒤 양발은 붙여서 90도로 들어 올리고, 팔은 양 옆으로 벌려 주세요.

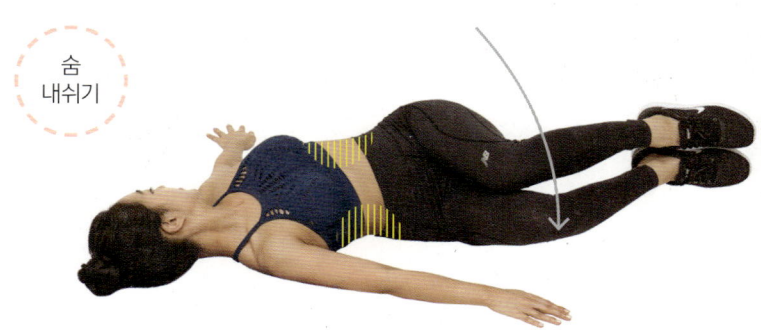

숨 내쉬기

2 복부와 허리에 힘을 준 상태에서 무릎을 좌우로 기울입니다. 동작 내내 양쪽 어깨가 바닥에서 떨어지지 않도록 하세요. 반대쪽 어깨가 바닥에서 떨어지는 것 같으면 더 이상 기울이지 말고 멈춰야 합니다.

플랭크 옆차기 ▶ 10회 × 3set

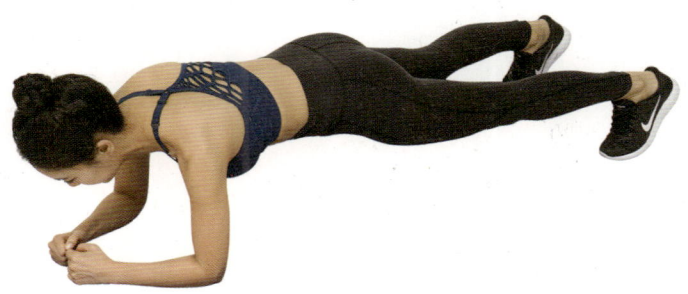

1. 팔꿈치를 바닥에 대고 다리는 어깨너비로 벌려 엎드립니다. 엉덩이가 높이 올라오지 않도록 주의하며, 발목부터 어깨까지 일직선인 플랭크 자세를 만들어주세요.

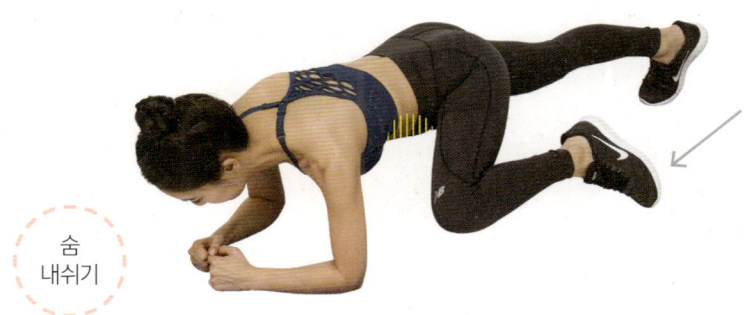

(숨 내쉬기)

2. 한 발씩 번갈아 무릎을 팔꿈치 쪽으로 당겨줍니다. 무릎을 당길 때는 엉덩이가 너무 높이 솟지 않도록 주의하세요.

옆구리 조이기 ▶ 10회 × 3set

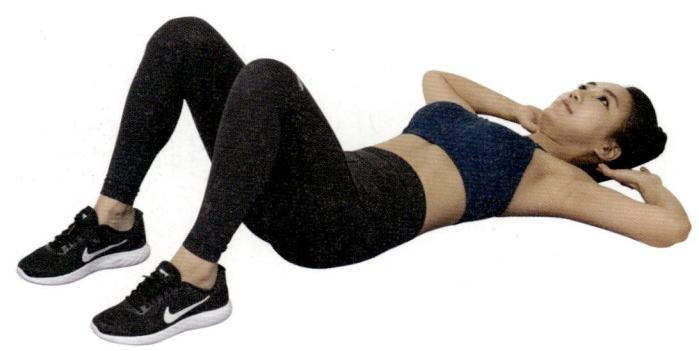

1. 바닥에 누워 무릎을 세우고, 양쪽 손끝은 귀 옆에 두세요. 무릎 간격은 골반너비가 적당합니다.

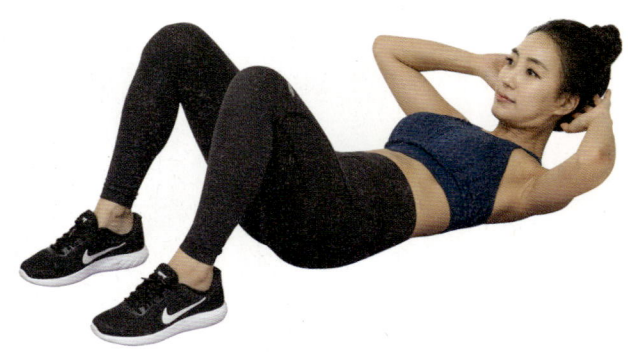

2. 상체를 들어주세요. 이때 손으로 머리를 당겨 올려선 안 됩니다. 목이 꺾이지 않도록 복부의 힘으로만 상체를 들어주세요.

숨
내쉬기

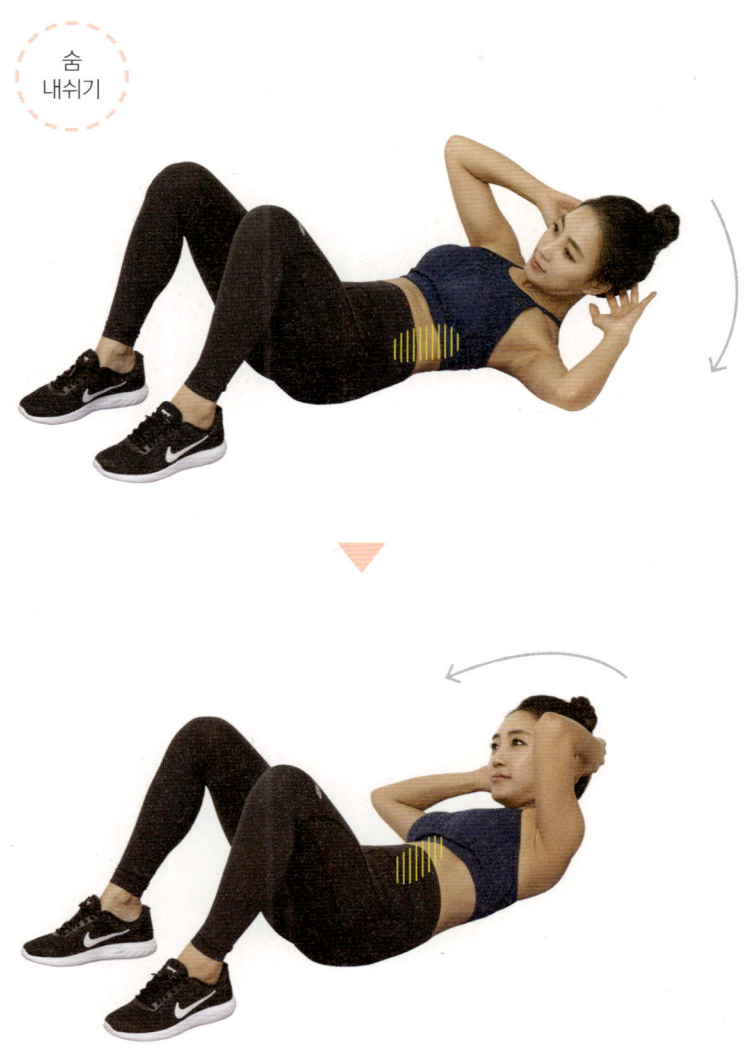

3 상체를 좌우로 기울여 옆구리를 강하게 조여주세요. 이때 힘들어서 손으로 머리를 당기게 되면 목이 꺾이게 되니 주의하세요.

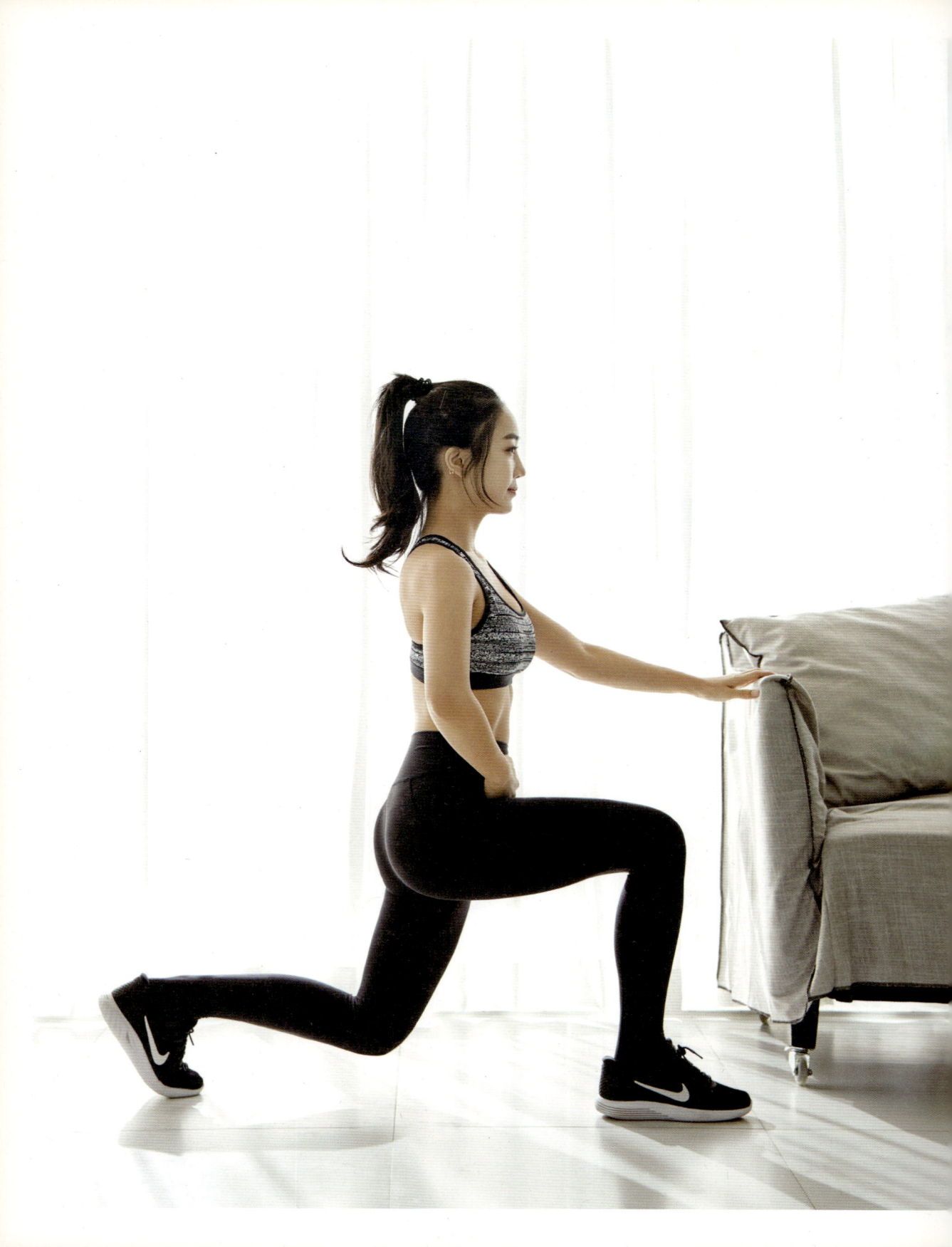

하 / 체

날씬한 허벅지 만드는 **스키니 라인 운동**

완벽한 바지 핏을 위한 **승마살 빼는 운동**

입체적인 뒤태를 완성하는 **3D 엉덩이 운동**

다리 붓기 완화에 탁월한 **슬림 종아리 만들기**

날씬한 허벅지 만드는
스키니 라인 운동

그 튼튼하다는 청바지 안쪽이 헤집니다. 허벅지끼리 부딪혀 자꾸 쓸리기 때문이죠. 마음 굳게 먹고 다이어트를 하면 빠지라는 허벅지는 그대론데 엉뚱한 가슴만 작아집니다. 그렇다고 포기하진 마세요. 다음 운동법을 따라하면 곧 허벅지 사이의 '틈'을 만날 수 있습니다.

Q 허벅지 안쪽은 왜 유독 안 빠지는 걸까요?
대부분 다이어터 분들은 허벅지 안쪽 살을 빼고 싶을 때 허벅지 안쪽 부위를 수축시키는 운동에 집중합니다. 그런데 수축만으로는 살이 빠지는 데 한계가 있어요. 수축뿐만 아니라 이완 운동도 골고루 해줘야 하고, 살을 빼고 싶은 부위의 순환을 돕는 운동도 병행해야 합니다. 허벅지 안쪽 근육을 충분히 스트레칭 해서 근육의 유착을 풀어준 뒤 관절주머니를 마찰해 관절에 영양을 공급하고 가동범위를 증가시켜 놓으면 다치지 않고 살 빼는 건 시간 문제랍니다.

Q 한쪽 다리 허벅지 안쪽만 아파요.
골반 불균형 때문일 수도 있고, 허벅지 안쪽 내전근 길이가 차이 나서일 수도 있습니다. 골반 교정 스트레칭(p.43)을 추가로 해주세요. 그리고 절대 다리 꼬지 마세요!

옆으로 누워 안다리 들기 ▶ 좌우 20회 × 3set

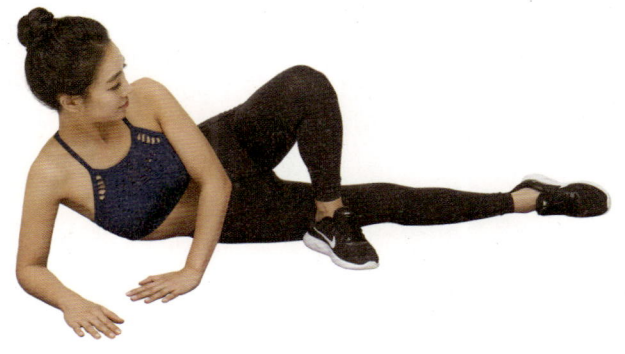

1 옆으로 누워 팔꿈치로 상체를 일으킵니다. 귀와 어깨는 최대한 멀어지게 두세요. 바닥에 닿은 다리는 쭉 뻗어두고 위쪽 다리는 앞으로 접어둡니다. 이때 발바닥 전체가 바닥에 닿아야 합니다.

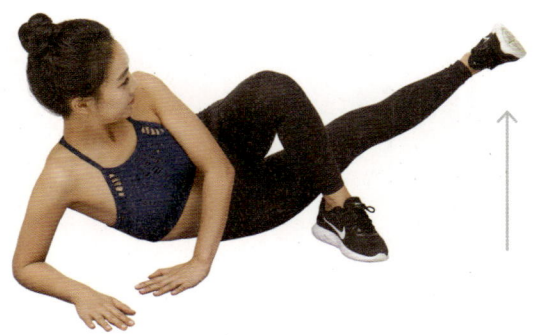

2 바닥에 닿은 다리를 천천히 들어 올립니다. 발끝을 몸 쪽으로 당겨서 동작하면 허벅지 뒤쪽까지 시원하게 스트레칭 됩니다.
CHECK! 상체와 골반의 중심이 뒤로 쏠리지 않도록 주의하세요.

누워서 안다리 밀기 ▶ 20회 × 3set

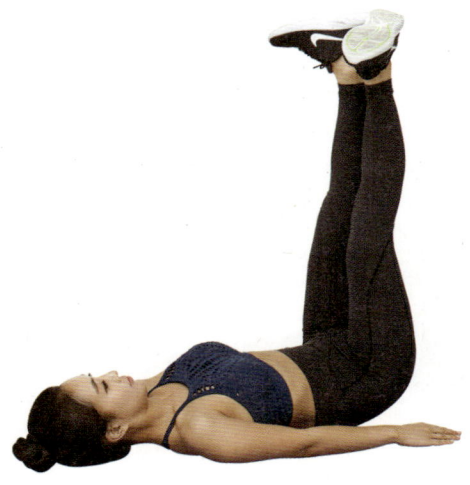

1. 바닥에 누워 양발을 붙여서 수직으로 들어주세요. 발뒤꿈치는 붙이고 발끝은 벌려줍니다. 무릎도 살짝 바깥쪽을 향하도록 돌려주세요.

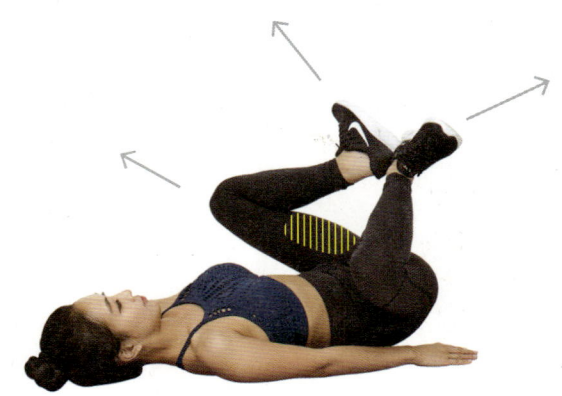

2. 양쪽 발뒤꿈치를 붙인 상태에서 양발을 천천히 몸 쪽으로 당겨줍니다. 계속해서 양쪽 발끝, 무릎이 모두 바깥쪽을 향하고 있어야 합니다.

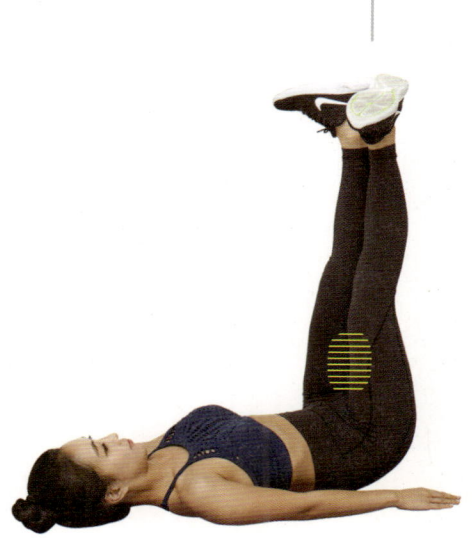

3 양쪽 발뒤꿈치를 하늘로 쭉 밀어냅니다. 허벅지가 서로 맞붙을 때까지 천천히 밀어낸 뒤 3초간 버텨주세요. 복부에 힘을 단단히 주고 동작하세요.

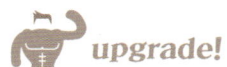 upgrade!

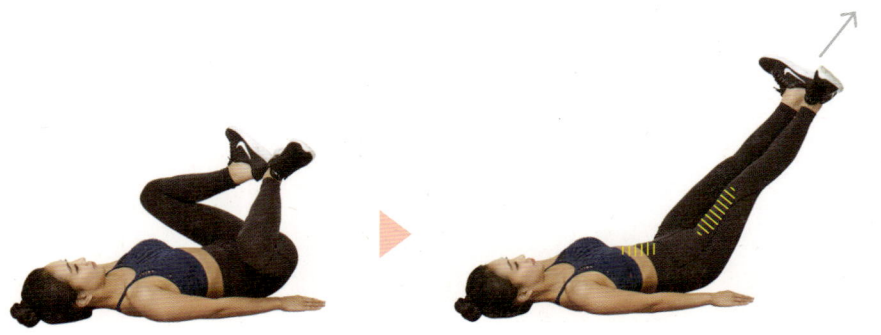

〈누워서 안다리 밀기〉가 익숙해지면 2번 자세에서 양발을 위가 아닌 대각선 방향으로 뻗어주세요. 허벅지 안쪽 살뿐만 아니라 뱃살까지 동시에 잡을 수 있습니다.

가위치기 ▶ 20회 × 3set

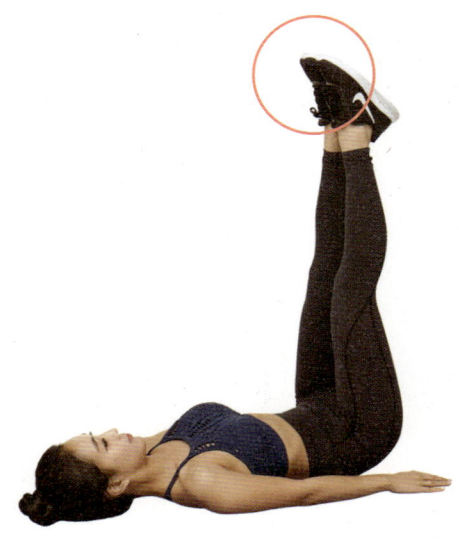

1 바닥에 누워 양발을 붙여서 수직으로 들어주세요.

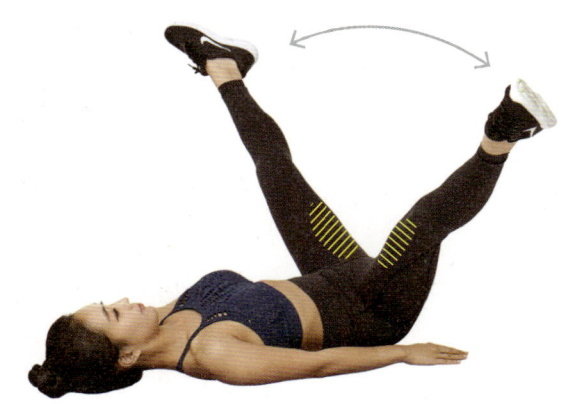

2 양발을 좌우로 넓게 벌려줍니다.

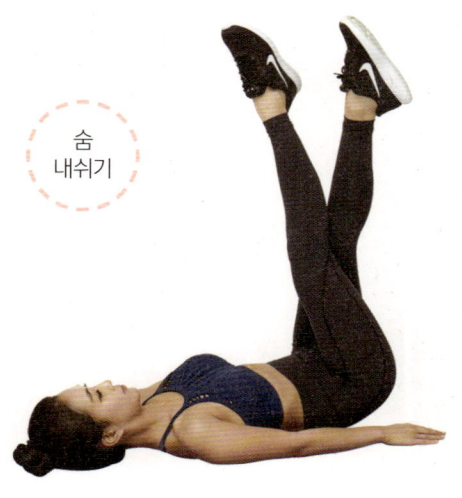

숨
내쉬기

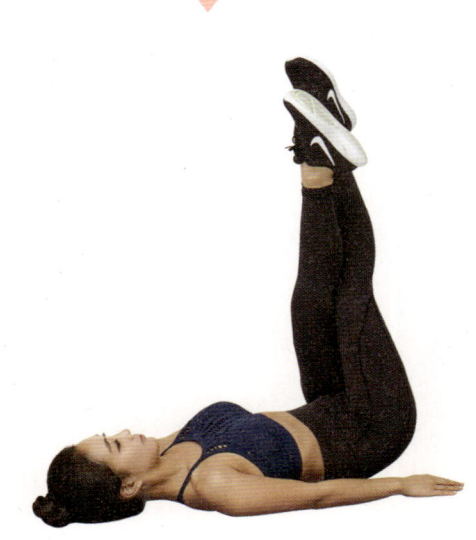

3 양발을 X자로 2번 교차시켜줍니다. 한 번은 왼발이 위로, 그 다음은 오른발이 위로 오도록 번갈아 교차시켜주세요.
CHECK! 양발을 모을 때 허벅지 안쪽에 힘을 더 주도록 노력합니다.

스파이더맨 런지 ▶ 10회 × 3set

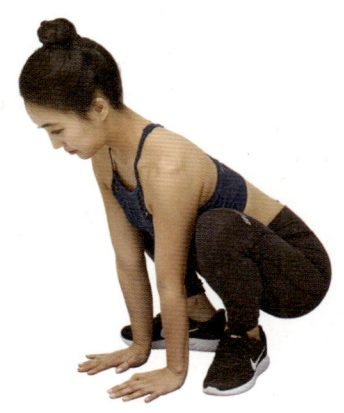

1. 다리를 어깨너비로 벌리고 쪼그려 앉습니다. 이때 발끝은 45도 바깥쪽을 향하게 하고, 손바닥은 양발 가운데 바닥에 댑니다.

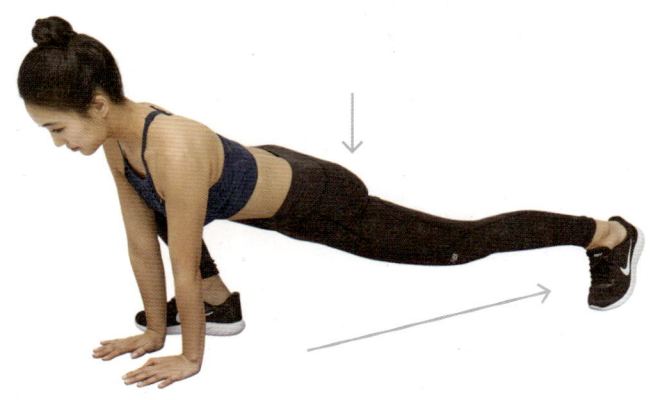

2. 허리를 편 상태를 유지하며 왼발을 뒤로 멀리 보냅니다. 이때 왼쪽 엉덩이가 들리지 않도록 바닥으로 꾹 눌러주세요.
   CHECK! 오른쪽 허벅지 안쪽이 늘어나는 것을 느껴보세요.

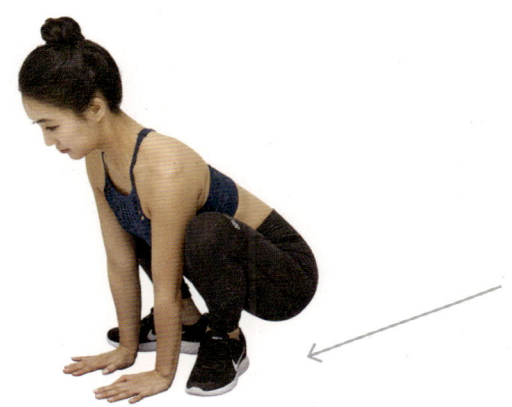

3   다시 제자리로 돌아옵니다.

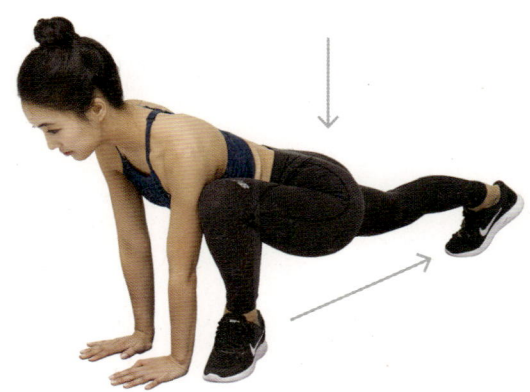

4   오른발을 뒤로 멀리 보냅니다. 이때 오른쪽 엉덩이가 들리지 않도록 바닥으로 꾹 눌러주세요.
    CHECK! 왼쪽 허벅지 안쪽이 늘어나는 것을 느껴보세요.

완벽한 바지 핏을 위한
승마살 빼는 운동

허벅지 바깥쪽에 볼록 튀어나온 군살, 참 보기 싫죠. 마치 승마바지를 입은 것처럼 볼록하다고 해 승마살이라고 불립니다. 승마살이 있으면 다리도 짧아 보이고, 바지 핏도 살지 않아 많은 여자들의 콤플렉스가 되기도 합니다. 러닝머신을 아무리 해도 빠지지 않는다는 승마살, 간단한 운동법으로 쫙 빼볼까요?

Q 승마살은 왜 생기는 걸까요?
생활습관 때문입니다. 주로 앉아서 생활하는 데다가 운동이 부족한 경우 승마살이 생기기 쉽습니다. 이런 이유로 남자보다는 여자들에게 승마살이 흔하죠. 거기에 다리를 꼬는 습관까지 더해진다면 승마살은 더욱 잘 붙습니다. 혈액순환이 저하된 곳에 '셀룰라이트'가 집중적으로 쌓이고 승마살로 이어지니 자신의 생활습관을 수시로 점검해주세요.

Q <사이드 점프> 동작은 꼭 움직이면서 해야 하나요?
네! 공간만 허락한다면 좌우로 스텝을 밟으며 움직여야 훨씬 효과적으로 살을 뺄 수 있습니다. 우리 몸은 다양한 방향과 방법으로 움직이기 위해 650여 개가 넘는 근육이 서로 다른 방향으로 겹겹이 세팅되어 있습니다. 제한적으로 움직이는 것보다 좌우로 스텝을 밟으면 엉덩이뿐만 아니라 몸 전체의 협응력도 좋아지게 됩니다. 물론 살도 빠지고요!

옆으로 누워 바깥다리 들기 ▶ 좌우 15회 × 3set

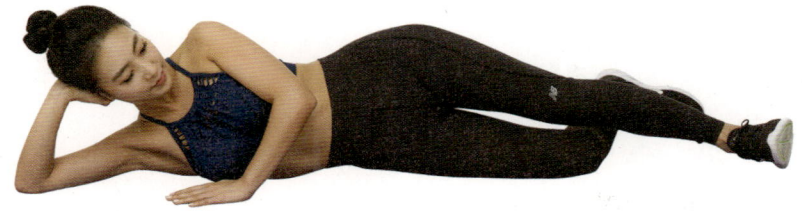

1 옆으로 누워 바닥의 팔로 머리를 받치고, 반대쪽 손은 가슴 앞쪽 바닥에 놓아 몸통이 흔들리지 않도록 중심을 잡아주세요. 바닥에 닿은 다리는 뒤로 접어두고, 위쪽 다리는 발끝을 몸 쪽으로 당긴 뒤 쭉 뻗어둡니다.

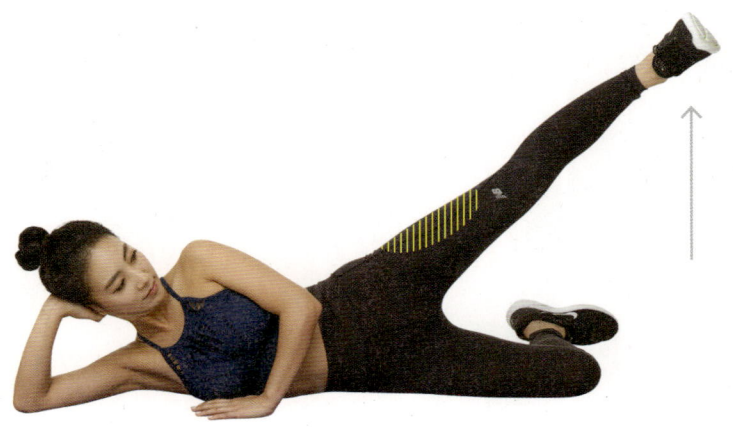

2 발끝을 몸 쪽으로 당긴 상태를 유지하면서 천천히 위로 들어주세요. 이때 무릎을 구부려서는 안 됩니다. 허벅지 바깥 부위에 자극이 느껴지는 지점까지 들었다가 5초간 버티고 천천히 내려줍니다.
CHECK! 다리를 들어 올릴 때는 앞이나 뒤로 쏠리지 않도록 주의하며, 옆으로 반듯하게 들어 올립니다.

크로스 런지 ▶ 좌우 15회 × 3set

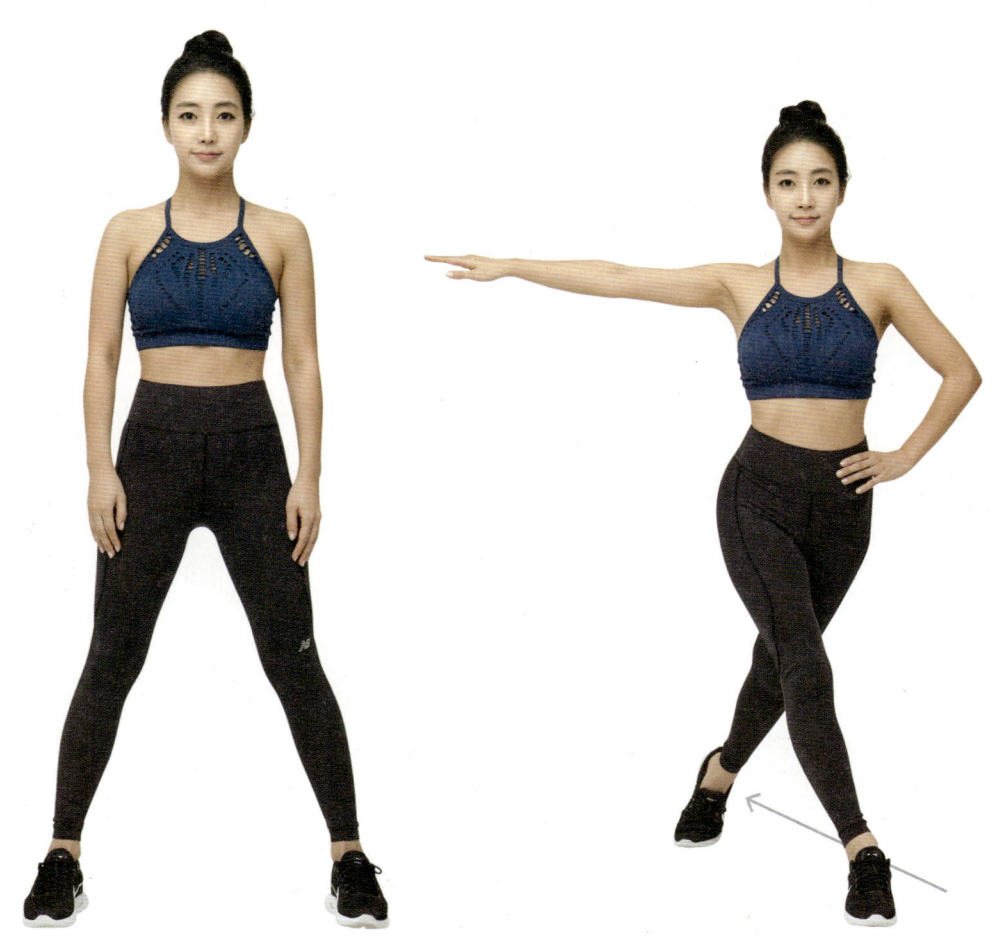

1   양발을 어깨너비보다 넓게 벌리고 섭니다.
    이때 발끝은 정면을 향합니다.

2   한 발을 대각선 뒤로 멀리 보내주세요. 발이 움직인 방향의 팔을 함께 쭉 뻗어주세요.
    CHECK! 골반과 가슴은 계속해서 정면을 향해야 합니다.

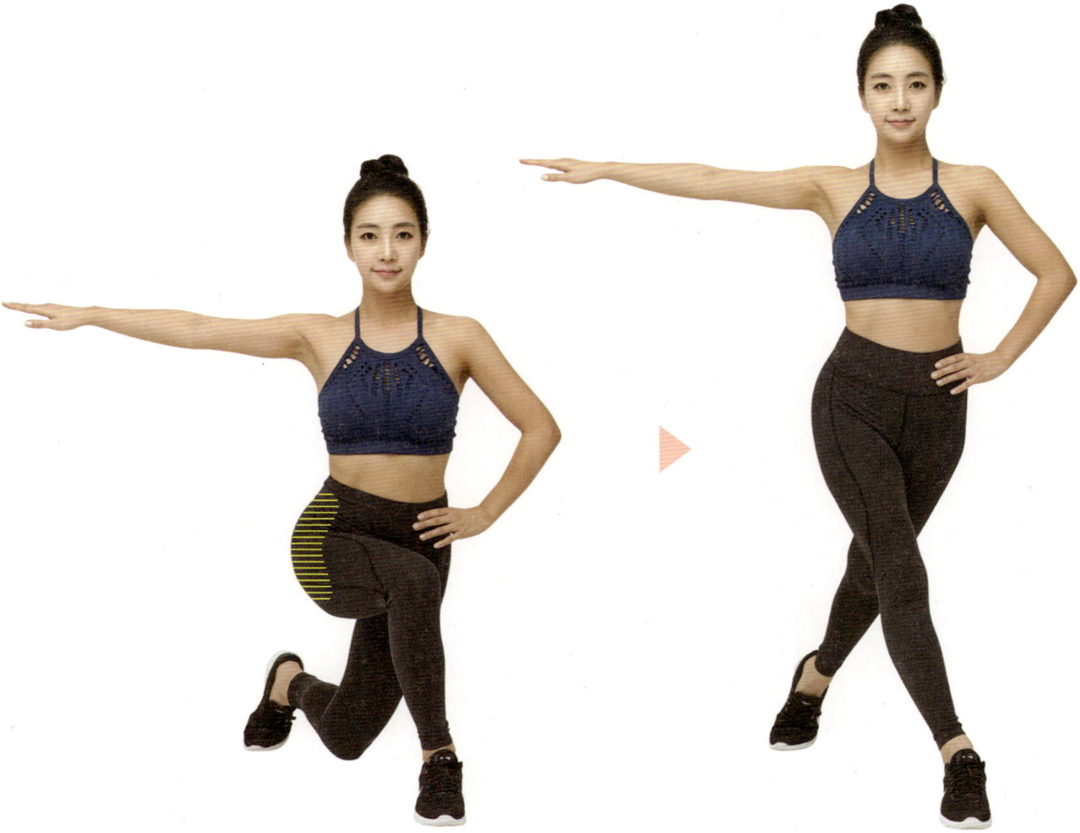

3 앞발 뒤꿈치에 체중을 실은 상태로 무릎이 바닥에 닿기 직전까지만 앉았다가 일어섭니다.

사이드 런지 ▶ 15회 × 3set

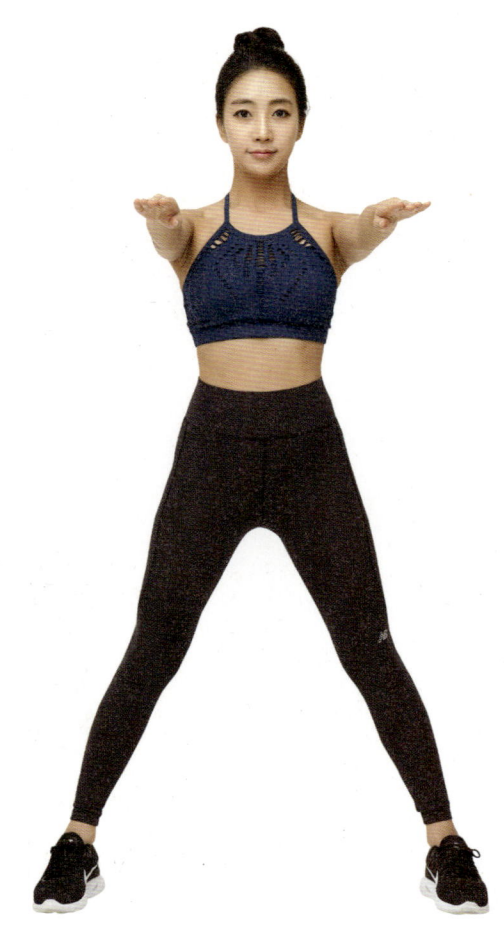

1. 양발을 어깨너비보다 넓게 벌리고 섭니다. 이때 발끝은 정면을 향하게 하고, 양팔은 앞으로 쭉 뻗어주세요.

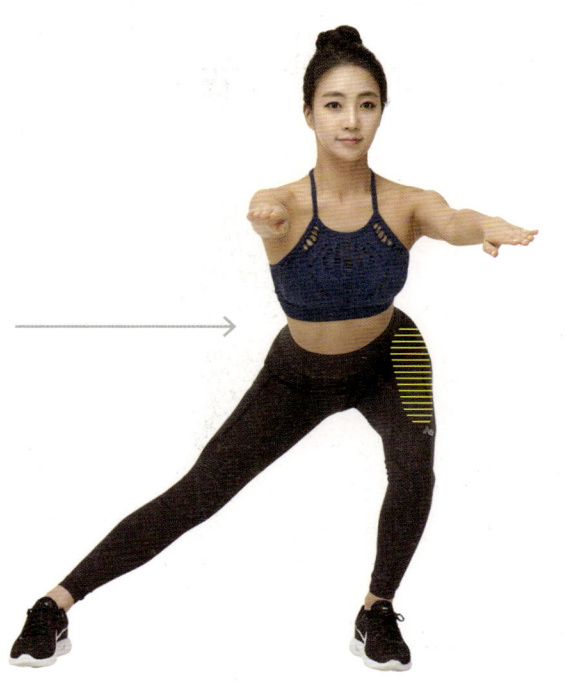

2 몸통을 곧게 편 채로 엉덩이를 뒤로 빼며 무게 중심을 왼쪽으로 이동시킵니다. 동시에 왼쪽 무릎을 구부려 앉아주세요.

CHECK! 왼쪽 발뒤꿈치에 체중을 싣고, 오른쪽 발바닥이 바닥에서 떨어지지 않게 합니다.

3 무게 중심을 오른쪽으로 천천히 이동시키며 오른쪽 무릎을 구부려 앉아주세요. 동작 내내 허리는 편 상태를 유지해야 합니다.

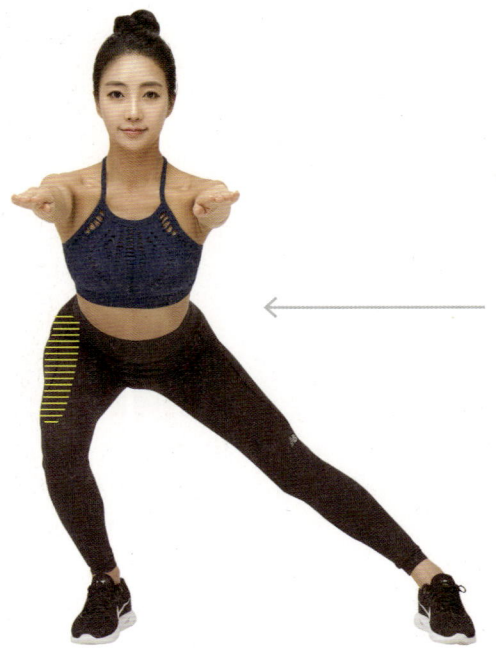

사이드 점프 ▶ 10회 × 3set

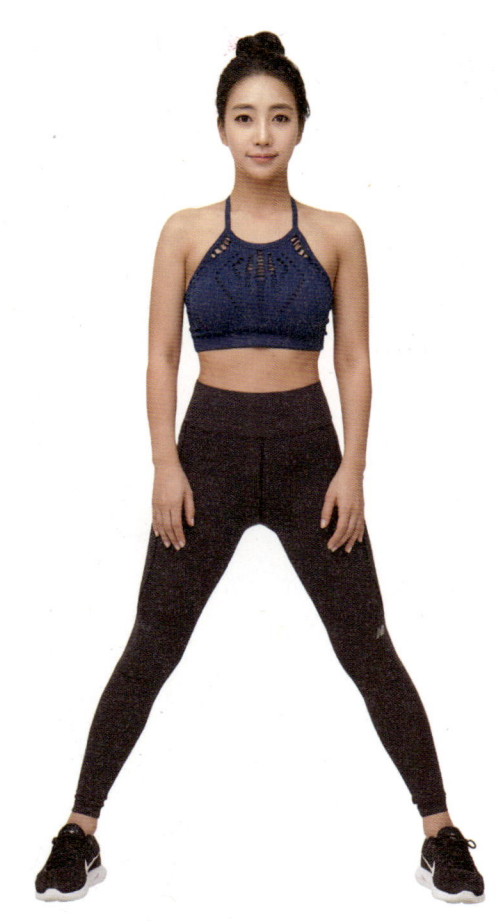

1. 양발을 어깨너비보다 넓게 벌리고, 발끝은 정면을 향하게 두고 섭니다.

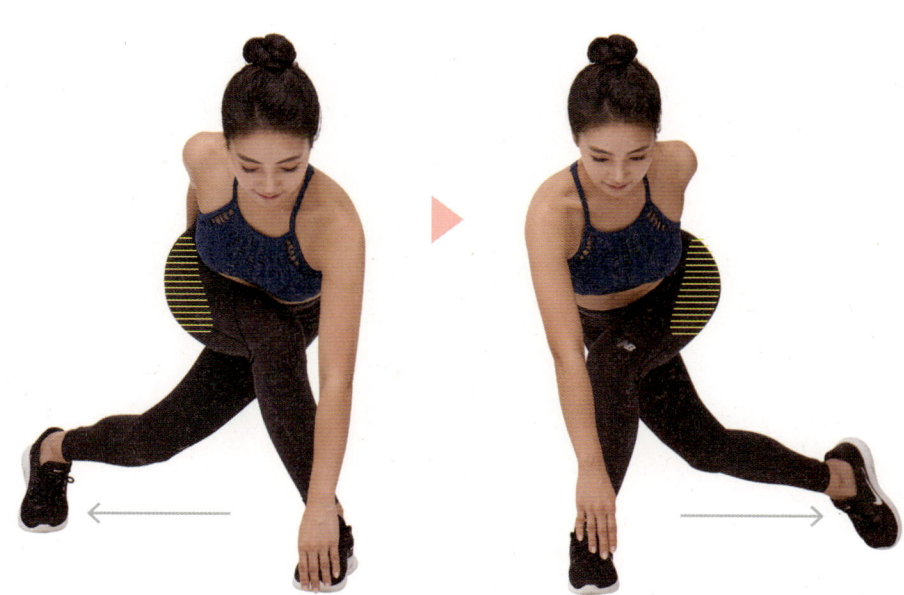

2 왼쪽 대각선 뒤로 스텝을 밟으며 이동한 뒤 앉으면서 왼쪽 손끝으로 오른쪽 발끝을 터치합니다. 오른손은 뒤로 쭉 뻗어주세요. 점프하면서 자연스럽게 반대쪽 발로 바꿔주세요.

CHECK! 발끝의 방향은 정면을 향하게 두고, 무릎이 발끝을 넘어가지 않도록 엉덩이를 뒤로 빼줍니다.

입체적인 뒤태를 완성하는
3D 엉덩이 운동

남녀노소를 불문하고 건강함의 상징인 엉덩이! 잔뜩 화가 나 있는 엉덩이를 갖고 있는 사람은 99% 건강한 사람일 겁니다. 엉덩이만큼은 누구나 운동으로 200% UP시킬 수 있습니다. 건강함의 상징이자 중력을 거스르는 입체적인 3D 엉덩이를 만들어볼까요?

Q 엉덩이가 중요한가요?

네, 너무나 중요합니다. 엉덩이가 있어 우리는 서 있을 수 있고, 걸을 수 있습니다. 구조적으로는 몸통과 다리의 중앙에 위치해 하체와 상체 간의 힘의 이동을 쉽게 할 수 있도록 도와주기도 하고요. 이 세상 모든 운동선수들의 엉덩이가 높이 올라가 있는 것만 봐도 짐작할 수 있겠죠? 물론 부부관계에서도 엉덩이의 역할이 허리보다 중요하다는 사실을 잊지마세요.

Q 이 운동들이 힙업을 하는 데 최고의 운동이 맞나요?

아니요! 제 개인적인 의견으로는 힙업에 가장 좋은 운동은 '전력질주'입니다. 우리 몸이 건강해지기 위한 생리학적 원칙 중 가장 중요한 것이 바로 '과부하의 원칙'입니다. 평소 써왔던 힘보다 더 큰 힘(=과부하)을 주면 몸의 회복력이나 건강이 더 좋아진다는 원칙입니다. 걸을 때는 뒤꿈치가 바닥에 닿을 때마다 엉덩이가 수축됩니다. 그런데 뛰면 어떻게 될까요?

엎드려 무릎 들기 ▶ 15회 × 3set

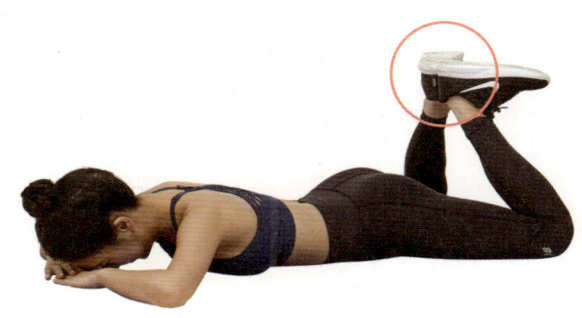

1 바닥에 엎드려 누운 뒤 무릎을 접어 발뒤꿈치끼리 붙여주세요. 발끝은 바깥쪽으로 벌려줍니다.

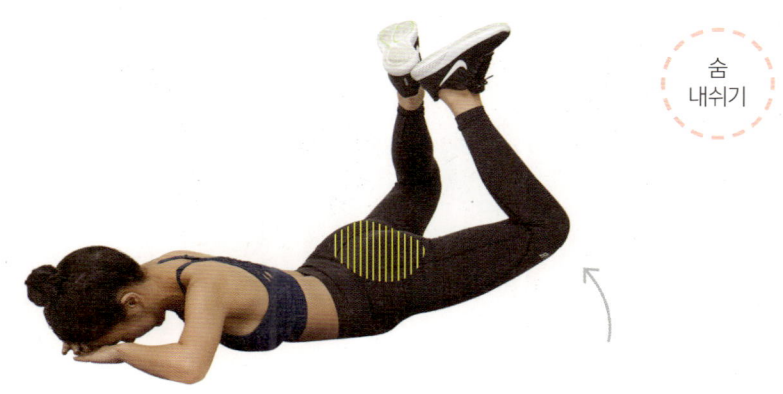

숨
내쉬기

2 발뒤꿈치가 떨어지지 않도록 주의하며 하체를 들어 올립니다. 그 상태로 3초간 버틴 다음 천천히 내려주세요.

엎드려 다리 들기 ▶ 좌우 15회 × 3set

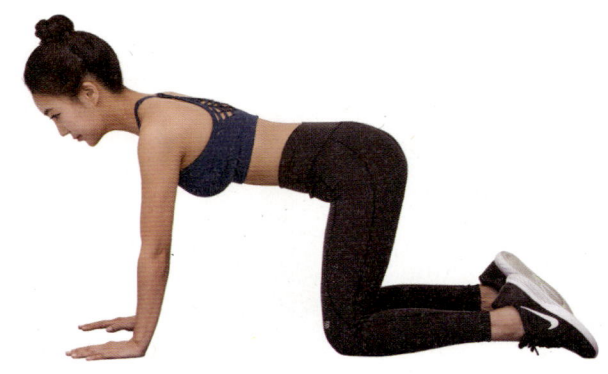

1. 양손과 무릎을 바닥에 대고 엎드립니다. 이때 손과 무릎의 간격은 골반너비로 벌려주세요.

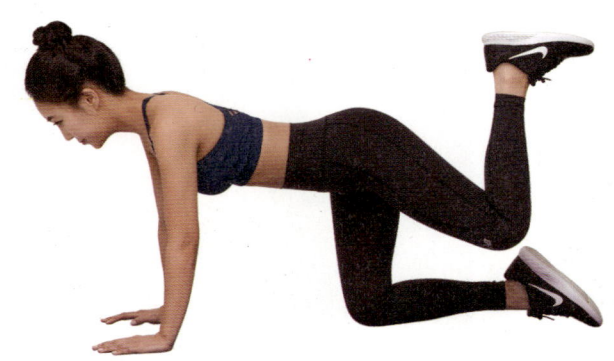

2. 한 발을 뒤로 들어 올려주세요.

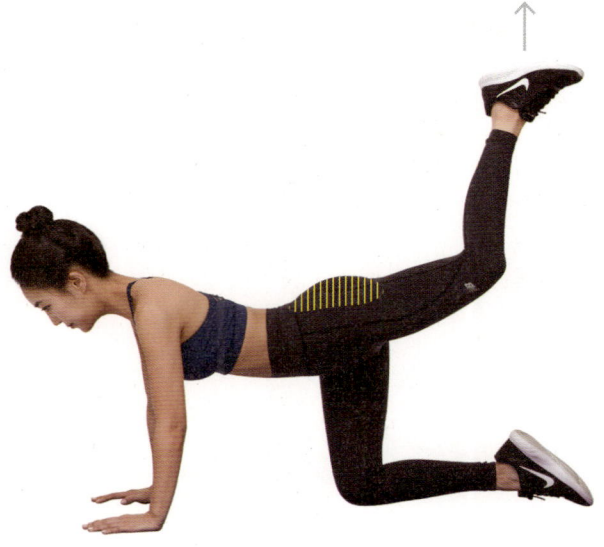

3 발끝을 당긴 채로 올렸다 내렸다 하며 엉덩이 뒤쪽 근육을 자극해주세요. 동작 내내 허리와 복부에 힘을 단단히 줘 움직일 때마다 휘청거리지 않도록 합니다.

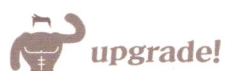 upgrade!

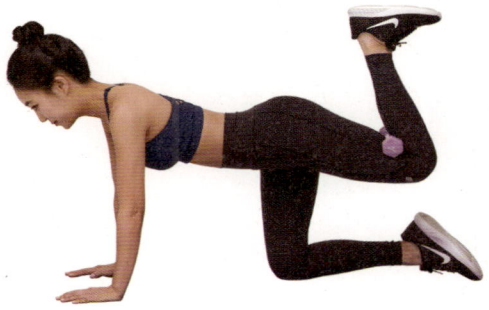

무릎 뒤쪽에 가벼운 물병 혹은 아령을 끼고 동작하면 엉덩이 근육에 더 강한 자극을 줘 효과적입니다.

뒤로 발차기 ▶ 좌우 15회 × 3set

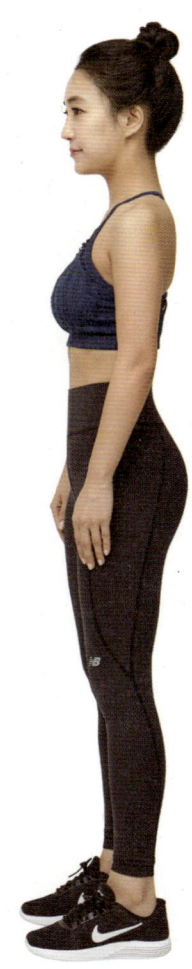

1 양발을 어깨너비로 벌리고 섭니다.
　　CHECK! 먼저 앞뒤로 충분한 공간을 확보해주세요.

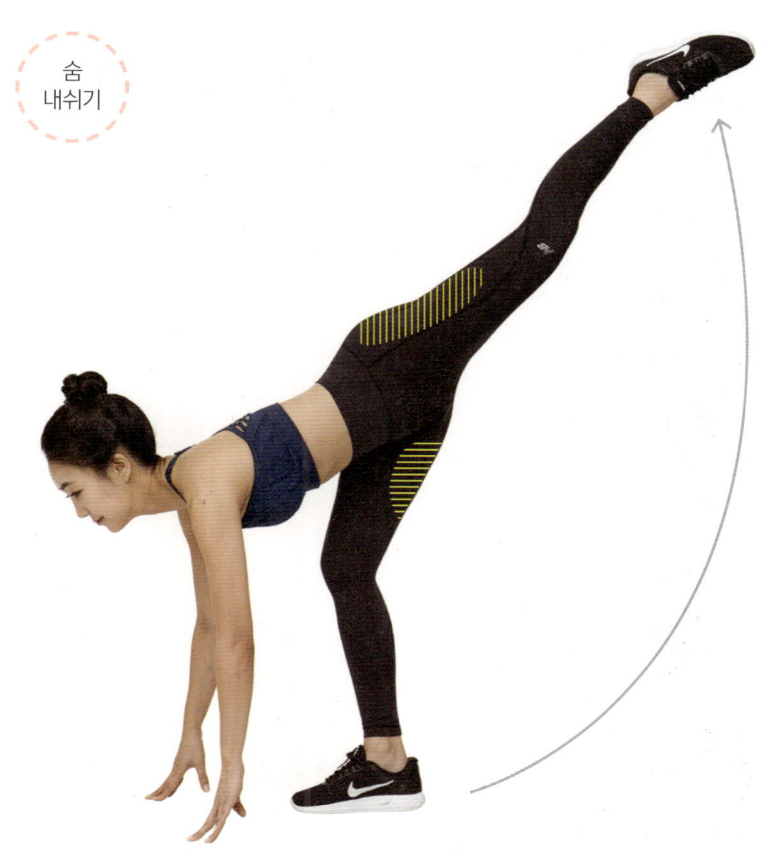

숨
내쉬기

2 한 발을 뒤로 힘차게 차면서 동시에 상체를 앞으로 숙여주세요. 허리를 편 상태로 상체를 숙이고, 양손은 바닥으로 뻗어 몸이 흔들리지 않도록 균형을 잡아주면 됩니다.

한 발 뒤로 런지 ▶ 15회 × 3set

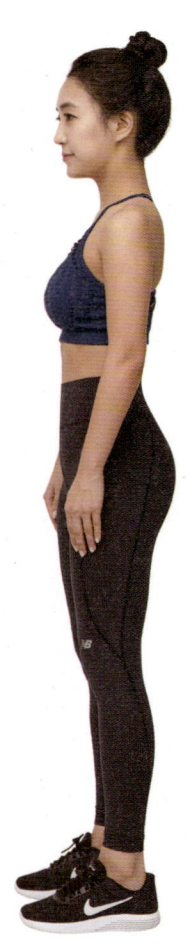

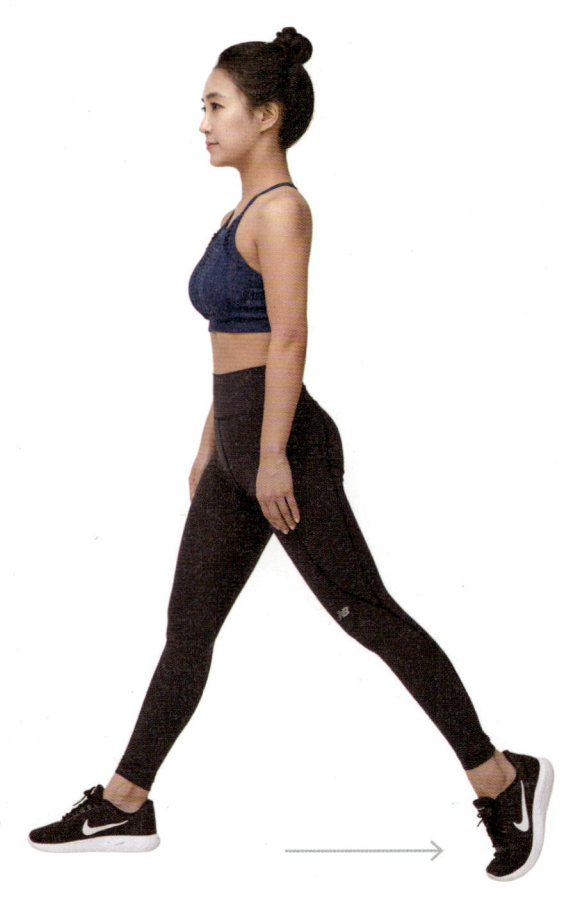

1 양발을 골반너비로 벌리고 섭니다.

2 한 발을 뒤로 크게 한 걸음 보냅니다. 앞쪽의 발은 발바닥 전체를 바닥에 붙이고, 뒤쪽의 발은 발끝으로만 서주세요.

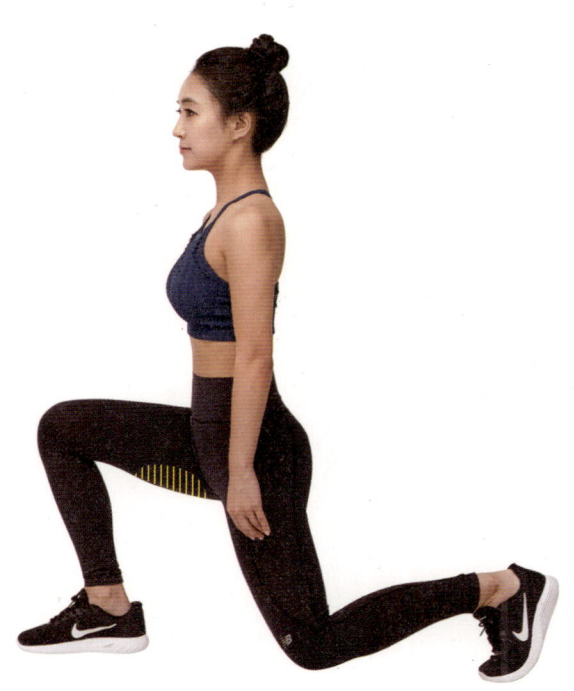

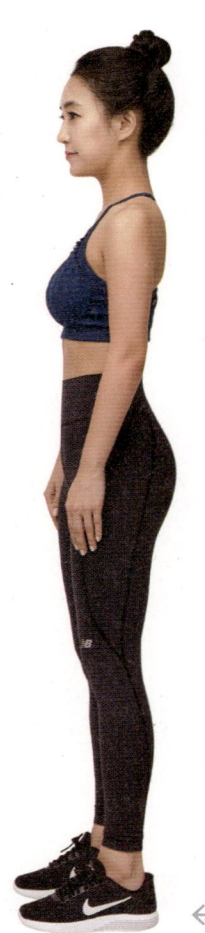

3   허리를 편 상태로 천천히 앉아주세요. 이때 앞쪽 다리의 무릎은 발끝을 넘어가지 않도록 하고, 뒤쪽 다리의 무릎은 바닥에 닿기 직전까지만 내려줍니다.

4   앞쪽 발바닥 전체의 힘으로 바닥을 밀어내며 빠르게 일어서 시작 자세로 돌아옵니다. 그다음 엉덩이 근육에 힘을 주세요.
CHECK! 뒤로 갈 때는 천천히, 설 때는 빠르게!

다리 붓기 완화에 탁월한
슬림 종아리 만들기

누구나 매끈한 종아리를 가지고 싶어 합니다. 길고 쭉 뻗은 알통이 없는 종아리를요. 조금 더 길고 매끈해 보이고 싶어 하이힐을 고집하는 분들이 많지만 하이힐을 오래 신고 있으면 오히려 종아리 알통이 심해진다는 것 알고 계신가요? 하이힐 말고 운동을 통해 건강하고 매끈한 종아리를 만들어보시죠.

Q 왜 종아리 스트레칭이 중요하다는 건가요?

사람은 직립보행을 합니다. 중력을 거스르며 살아가고 있죠. 혈액이 다리 쪽으로 내려간 뒤 다시 심장으로 잘 돌아와야 하는데, 이 과정이 원활하지 않으면 부종, 종아리 경련, 하지정맥류 등이 생길 수 있습니다. 그래서 종아리 근육이 중요합니다. 심장과 함께 혈액순환을 위한 펌프 역할을 하거든요. 종아리가 '제2의 심장'이라고 불리는 이유죠. 여기 소개된 종아리 특화 스트레칭을 꾸준히 하면 가볍고 얇은 종아리를 만들고 유지할 수 있습니다.

Q 동작을 따라 하다보니 무릎 뒤쪽이 너무 아픈데요?

특히 〈종아리 스트레칭〉과 〈가자미근 스트레칭〉을 할 때 통증을 느낀 분들이 있을 겁니다. 보통 허벅지 뒤쪽 근육이 짧아져 있는 경우입니다. 통증이 상당히 심하게 느껴지죠. 동작이 힘들면 처음부터 무릎을 쭉쭉 펴려고 하지 말고 조금 구부리고 천천히 호흡을 내쉬면서 조금씩 펴려고 노력해보세요. 하루, 이틀 지나다 보면 통증 없이 종아리를 쭉쭉 펴며 운동하고 있는 본인의 모습을 보게 될 겁니다.

종아리 스트레칭 ▶ 좌우 20회 × 3set

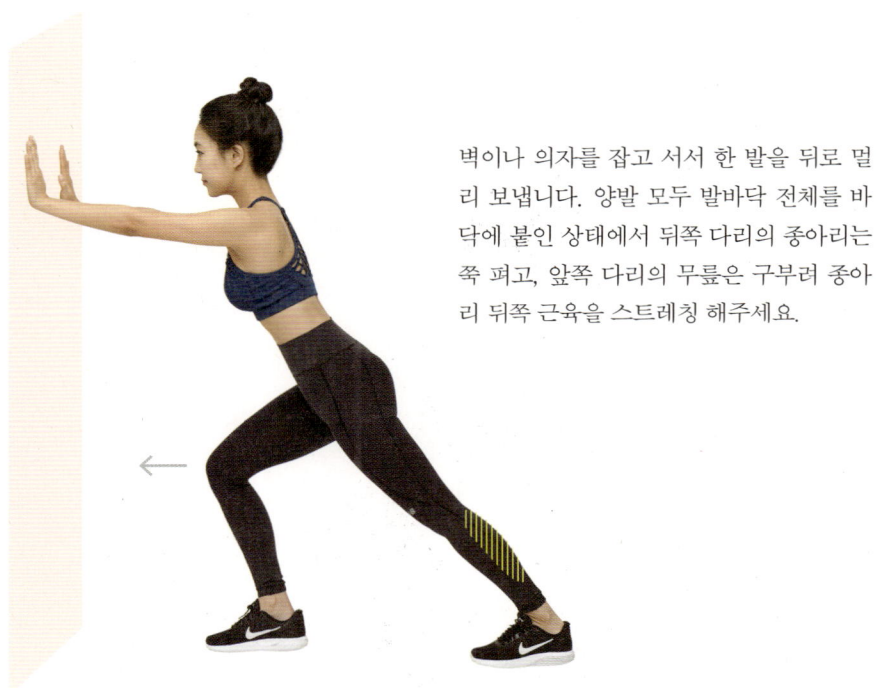

벽이나 의자를 잡고 서서 한 발을 뒤로 멀리 보냅니다. 양발 모두 발바닥 전체를 바닥에 붙인 상태에서 뒤쪽 다리의 종아리는 쭉 펴고, 앞쪽 다리의 무릎은 구부려 종아리 뒤쪽 근육을 스트레칭 해주세요.

: 발목 굽힘 기준 셀프 테스트

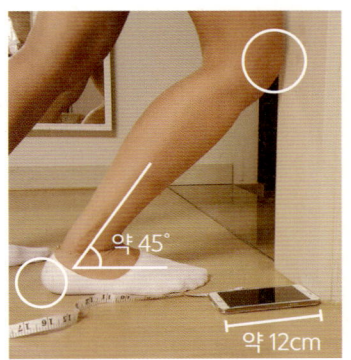

SFMA(기능적 움직임에 대한 평가)의 지침에 의해 정상적인 발목의 굽힘 정도를 알아보는 방법입니다. 벽에서 12cm 떨어진 곳에 서서 무릎을 벽 쪽으로 밀어 벽에 무릎이 닿는지 확인해보세요. 닿는다면 발목이 약 45도 굽혀진다는 것이고, 배측굴곡(발목의 굽힘)이 '정상'이라고 할 수 있습니다. 무릎이 벽에 닿지 않는다면 평소 걸을 때에도 오르막을 오를 때와 같은 수준으로 종아리 근육을 사용한다는 것입니다. '근육형 종아리(=알다리)'라고 할 수 있죠. 〈슬림 종아리 만들기〉 속 운동으로 해결되니 꾸준히 운동하세요.

가자미근 스트레칭   ▶ 좌우 20회 × 3set

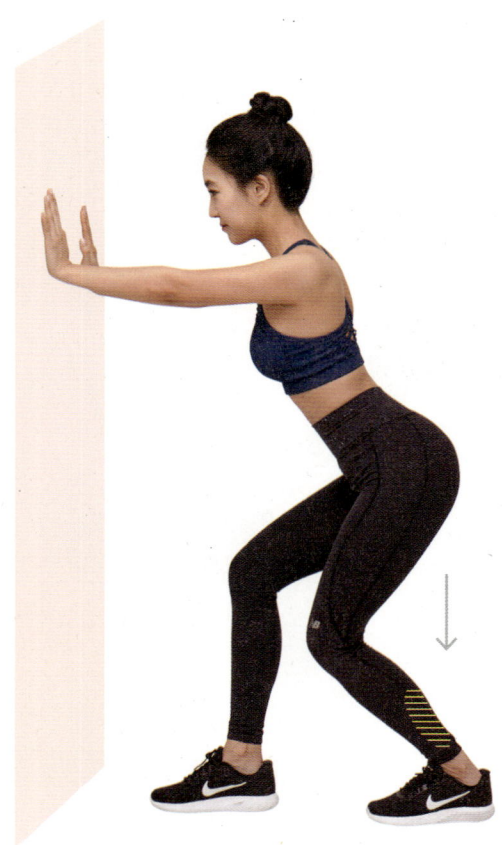

벽이나 의자를 잡고 서서 한 발을 뒤로 반걸음 정도 보냅니다. 양발 모두 발바닥 전체를 바닥에 붙인 상태에서 무릎을 구부려 살짝 앉아주세요.

다운독 워킹 ▶ 15회 × 3set

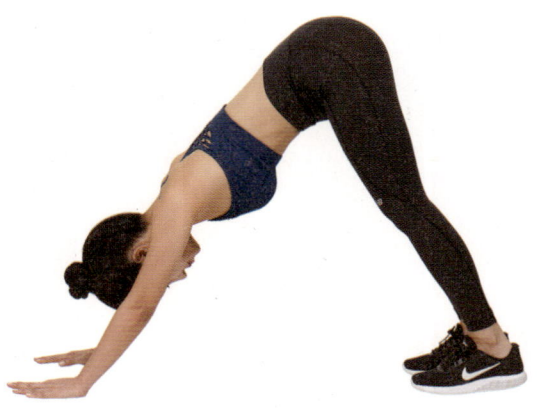

1. 바닥에 엎드려 양발과 양손은 어깨너비 간격으로 벌립니다. 이때 허리를 편 상태로 엉덩이를 최대한 높이 들어 올려 몸을 'ㅅ' 형태로 만들어주세요.

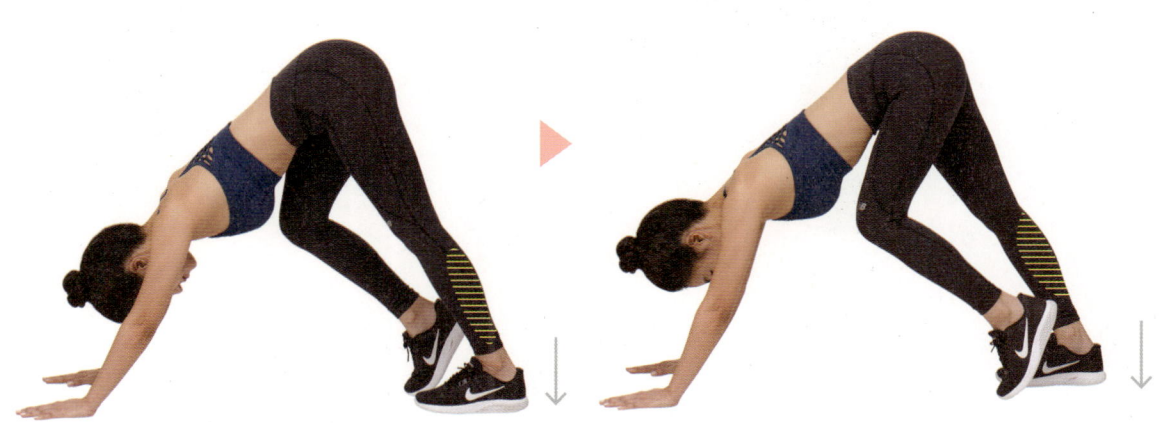

2. 바닥에서 발을 떼지 않은 상태로 뒤꿈치만 들어 제자리걸음을 걷습니다. 걸을 때 바닥에 붙은 다리의 종아리는 쭉 펴고, 발바닥 전체를 바닥에 꾹 붙여주세요.

손 짚고 다리 펴기 ▶ 15회 × 3set

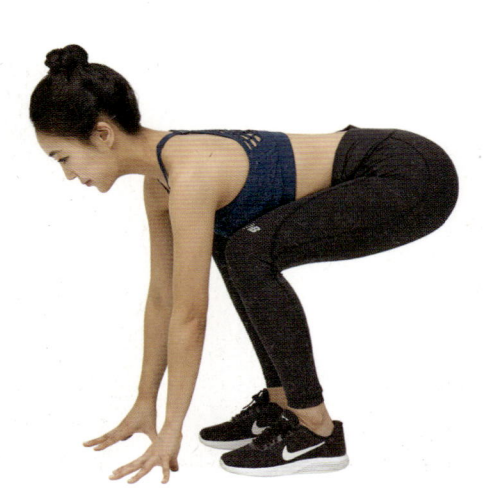

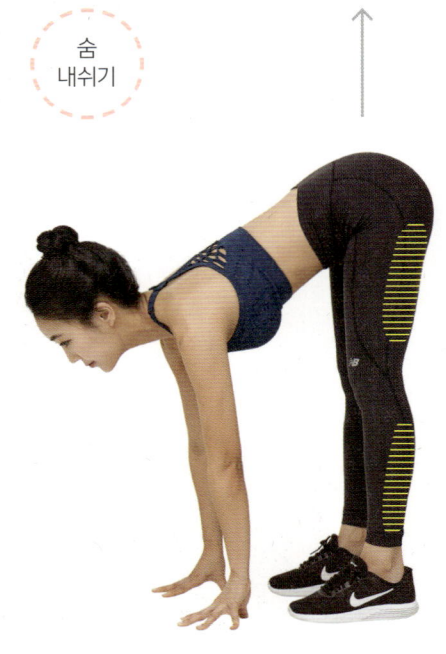

숨 내쉬기

1. 양발을 어깨너비 간격으로 벌리고 서서 상체를 숙여 손끝으로 바닥을 짚어주세요. 허리는 쭉 펴고 있는 상태여야 하며, 엉덩이를 뒤로 쭉 뺀다는 느낌으로 몸을 숙입니다.

2. 손끝이 바닥에 닿은 상태로 구부렸던 무릎을 쭉 펴주세요. 동작 내내 허리는 편 상태를 유지합니다.

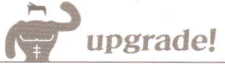 **upgrade!**

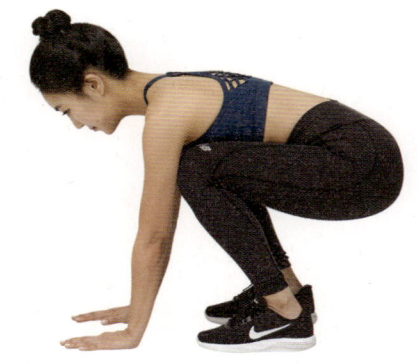

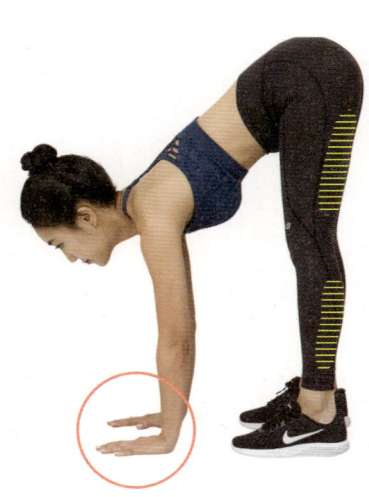

동작이 익숙해지면 손바닥 전체를 바닥에 붙이고 동작하세요.

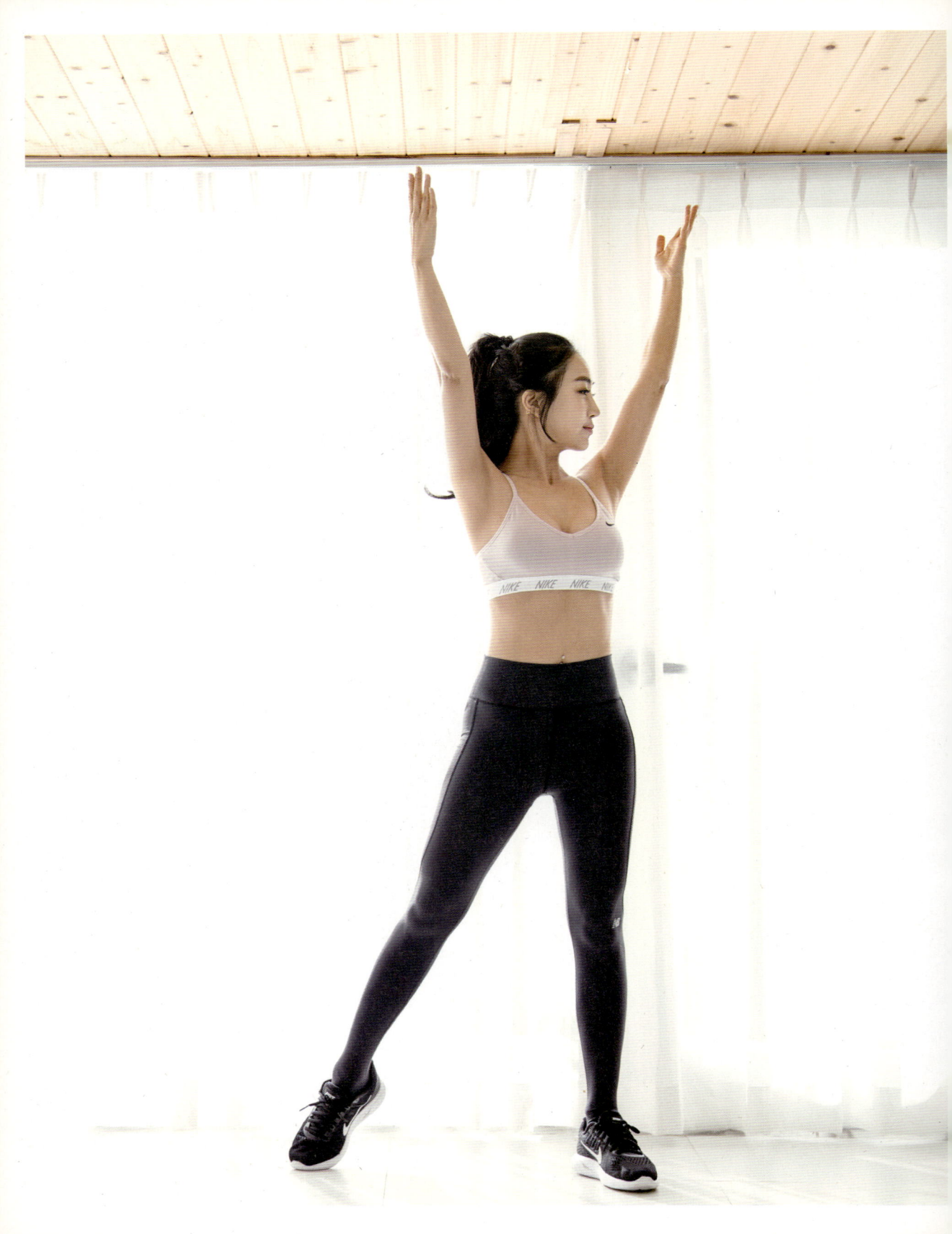

유 / 산 / 소 + 전 / 신

기초 체력 향상을 위한 **매일 전신 운동**

층간 소음 걱정 없이 전신 지방 태우는 **유산소 운동**

기초 체력 향상을 위한
매일 전신 운동

육아는 첫째도 체력, 둘째도 체력입니다. 기초 체력이 반드시 필요하죠. 그런데 자신의 기초 체력이 어느 정도인지는 평소엔 알기 어렵습니다. 면역력이 급격히 떨어지거나 임신과 출산 등 체력 소모가 심한 상황에 처해야 '아, 내 기초 체력이 많이 부족했구나!' 깨닫죠. 한 번에 훌쩍 끌어올리기는 어렵습니다. 매일 틈날 때마다 꾸준히 운동해야 체력이 길러지고 육아에도 도움이 됩니다.

Q 알려주신 대로 운동을 했는데 무릎에 부담이 갑니다.
아직은 정확한 자세로 운동을 하더라도 관절에 부담을 줄 수 있는 시기입니다. 알려드린 4가지 운동 모두 무릎을 굽혔다 펴는 동작이 있습니다. 무릎에 부담이 된다면 조금 덜 앉아 운동을 하고 그래도 부담이 된다면 골반 교정(p.43) 파트로 돌아가 좀 더 기초 체력을 회복하고 돌아와 운동하길 바랍니다.

Q 너무 쿵쿵대는데 뒤꿈치를 들고 운동해도 될까요?
유독 첫 번째 운동이 쿵쿵거리게 됩니다. 하지만 소음 때문에 뒤꿈치를 들면 발목 관절에 부담이 되고, 종아리알도 많이 생깁니다. 다른 건 문제되지 않고 소음이 걱정이라면 자는 시간대를 피한다거나 쿠션이 있는 매트 위에서 운동하는 것을 추천합니다.

다리 벌리고 앉아 바닥 터치 ▶ 좌우 15회 × 3set

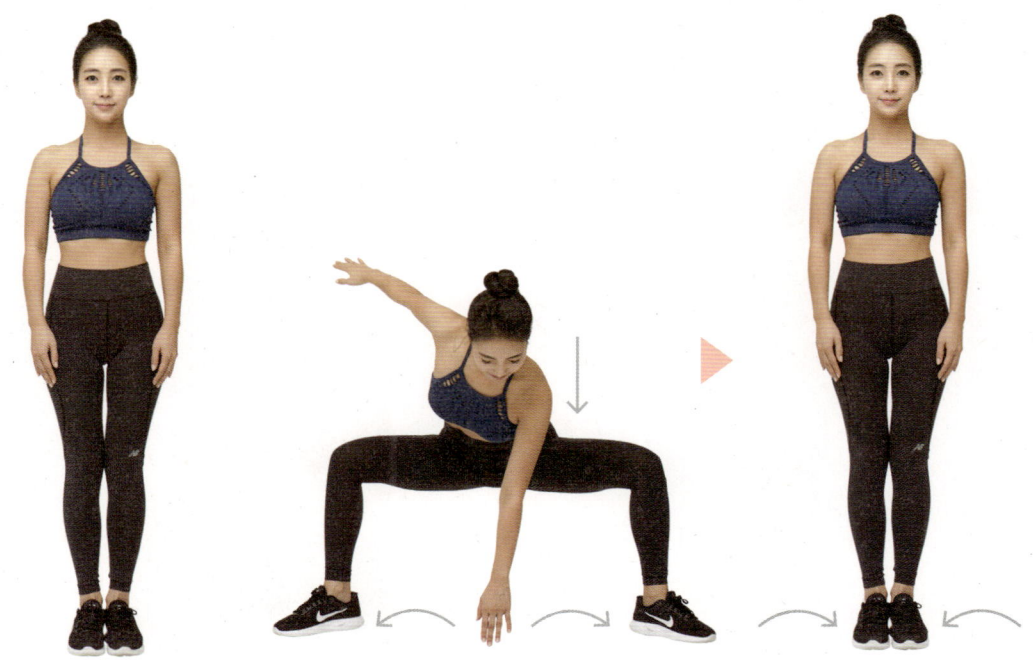

1 양발을 붙이고 섭니다.

2 점프해 양발을 넓게 벌리고 앉으며 동시에 한쪽 손끝으로 가운데 바닥을 터치합니다. 반대쪽 손은 등 뒤로 쭉 뻗어주세요. 다시 점프해서 양발을 붙이고 섭니다.

CHECK! 앉았을 때는 허리를 편 상태를 유지하고, 발끝과 무릎은 바깥쪽을 향하게끔 벌려주세요.

런지 & 킥 ▶ 좌우 10회 × 3set

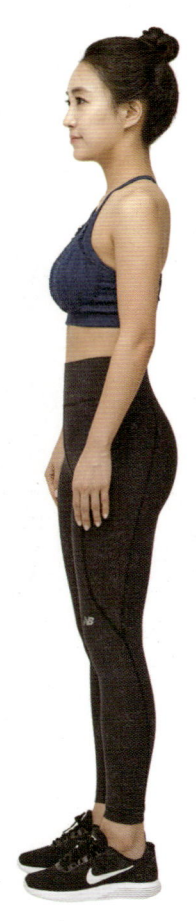

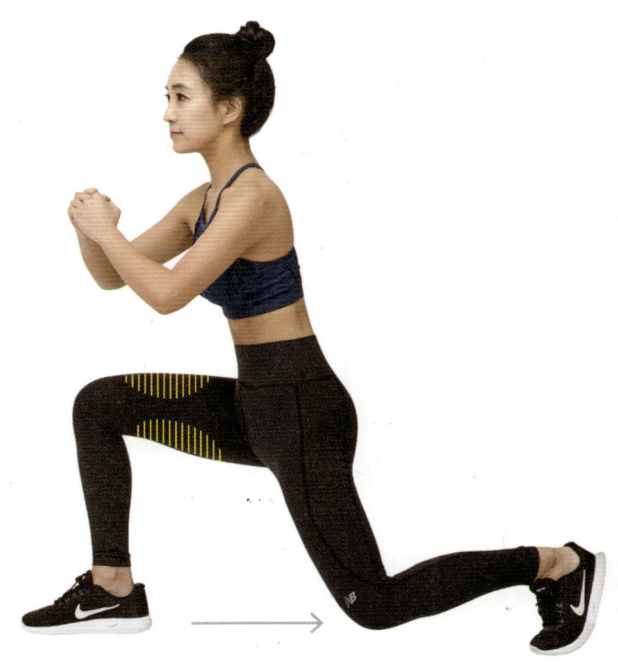

1. 양발을 어깨너비로 벌리고 섭니다.

2. 한 발을 뒤로 멀리 보내며 런지 자세로 앉습니다. 체중은 앞쪽 발뒤꿈치에 실어주고 뒤쪽 다리의 무릎이 바닥에 닿기 직전까지만 앉아주세요.

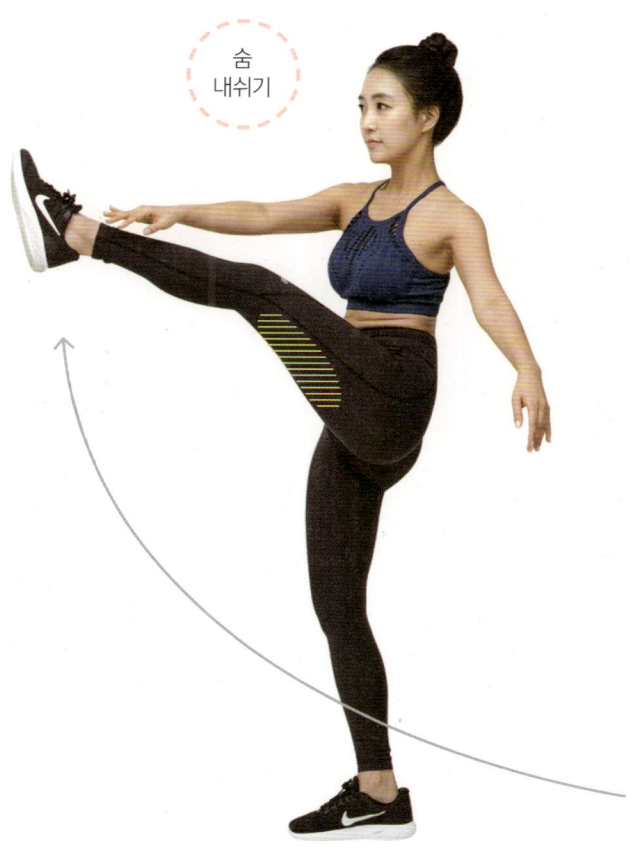

숨
내쉬기

3 앞쪽 발뒤꿈치를 바닥으로 밀어 힘차게 일어섭니다. 동시에 뒤쪽에 있던 다리를 앞으로 높이 힘껏 차고, 반대쪽 손끝으로 정강이를 터치합니다. 바닥에서 버티는 다리에 힘을 단단히 주고 지탱해야 넘어지지 않으니 주의하세요.

앉았다 일어나며 상체 돌리기 ▶ 좌우 10회 × 3set

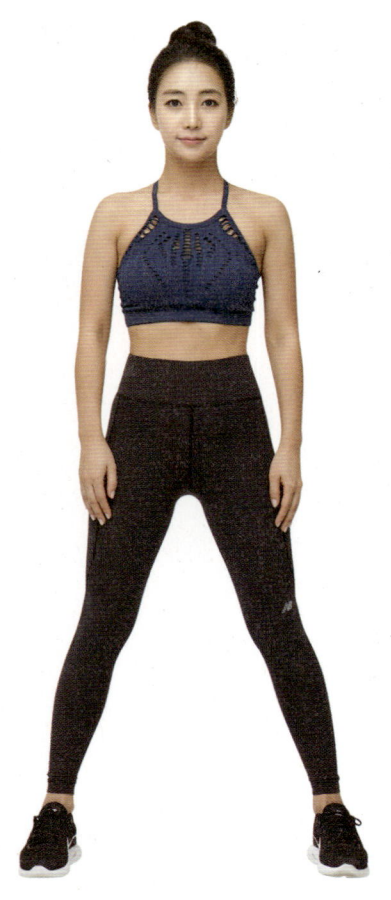

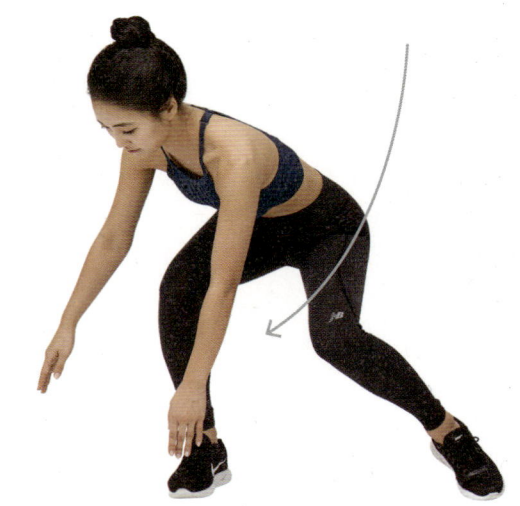

1 양발을 어깨너비보다 넓게 벌리고 섭니다.

2 다리를 살짝 구부려 앉으며 몸을 오른쪽으로 기울이듯 숙여주세요. 허리를 편 상태를 유지하고, 오른쪽 다리에 체중을 실어줍니다. 동시에 양손은 오른쪽 대각선 아래 방향으로 쭉 뻗어주세요.

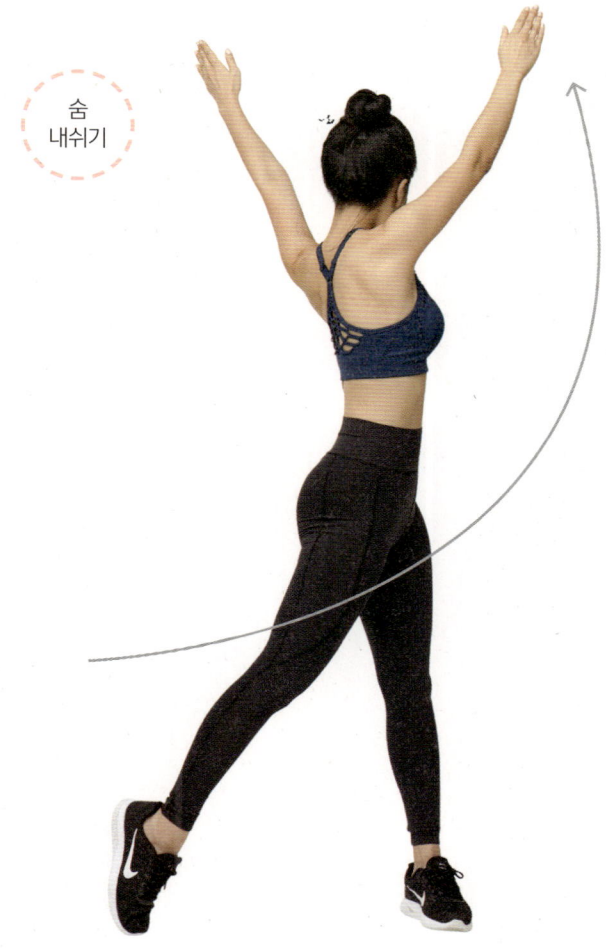

숨
내쉬기

3 체중을 왼발로 이동시키면서 일어남과 동시에 몸통과 양손을 그대로 왼쪽으로 돌려 뻗어주세요. 동작 내내 양발은 바닥에 붙어 있어야 합니다.

CHECK! 체중은 몸통이 돌아가는 방향의 다리에 100% 실어주세요.

스쿼트 옆으로 이동하기 ▶ 좌우 10회 × 3set

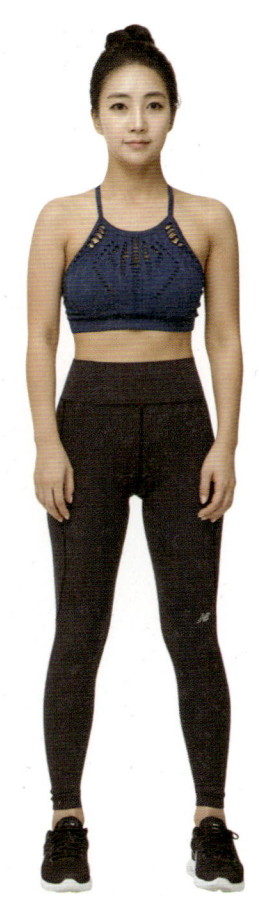

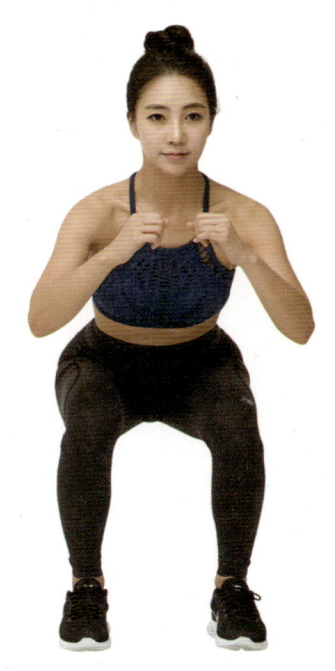

1. 양발을 어깨너비로 벌리고 섭니다.

2. 허리를 편 채 엉덩이를 뒤로 빼면서 스쿼트 자세로 앉아주세요.

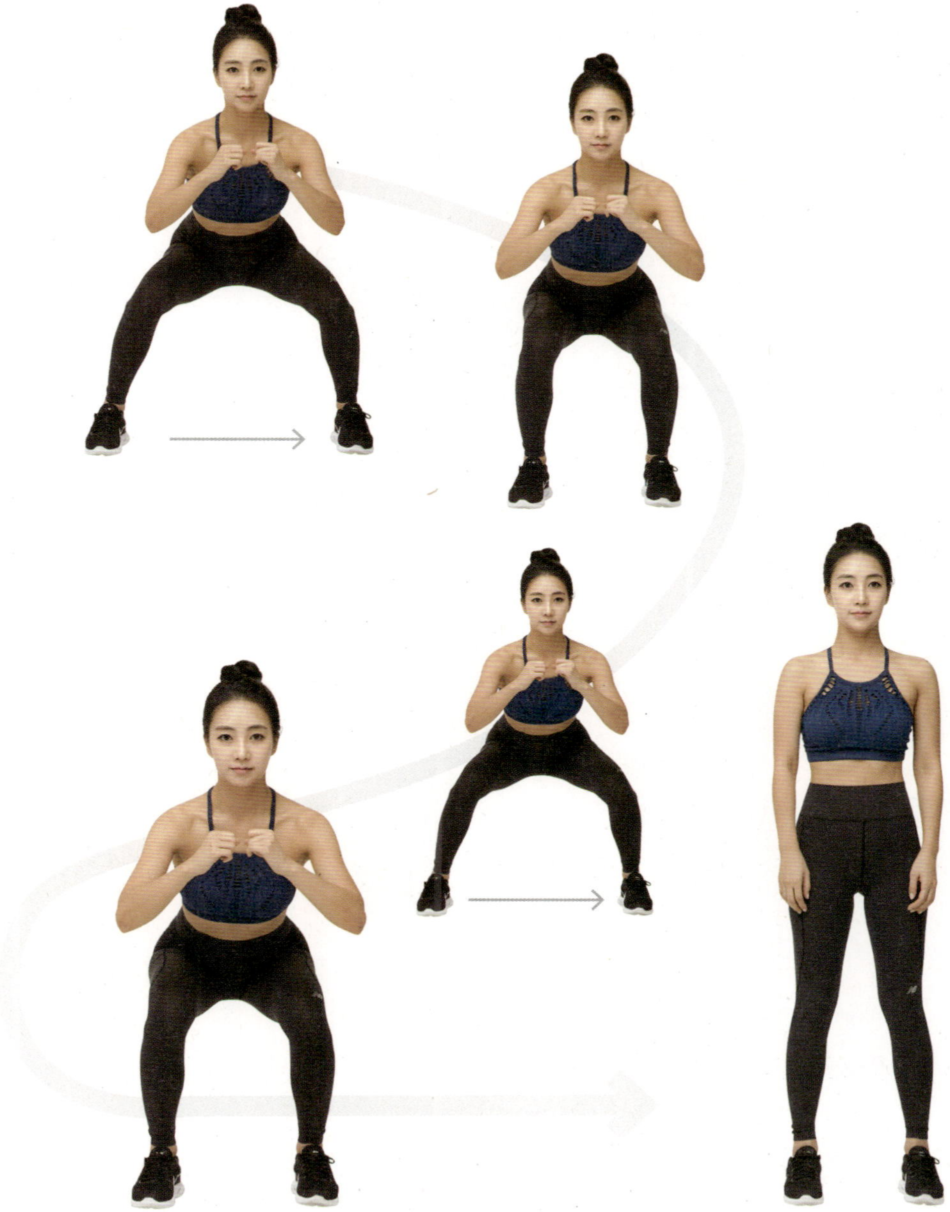

3 그 상태를 유지하며 다섯 걸음 옆으로 이동합니다.

CHECK! 이동 중에는 무릎을 펴 일어나지 않도록 합니다.

4 앉은 상태를 유지하면서 반대로 다섯 걸음 옆으로 이동해 제자리로 돌아간 뒤 일어섭니다.

층간 소음 걱정 없이 전신 지방 태우는
유산소 운동

다이어트를 결심하면 헬스장부터 알아봅니다. 헬스장까지 왔다 갔다 하고 운동하는 시간, 씻고 정리하는 시간까지 합치면 족히 2시간이 걸립니다. 그 시간 동안 아이를 맡아줄 곳이 마땅치 않아 운동을 포기하는 분들이 많습니다. 하지만 운동을 꼭 헬스장에서 해야 하나요? 홈트로도 충분합니다.

Q 손목에 부담이 많이 갑니다.

층간 소음 걱정 없는 유산소 운동들로 구성하다보니 손목에 부담이 될 수 있는 운동들이 많습니다. 운동 전 반드시 손목 스트레칭(p.229)을 충분히 하고 시작하세요.

Q 하루 하고 나니 온몸이 근육통입니다. 유산소 운동 맞나요?

같은 운동이라도 체력 수준에 따라 유산소 운동이 될 수도 있고 근력 운동이 될 수도 있습니다. 지금은 근력 운동 같지만 열심히 하다 보면 산소 운반 능력과 미토콘드리아 수, 효소 분비와 반응이 점점 좋아져 살이 잘 빠지는 유산소 운동으로 바뀌게 됩니다. 육아에 필요한 전반적인 체력도 좋아지고요.

마운틴 클라이머 ▶ 10회 × 3set

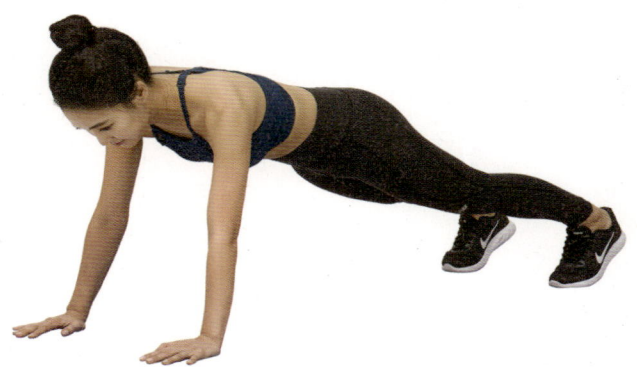

1   바닥에 엎드려 양발과 양손은 어깨너비 간격으로 벌립니다. 엉덩이가 높이 솟지 않도록 복부에 힘을 단단히 주고 동작합니다.

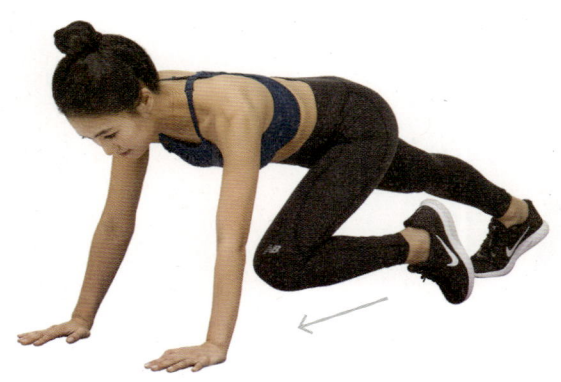

2   무릎을 팔꿈치 방향으로 좌우 번갈아 당겨주세요. 산을 오르듯이 한 발 한 발 앞으로 당겼다가 원위치 합니다.

CHECK! 엉덩이가 높이 올라가게 되면 복부의 긴장감이 떨어지므로 엉덩이가 바닥과 평행하도록 주의하며 동작을 실시합니다.

스쿼트 비틀기 ▶ 10회 × 3set

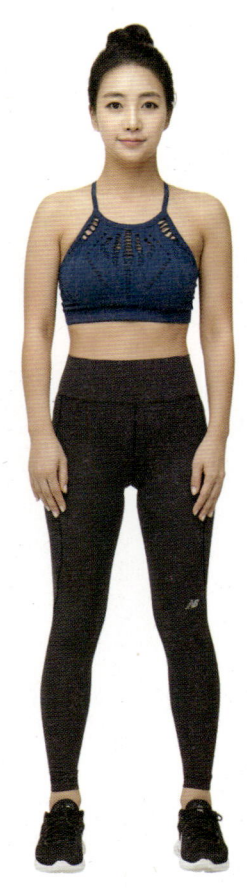

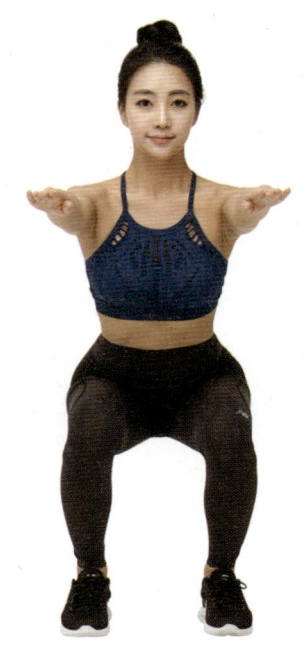

1. 양발을 어깨너비로 벌리고 섭니다.

2. 허리를 편 채 엉덩이를 뒤로 빼면서 스쿼트 자세로 앉아주세요. 양손은 앞으로 쭉 뻗어주세요.

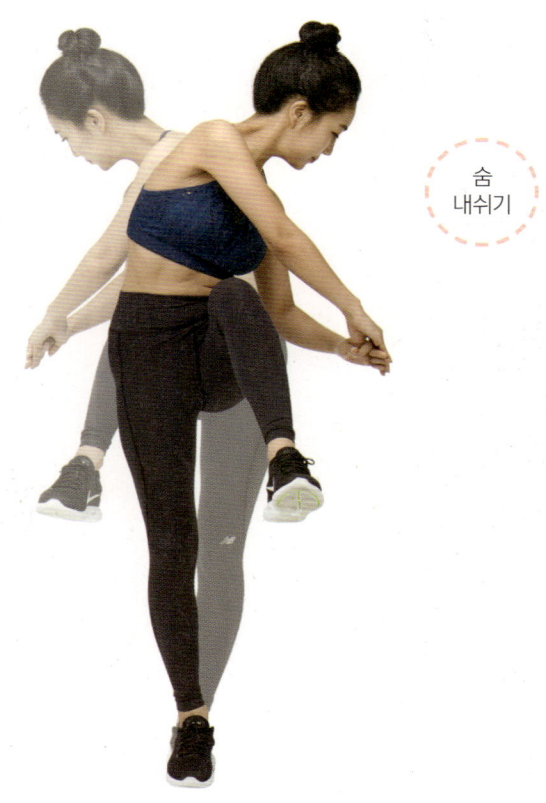

숨
내쉬기

3 힘차게 일어나면서 한쪽 다리의 무릎을 대각선 방향으로 당겨 올립니다. 동시에 양손은 반대쪽 방향으로 보내 상체를 비틀어주세요. 좌우 번갈아 가며 실시합니다.

콰이엇 버피 ▶ 15회 × 3set

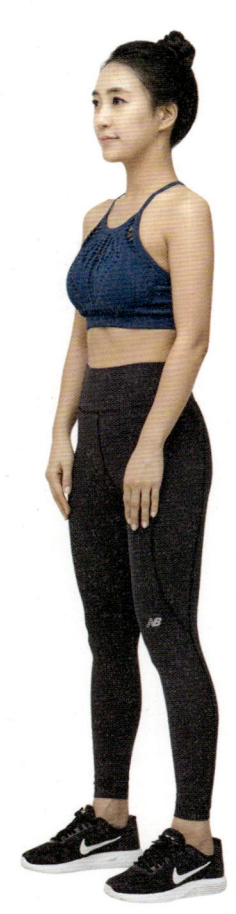

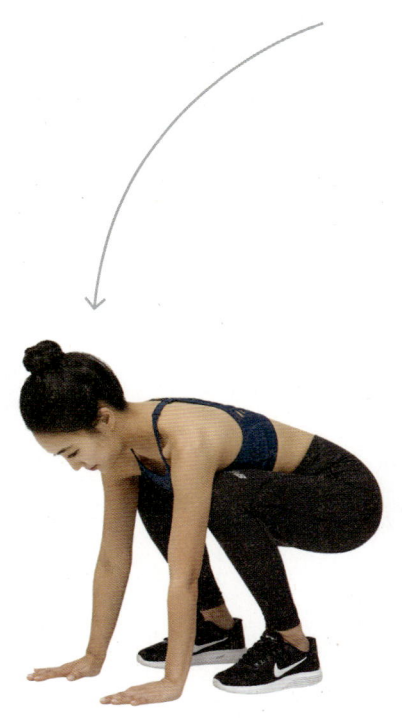

1. 양발을 어깨너비로 벌리고 섭니다.

2. 양쪽 손바닥을 바닥에 대고 앉아주세요.
   허리는 편 상태를 유지하도록 노력합니다.

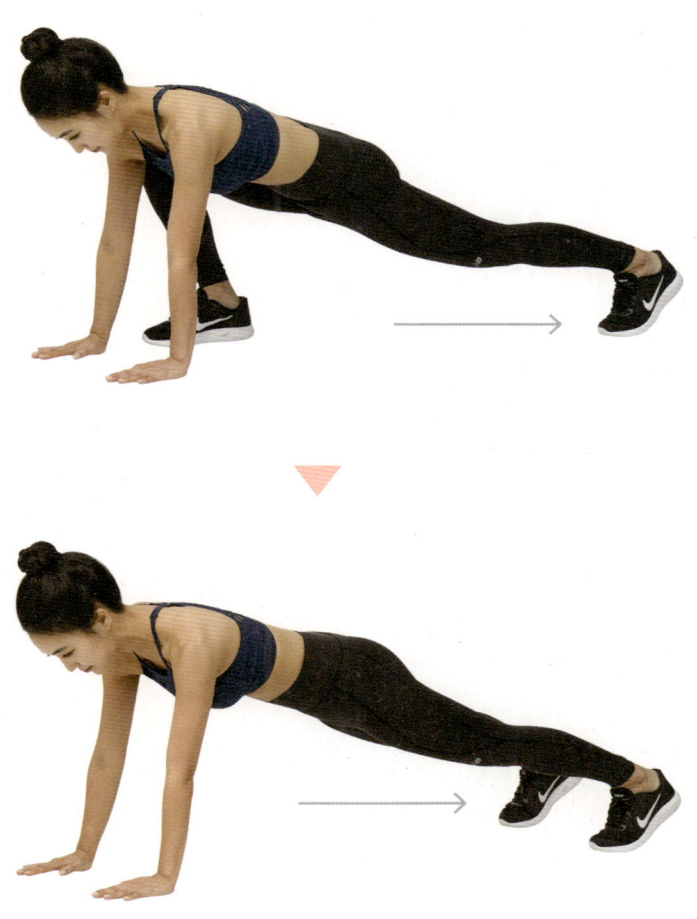

3 왼발, 오른발 순으로 뒤로 쭉 뻗어 플랭크 자세를 취해주세요.
CHECK! 복부에 힘을 줘 자세가 흐트러지지 않도록 주의합니다.

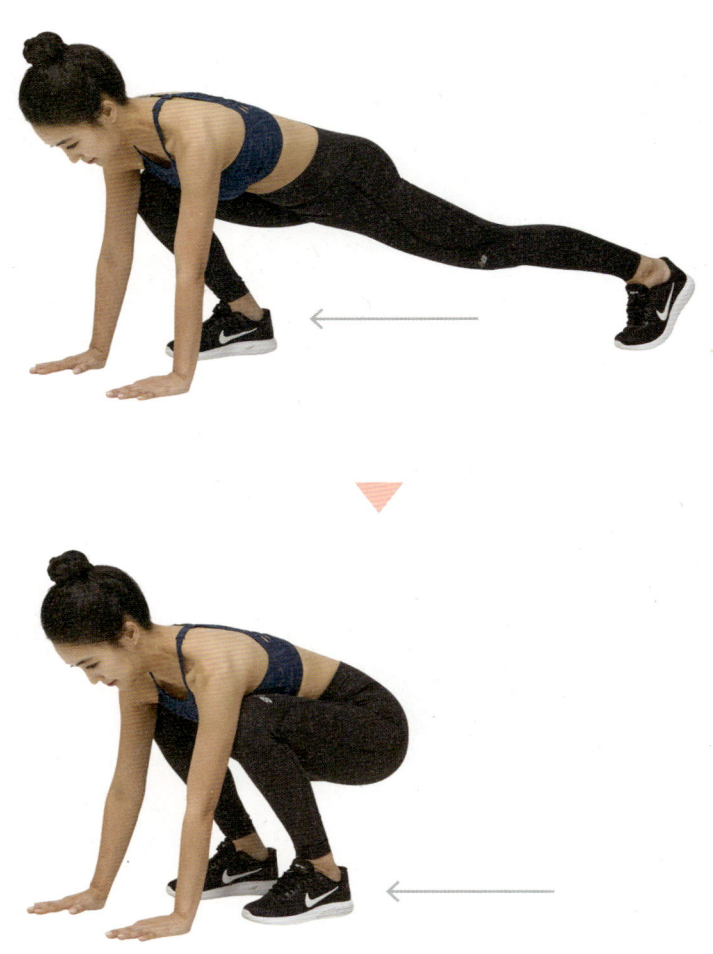

4 오른발, 왼발 순으로 크게 한 걸음씩 앞으로 당겨 와 2번 자세로 돌아옵니다.

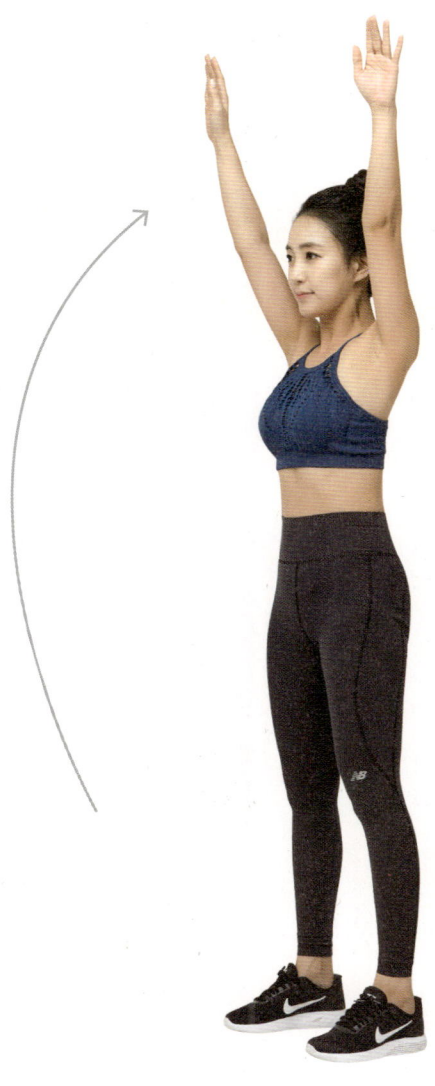

5 한 번에 일어나면서 양손을 하늘로 쭉 뻗어주세요.

암 워킹 트위스트 킥 ▶ 10회 × 3set

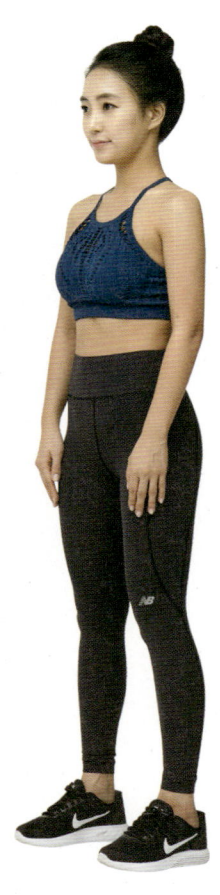

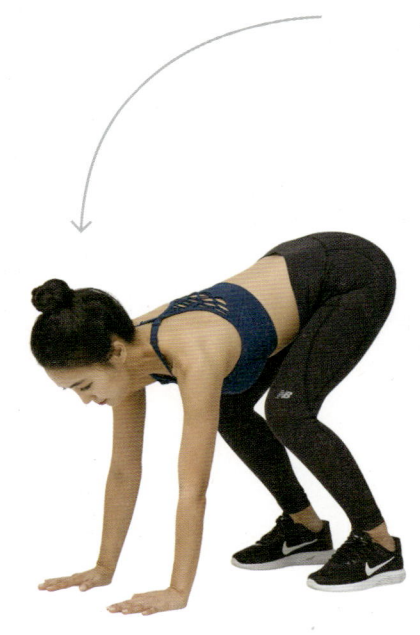

1 양발을 어깨너비로 벌리고 섭니다.

2 상체를 앞으로 숙여 양쪽 손바닥을 바닥에 댑니다. 허리는 편 상태를 유지하고, 무릎은 구부려도 괜찮습니다.

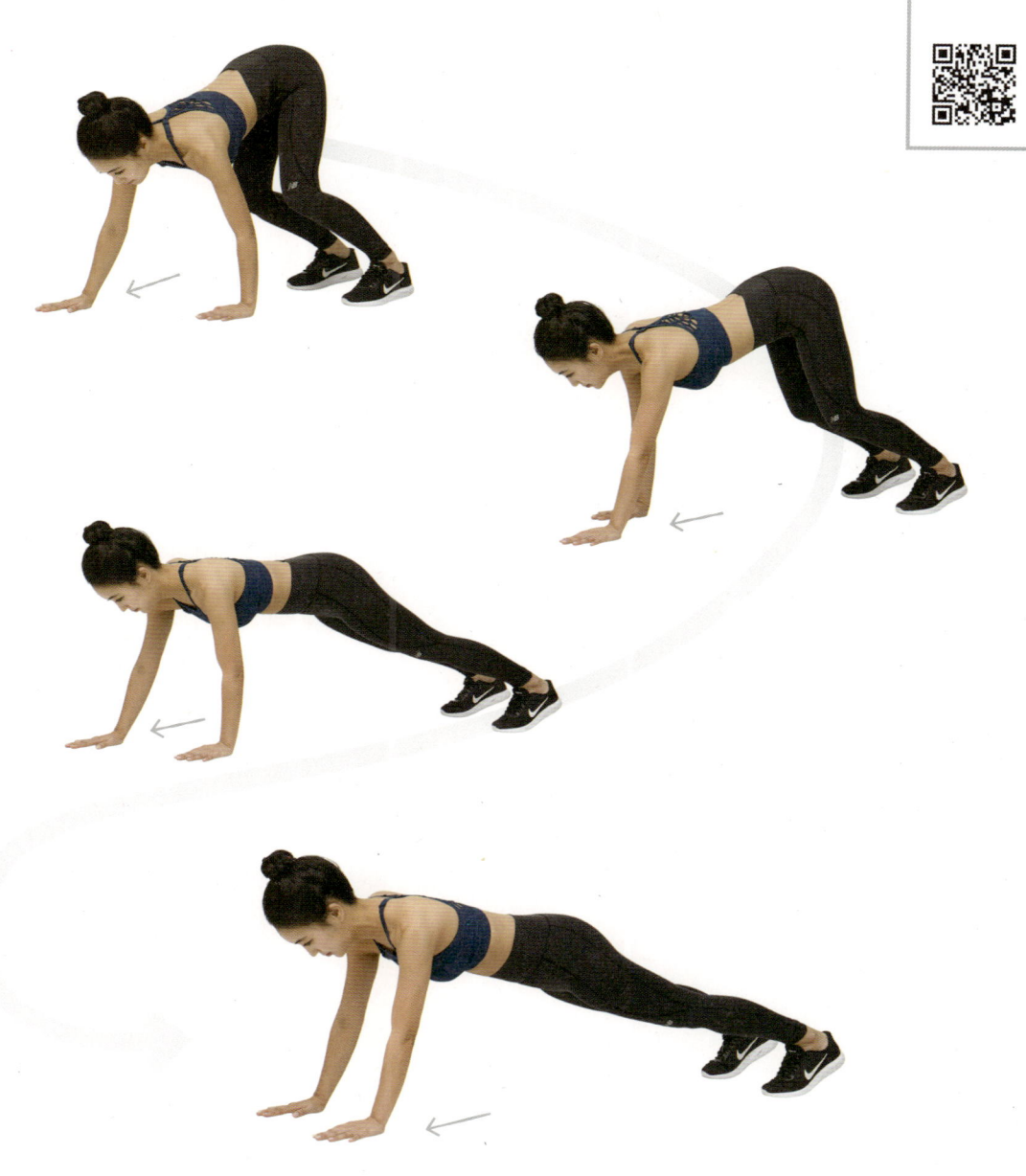

3 손바닥으로 한 걸음씩 앞으로 걸어갑니다. 몸통이 쭉 펴질 때까지 앞으로 걸어가면 됩니다. 완성 자세에서는 엉덩이가 높이 솟지 않도록 합니다.

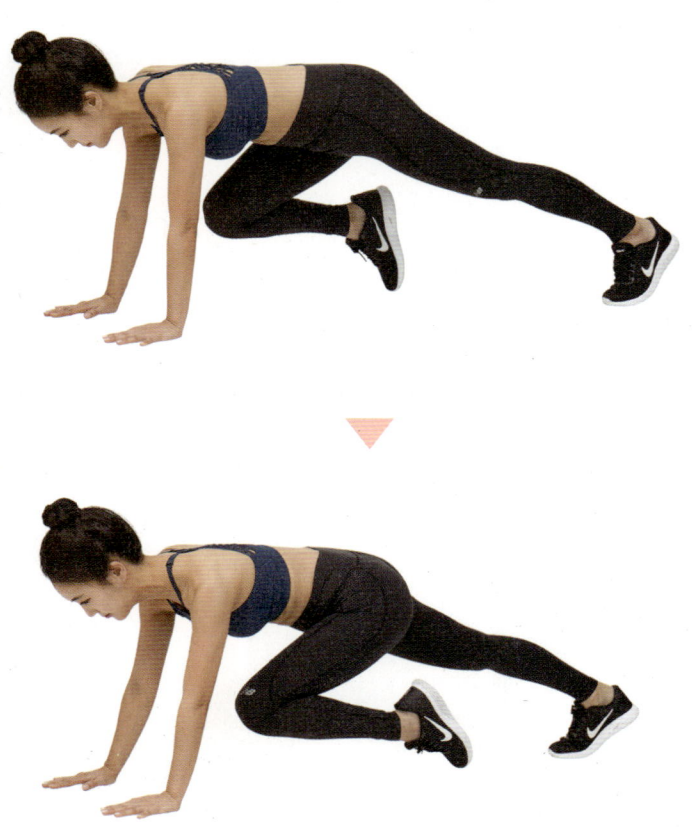

4 한 발씩 번갈아 무릎을 대각선 방향으로 당겼다가 원위치 합니다. 동작 내내 복부에 단단하게 힘을 주고 진행해야 합니다. 무릎을 당길 때 엉덩이가 높이 솟아오르지 않도록 주의하세요.

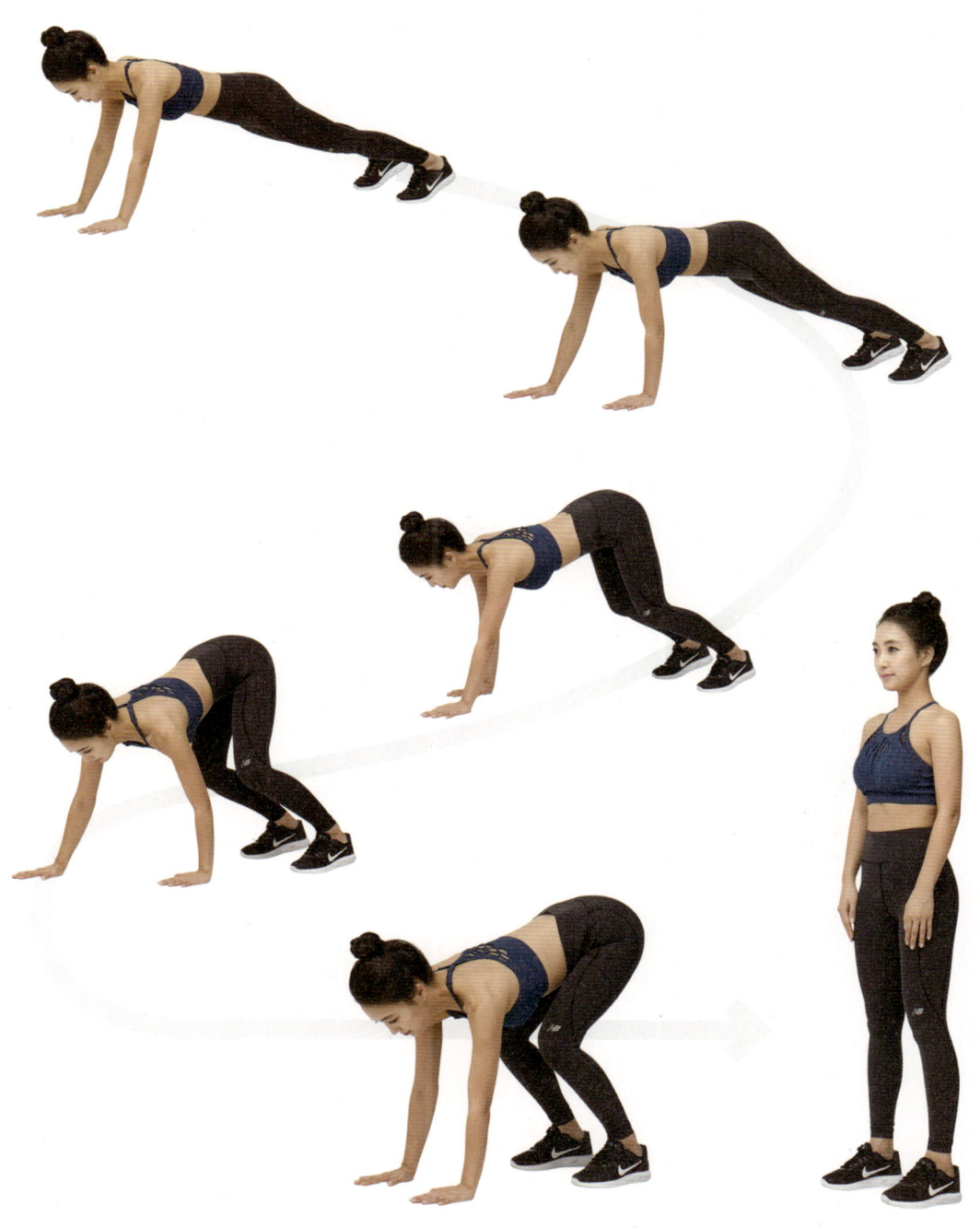

5 손으로 걸어서 **2**번 자세로 돌아온 뒤 천천히 상체를 일으킵니다.

PART   3

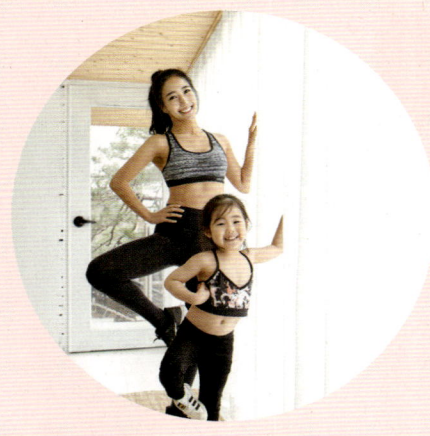

출산 후 통증 잡는
산후홈트 119

아프면 오세요

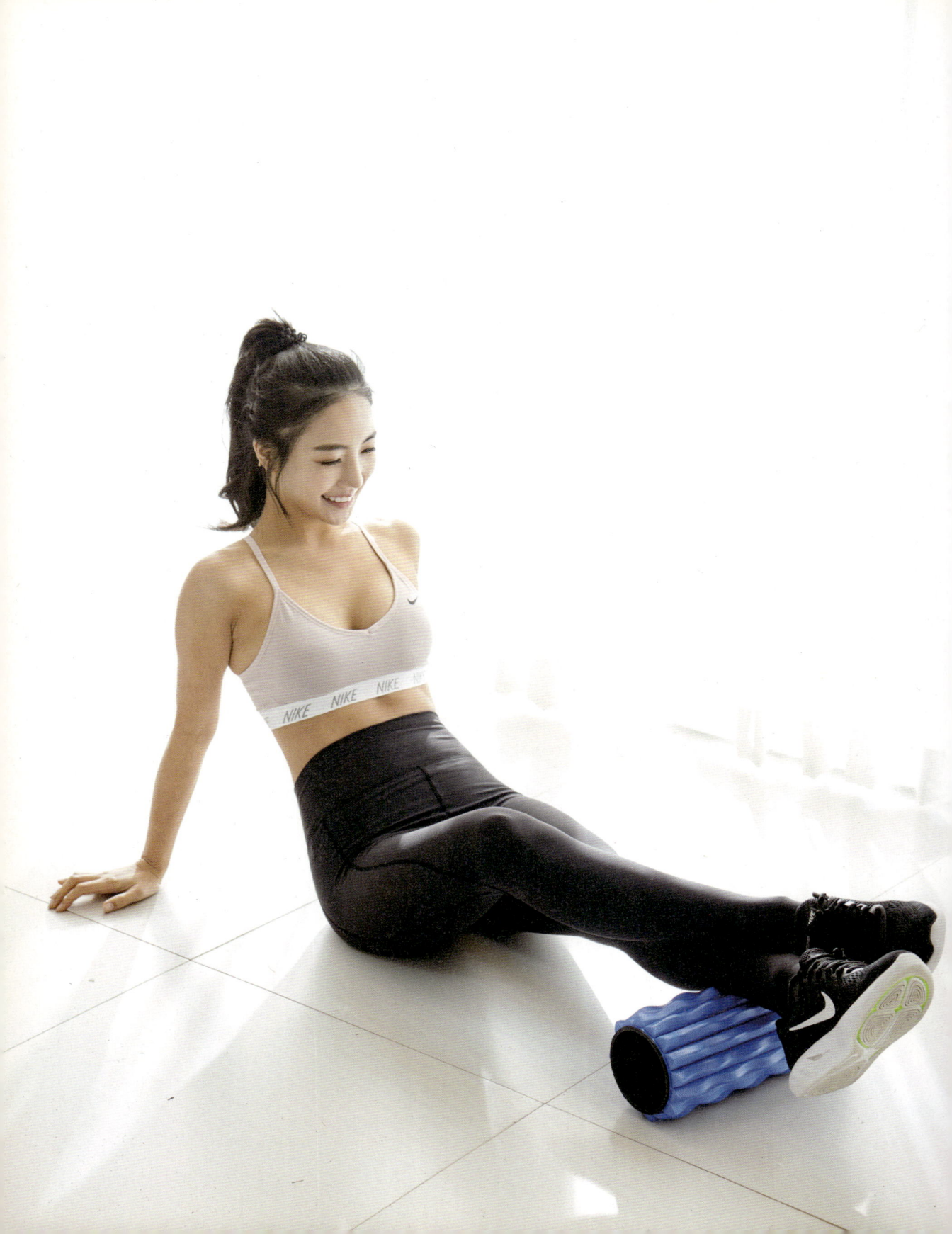

'아이를 낳으니 안 아픈 곳이 없다'고들 합니다. 반은 맞고 반은 틀린 말입니다.

임신과 출산을 거치며 여자의 몸이 약해지는 것은 사실이지만

아이를 키우며 생기는 통증들도 만만치 않습니다.

그러니 '아이를 낳고 키우다보니 안 아픈 곳이 없다'는 말이 정확할 것입니다.

엄마가 되면 3kg의 아이를 하루에도 수십 번 들었다 놨다 반복해야 합니다.

차라리 딱딱한 물건이라면 내 몸이 편한 방법으로 다룰 텐데 아이는 목도 스스로 가누지 못합니다.

뼈는 또 얼마나 얇은지요. 힘만 살짝 잘못 줘도 부러질 것 같습니다.

최대한 조심조심, 아이가 안전하고 편한 방법을 찾게 됩니다.

그러다보니 엄마의 몸은 뒷전으로 밀립니다. 무거운 물건을 들 때는

무릎을 구부려 쪼그려 앉아 물건을 든 다음 허리를 펴는 것이 '올바른 자세'임을 알고 있으면서도

막상 아이를 들어 올릴 때는 기억나지 않습니다.

내 허리보다는 아이가 다치지 않는 것이 우선이기 때문이죠.

그래서 준비했습니다.

앞서 몸의 회복을 돕고 몸매를 만드는 운동법을 소개했다면

이번 파트에서는 육아로 생긴 통증을 완화시키는 것에 집중합니다.

손목, 허리, 등, 목, 골반 등 육아와 집안일을

병행하는 엄마들이 자주 호소하는 통증들을 모았습니다.

하루에도 몇 시간씩 아기띠를 하고, 모유수유를 하고, 아이를 안고 집안일을 하다보면

나타날 수 있는 증상들입니다. 통증이 느껴질 때마다 따라 해주세요.

지금 당장은 통증이 없더라도 미리 익혀둔다면 통증을 예방할 수 있습니다.

CASE   1

출산 후 빠지지 않는 뱃살
'복직근이개' 때문 아닐까?

임신 기간은 여자의 일생 중 체형 변화가 가장 급격한 시기입니다. 누구나 아는 사실이죠. 하지만 대부분의 산모들이 겪고 있으면서도 잘 모르는 증상이 하나 있습니다. 바로 '복직근이개'입니다.

복직근은 복부 중앙에 세로로 길게 뻗어 있는 근육을 말하는 것으로 우리가 흔히 말하는 '식스팩'입니다. 이 복직근의 정중앙에는 세로로 길고 가느다란 백선(linea alba)이 있습니다. 자궁이 커지고 배가 나오게 되면서 복부 주변의 근육과 백선에 스트레스가 가해지죠. 거기에 임신하면서 분비되는 릴렉신 호르몬 등의 영향으로 근육 이완도가 증가하면 복직근이 배꼽을 중심으로 양 옆으로 벌어지게 됩니다.

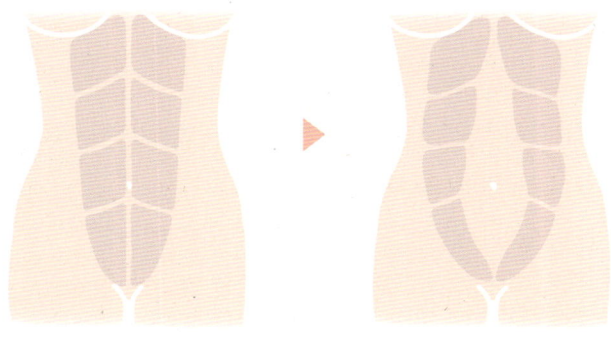

벌어진 복직근은 보통 출산 후 6주 안에 자연스럽게 회복되지만 임신 전 형태로 100% 돌아오지는 않습니다. 이미 한 번 늘어났기 때문이죠. 하지만 가급적 임신 전 형태로 돌려야만 합니다. 복직근이 벌어진 채로 굳어버리면 뱃살과 영원히 동고동락하게 될 가능성이 높아지기 때문입니다. 복직근의 근력이 약해지면 상체 균형도 쉽게 무너지고 허리나 등 통증으로 이어질 수도 있습니다. 또 복직근이 탄탄히 잡고 있던 소화기관들도 불안정해져 소화장애, 심할 경우 탈장으로 수술이 필요한 경우가 생길지도 모릅니다.

출산 후 임신 전 몸매를 회복했음에도 불구하고 유독 배만 그대로라면 이것 역시 복직근이개가 원인일 수 있습니다. 다양한 통증을 유발하고 몸매마저 망가뜨리는 복직근이개! 간단하고 쉬운 동작으로 해결해봅시다.

'복직근이개' 셀프 테스트

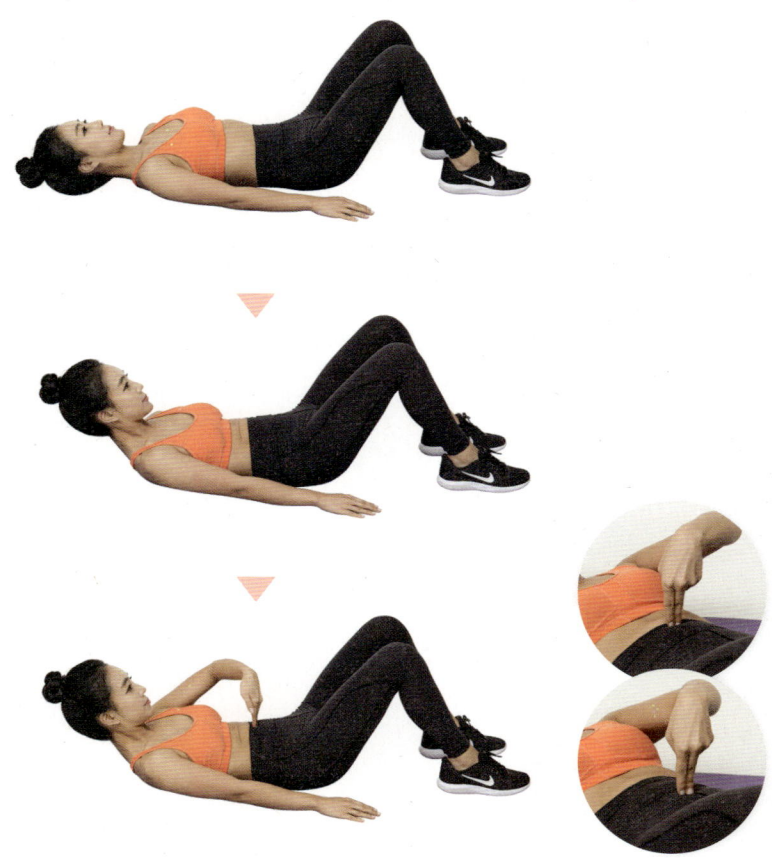

1 바닥에 누운 뒤 무릎을 세워주세요.

2 바닥에서 머리부터 어깨, 날개뼈까지 위쪽으로 천천히 떨어뜨려줍니다.

3 손가락 2~3개를 가로로 놓고 배꼽 약 2~3cm 위 또는 아래쪽을 콕 찔렀을 때 움푹 들어가는지 확인해보세요.

CHECK! 손가락 2개가 움푹 들어간다면 복직근이개가 약하게 남아 있는 상태, 손가락이 3개 이상 들어간다면 복직근이개가 심한 상태로 볼 수 있습니다. 어서 빨리 회복 운동을 시작하길 바랍니다.

복횡근 수축 운동

복근의 가장 안쪽에 자리해 몸통의 '코르셋' 역할을 담당하는 복횡근을 단련시키는 동작입니다. 틈날 때마다 수시로 따라 하면 복직근이개 완화에 도움이 됩니다.

1   바닥에 누운 뒤 무릎을 세워주세요.

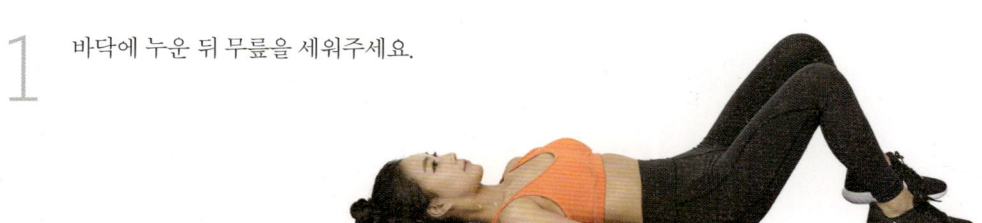

2   코로 숨을 천천히 들이마시면서 배를 최대한 빵빵하게 부풀립니다.

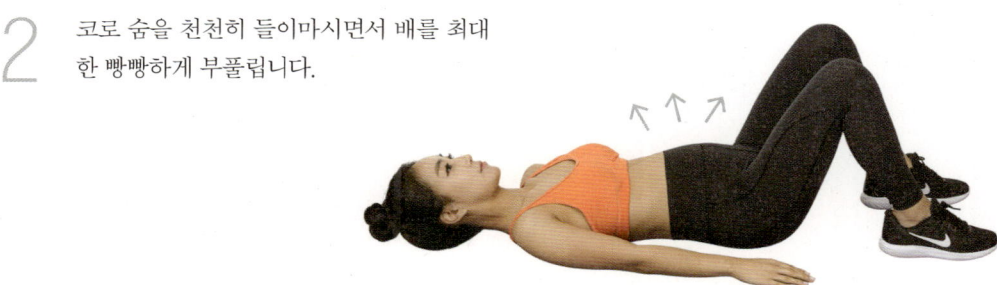

3   입으로 숨을 천천히 내쉬면서 뱃가죽이 등에 달라 붙을 것 같은 느낌으로 몸속 공기를 모두 빼주세요. 한 번에 10~15회 정도 반복해주면 좋습니다.

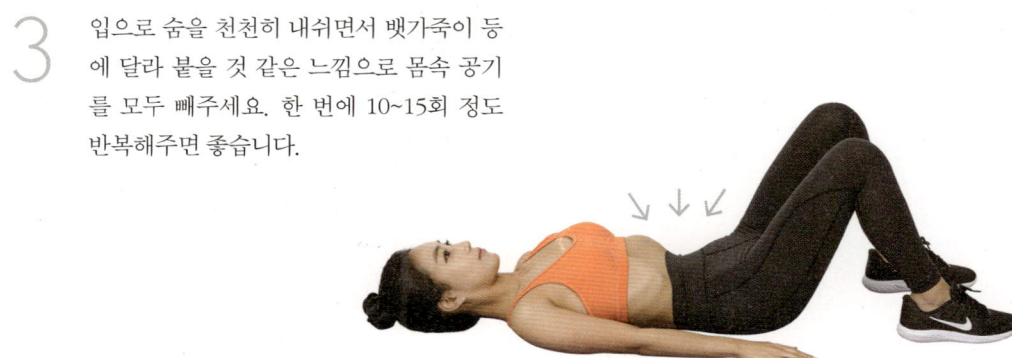

고양이 자세 골반 돌리기

앞으로 기울어진 골반을 제자리로 돌려주며 동시에 복횡근을 강화시키는 데 효과적인 동작입니다. 틈날 때마다 수시로 따라 하면 복직근이개 완화에 도움이 됩니다.

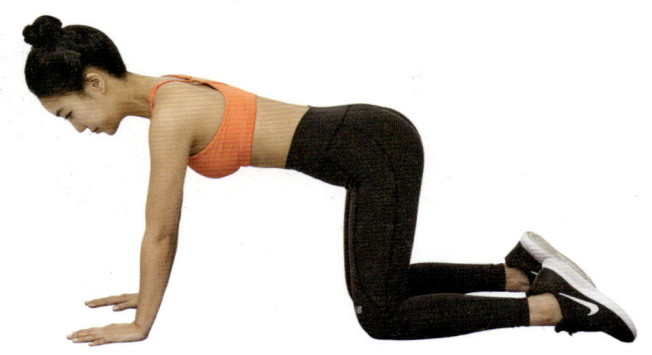

1. 양손과 무릎을 바닥에 대고 엎드립니다. 이때 손과 무릎의 간격은 어깨너비로 벌려주세요.

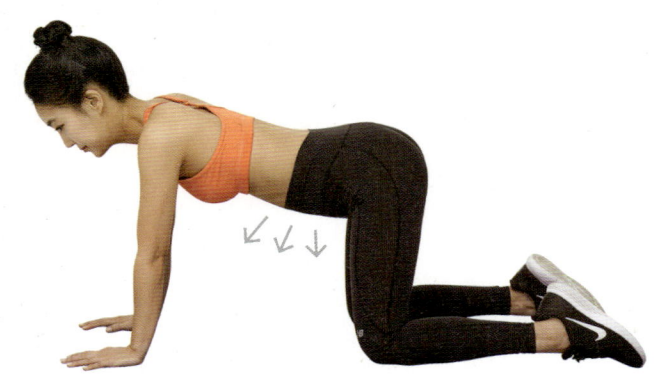

2. 코로 숨을 천천히 들이마시면서 배를 빵빵하게 부풀려줍니다.

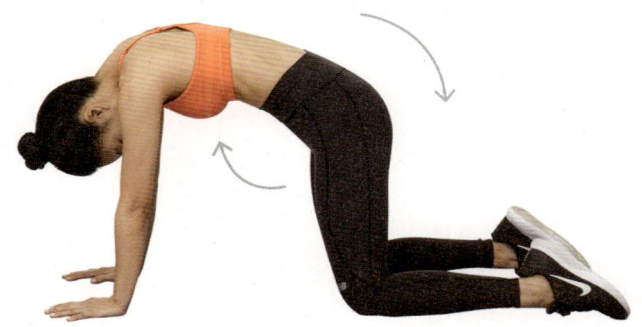

3 입으로 숨을 천천히 내쉬면서 골반을 배 쪽으로 말아 올려주세요. 이때 뱃가죽이 등에 달라 붙을 정도로 모든 숨을 다 뱉어주어야 합니다. 한 번에 10~15회 정도 반복해주면 좋습니다.

수건 크런치

양손을 교차해 잡은 수건을 당겨 벌어져 있던 복직근을 조이는 동작입니다.
틈날 때마다 수시로 따라 하면 복직근이개 완화에 도움이 됩니다.

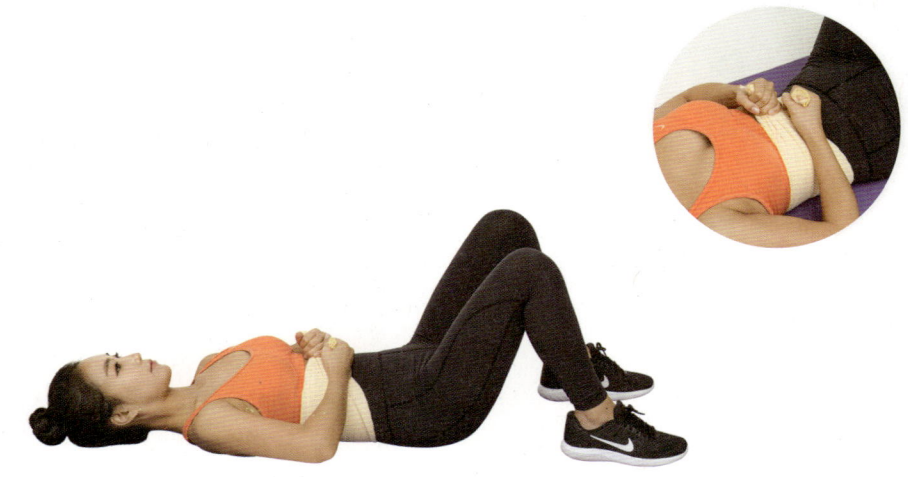

1. 바닥에 누운 뒤 무릎을 세우고, 허리 뒤로 수건을 끼워 복부를 감싸주세요. 양손을 엇갈려 수건의 양끝을 잡습니다.

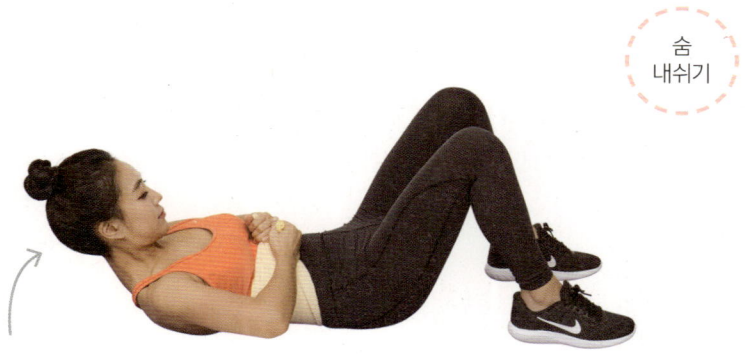

숨
내쉬기

2 입으로 숨을 천천히 내쉬면서 윗몸일으키기 하듯이 상체를 일으키고, 양 손으로 수건을 살짝 잡아당긴 상태에서 5초간 버텨주세요. 버티는 동안 호흡은 자연스럽게 유지하고, 한 번에 10~15회 반복해주면 좋습니다.

CASE   2

참을 수 없는 골반 통증
환도가 섰다?!

임신 기간을 수월하게 보내고 있는 임신부라도 한 번쯤은 골반 통증으로 고생합니다. 그만큼 임신부들에게는 흔한 통증입니다. 골반 통증은 보통 '환도가 선다', '환도가 시리다'라고 표현하기도 하는데요. 여기서 '환도'는 엉덩이 옆쪽에 위치한 경혈로 넓적다리나 엉덩이에서 허리를 받쳐주는 골반 뼈를 지칭합니다. 잘 모르겠다면 일어서서 엉덩이에 힘을 줘보세요. 힘을 줬을 때 엉덩이 양쪽에 움푹 들어가는 지점의 윗부분이 바로 '환도'입니다.

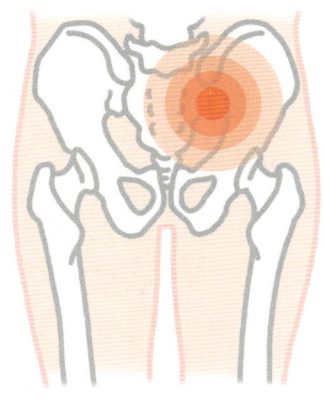

임신으로 인한 체중 증가와 늘어난 골반, 그리고 릴렉신 호르몬의 영향으로 인대와 근육들이 제 역할을 다하지 못하면 환도의 기능이 떨어져 골반 통증이 나타나는데요. 대부분 체형 변화가 본격적으로 나타나는 임신 중기부터 시작됩니다.

환도가 서면 누웠다 일어나거나 옆으로 돌아누울 때, 걸을 때 등 골반이 수시로 저릿하며 말로 표현하기 힘든 통증이 급작스레 몰려오기도 합니다. 평소 규칙적인 운동을 하지 않았거나 임신 전부터 골반 통증이 있었던 경우 발생 확률이 더 높죠. 하지만 너무 걱정하지는 마세요. 간단한 스트레칭이나 마사지, 자세 개선 등으로 통증을 완화시킬 수 있습니다.

엉치뼈 폼롤러 스트레칭

긴장한 허리 주변(흉요근막)의 가동범위를 넓히는 동작입니다.
틈날 때마다 수시로 따라 하면 허리와 골반 주변의 통증을 완화시켜줍니다.

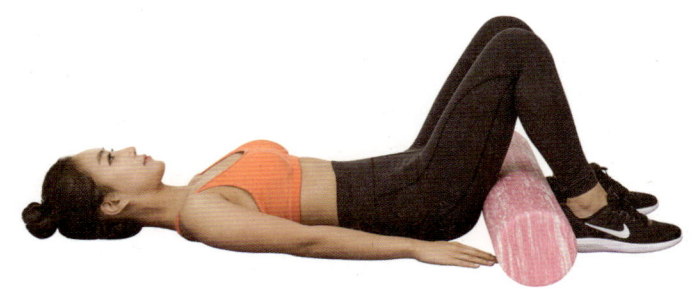

1. 바닥에 누운 뒤 무릎을 세우고, 엉덩이와 뒤꿈치 사이 공간에 폼롤러를 놓습니다.

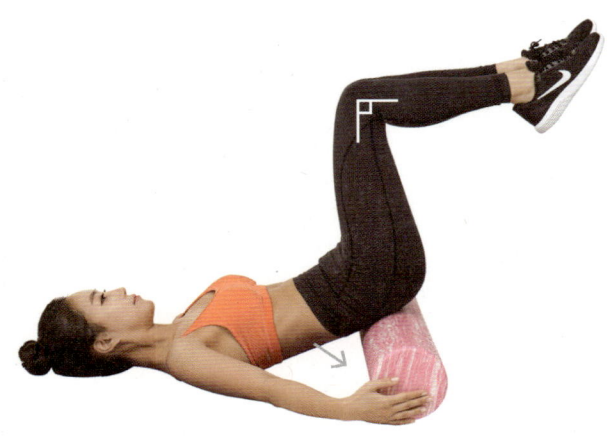

2. 폼롤러 양쪽 끝을 잡고 엉덩이를 들어 엉치뼈까지 폼롤러를 당겨주세요. 동시에 무릎은 꼭 붙인 채 바닥에서 90도로 들어 올려줍니다. 등과 허리를 바닥으로 살짝 눌러 몸통을 둥글게 말아주세요.
   CHECK! 폼롤러를 허리 라인까지 올리게 되면 역효과가 날 수 있습니다.

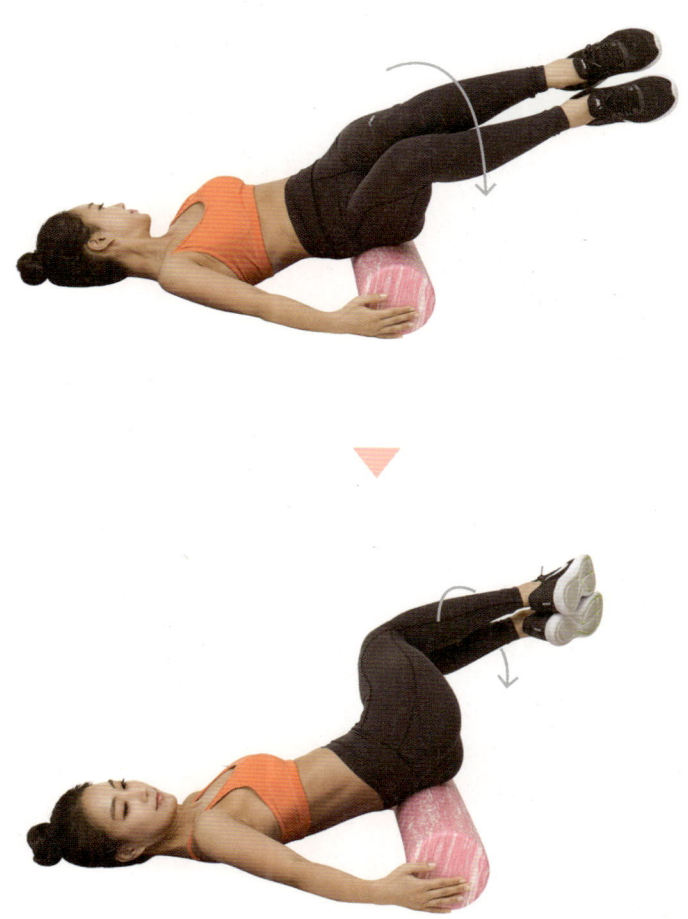

3 숨을 천천히 내쉬면서 무릎을 좌우로 번갈아 내려줍니다. 이때 시선은 무릎과 반대로 돌려주면 됩니다. 한 번에 10회 정도 반복해주면 좋습니다.

엉덩이 바깥쪽 폼롤러 스트레칭

엉덩이 바깥쪽에 자리 잡고 있는 중둔근, 소둔근의 긴장을 풀어줘
엉덩이 관절의 움직임을 안정시키고, 골반 주변 근육의 기능을 강화시켜주는 동작입니다.

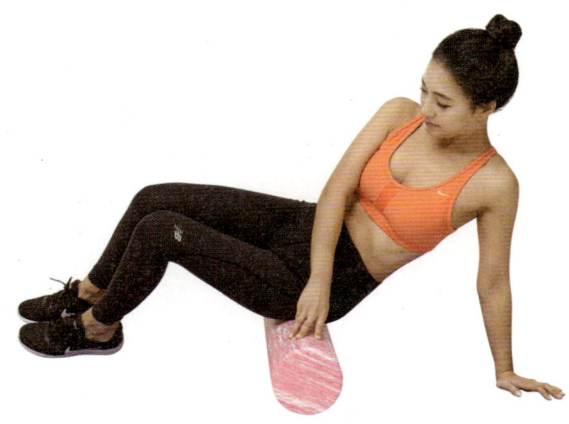

1 폼롤러 위에 무릎을 붙인 채 한쪽 엉덩이만 대고 비스듬히 앉아주세요.

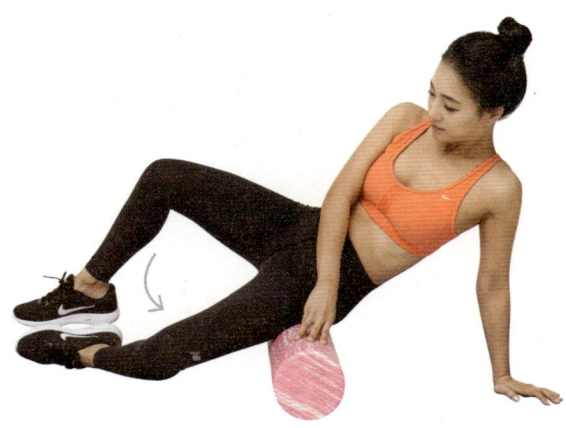

2 숨을 내쉬면서 아래쪽 다리의 무릎을 내리고 아래쪽 엉덩이 바깥쪽으로 폼롤러를 지그시 눌러주세요. 같은 방법으로 반대쪽도 실시해주세요. 한 번에 10회 정도 반복해주면 좋습니다.

엉덩이 주변 폼롤러 스트레칭

엉덩이 관절의 회전을 관장하는 이상근을 이완시켜주는 동작입니다.
전반적인 골반 통증을 완화시키는 데 효과적입니다.

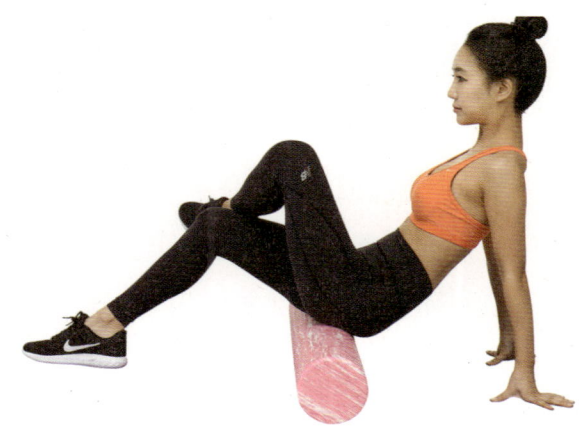

1. 폼롤러 위에 앉아 한쪽 다리를 반대쪽 다리 허벅지 위에 올려주세요. 양 손은 뒤쪽 바닥을 짚어 넘어지지 않도록 중심을 잡아줍니다.

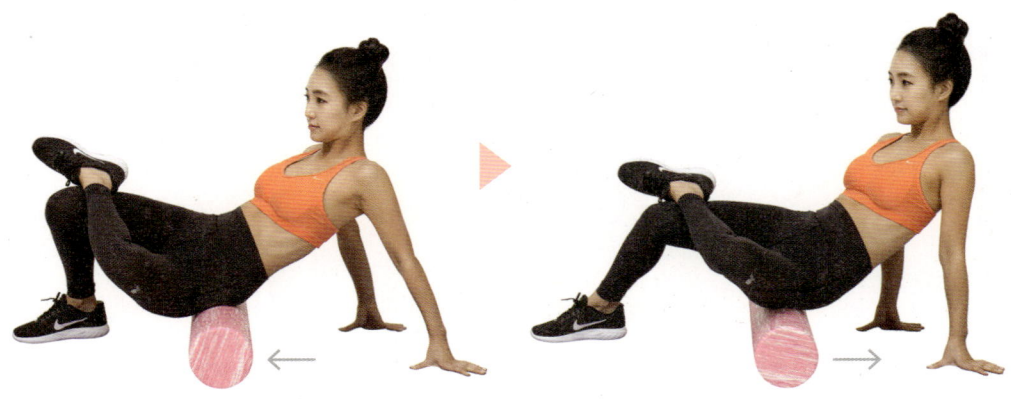

2. 몸통을 살짝 돌려 접어 올린 다리 쪽의 엉덩이에 체중을 실어줍니다. 그 다음 천천히 앞뒤로 몸을 움직여가며 엉덩이 주변을 마사지해주세요. 같은 방법으로 반대쪽도 실시해주세요. 한 번에 10회 정도 반복해주면 좋습니다.

CASE 3

아기띠하며 생긴 허리 통증
아이고, 허리야!

임신과 출산을 거치면서 엄마의 허리는 약해질 대로 약해집니다. 충분한 휴식과 적절한 운동으로 회복에 집중해야 하지만 아이를 24시간 돌보다보니 이 또한 쉽지 않습니다. 아이가 스스로 몸을 가누지 못하니 휴식은커녕 엄마는 하루에도 수십 번 아이를 안고 눕히기를 반복하고 아기띠를 내 몸처럼 착용하게 됩니다. 1~2시간만 아기띠를 하고 있어도 허리가 뻐근하죠. 허리에 지속적으로 하중이 가해지며 무리가 가기 때문입니다.

이때 '엄마니까 참아야지'라는 생각으로 통증을 꾹 참고 넘기다보면 척추를 보호하는 허리 근육이 점차 약해지면서 허리디스크로 이어질 수도 있습니다. 게다가 아이는 무럭무럭 자라며 더 무거워지니 엄마의 허리는 날이 갈수록 더 많은 하중을 감당해야 합니다. 그러니 더 이상 참는 것은 금물! 흐트러진 골반 근육을 바로 잡고(p.43), 틈틈이 허리 운동과 스트레칭으로 허리 건강을 꼭 지켜줘야 합니다.

: 양말 테니스공

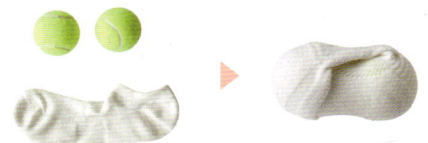

양말에 테니스공 2개를 넣어 쫀쫀하게 감싸주세요. 마사지에 유용하게 활용할 수 있습니다.

골반 앞 공 마사지

허리, 골반, 허벅지를 이어주는 장요근의 긴장을 풀어주는 동작입니다.
허리와 골반 주변의 통증을 완화시키는 데 효과적입니다.

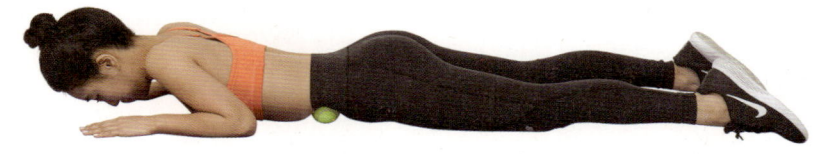

1. 배꼽 바깥쪽으로 2~3cm 떨어진 곳에 테니스공 1개를 대고 엎드립니다.

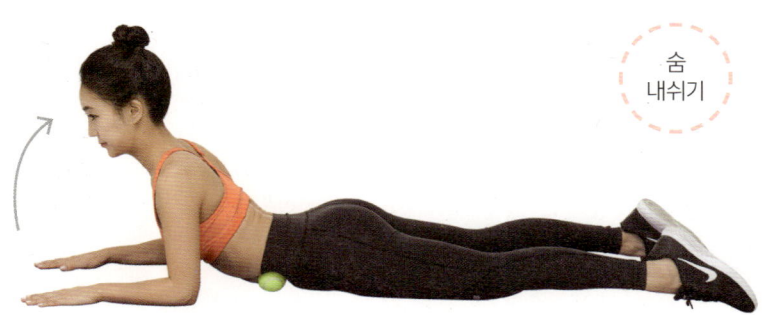

숨 내쉬기

2. 숨을 가슴이 아닌 배에서 뺀다는 느낌으로 천천히 뱉으면서 상체를 들어주세요. 테니스공이 배를 지나 허리까지 깊숙하게 들어가는지에 집중하면서 호흡을 모두 뱉어주세요.

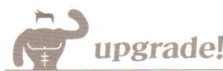

upgrade!

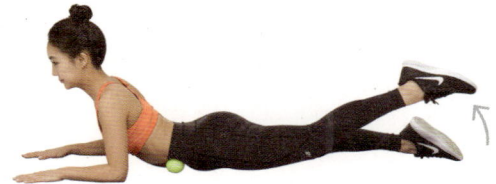

동작이 익숙해져 자극이 덜 온다 싶으면 공이 놓인 쪽의 다리를 위로, 뒤꿈치를 뒤로 밀어낸다는 느낌으로 뻗으며 들어 올립니다. 더 깊은 자극으로 허리의 통증을 완화시키는 데 효과적이에요.

허리 주변 공 마사지

허리에서 골반 뼈로 이어지는 요방형근과 척추 양옆의 속근육인 다열근의 긴장을 풀어주는 동작입니다. 틈날 때마다 수시로 따라 하면 허리 주변 통증 완화에 도움이 됩니다.

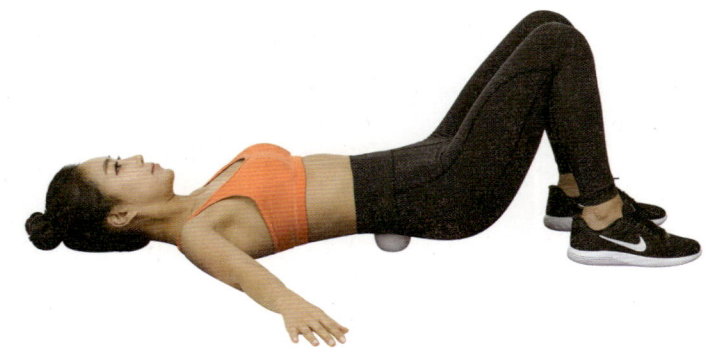

1 양말 테니스공(p.216)을 허리(허리띠 하는 위치)에 가로로 대고 누워주세요. 무릎은 골반너비로 벌리고 세워줍니다.

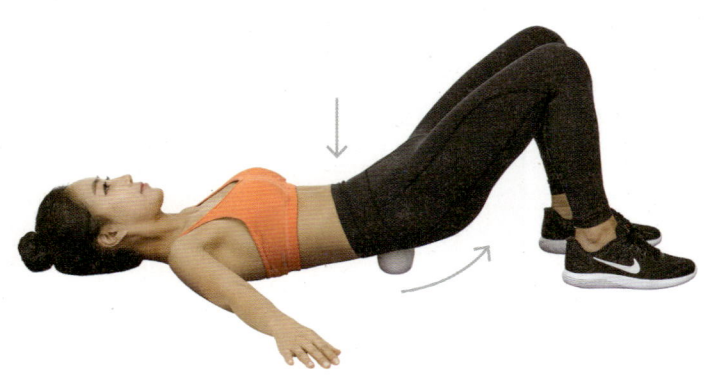

2 엉덩이를 살짝 들고 숨을 천천히 내쉬면서 동시에 배꼽을 테니스공 방향으로 지그시 눌러주세요.

3 숨을 천천히 들이마시며 엉덩이를 바닥으로 내려줍니다. **2~3번** 동작을 번갈아 1분간 반복합니다.

4 그 상태로 몸을 아래(발 방향)로 이동시켜 테니스공을 허리 바로 윗부분으로 옮겨주세요.

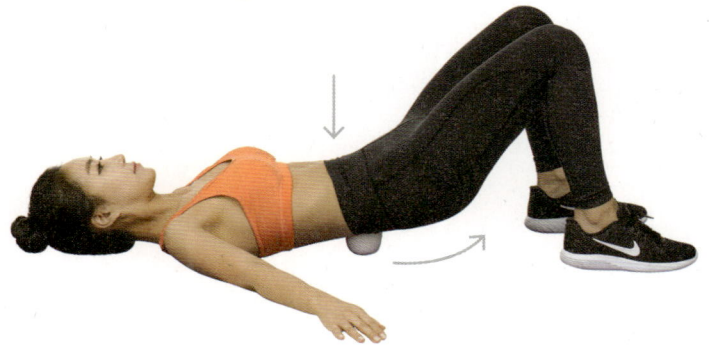

5 **2~3번** 과정과 동일하게 엉덩이를 들고 내리면서 약 **5분간** 허리를 마사지해주세요.

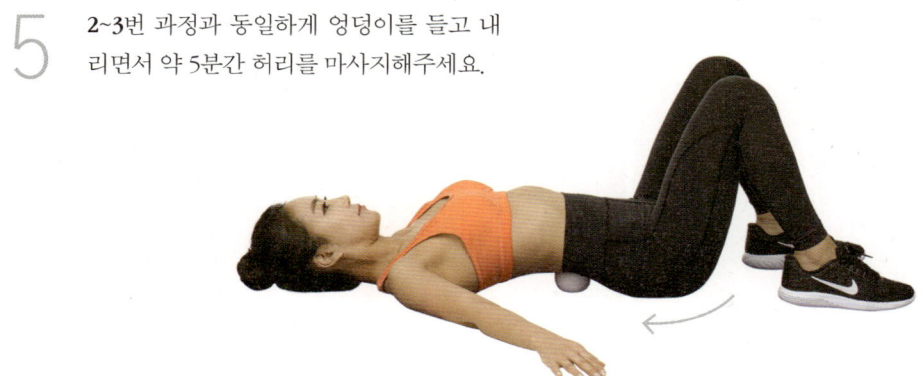

CASE 4

모유수유 하다 굽은 어깨 & 등
등줄기가 찌릿!

모유수유를 하다보면 자연스레 엄마의 몸은 둥글게 휘어집니다. 오른쪽 젖을 물리면 오른쪽으로 고개를 삐딱하게 숙이며 아이를 보게 되고, 왼쪽 젖을 물리면 왼쪽으로 고개를 삐딱하게 숙이며 아이를 보게 되죠. 수유 시간이 짧으면 큰 무리가 아니겠지만 보통은 하루에도 여러 번, 한 번에 20분 이상 젖을 물리며 고정 자세를 유지해야만 하기에 엄마의 등과 목, 어깨는 안으로 굽힌 채 굳어지게 됩니다. 이로 인해 전에는 느껴보지 못했던 찌릿한 등 통증이 수시로 찾아오게 됩니다.

모유수유를 하지 않더라도 아이를 안고 업는 일상 탓에 등 통증을 호소하는 엄마들도 많습니다. 심해지면 병원을 찾아 전문적인 치료를 받아야 하지만 그 정도까지의 통증은 아니라면 가벼운 동작으로도 충분히 통증을 완화시킬 수 있습니다. 날갯죽지 안쪽이 뻐근하고 늘 뭉쳐있거나 담에 걸린 것 같을 때, 열중 쉬어 자세가 갈수록 불편해지는 증상이 잦아진다면 통증이 더욱 심해지기 전에 꼭 따라 하시길 당부합니다.

어깨 주변 공 마사지

어깨뼈의 안쪽에서 목으로 직접 이어지는 견갑거근과 승모근 라인을 깊숙이 풀어주는 동작입니다. 어깨 통증을 완화시키고 거북목과 일자목을 방지하는 데 효과적입니다.

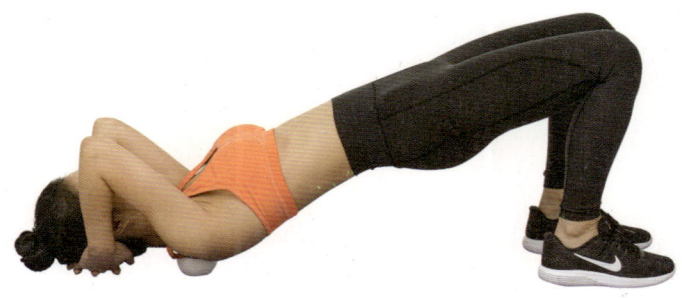

1. 바닥에 누워 무릎을 세우고 양말 테니스공(p.216)을 어깨 중앙에 가로로 놓습니다. 양손으로 뒤통수를 감싸고 팔꿈치를 모아주세요. 그다음 엉덩이를 들어 올립니다.

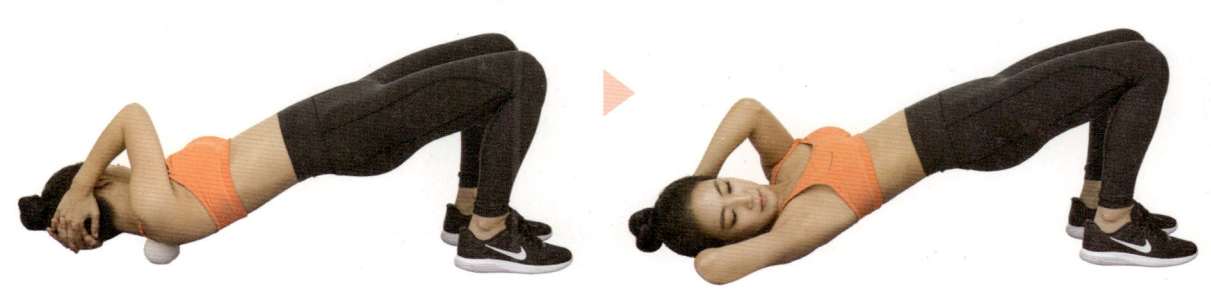

2. 좌우로 체중을 번갈아 이동시키며 30초씩 버텨주세요. 어깨 깊숙한 곳까지 뭉친 근육들을 풀어줍니다.

굽은 등 공 마사지

어깻죽지에서 등으로 이어지는 능형근 라인을 풀어주는 동작입니다.
둥글게 굽은 등을 펴주고, 거북목을 방지하는 데 효과적입니다.

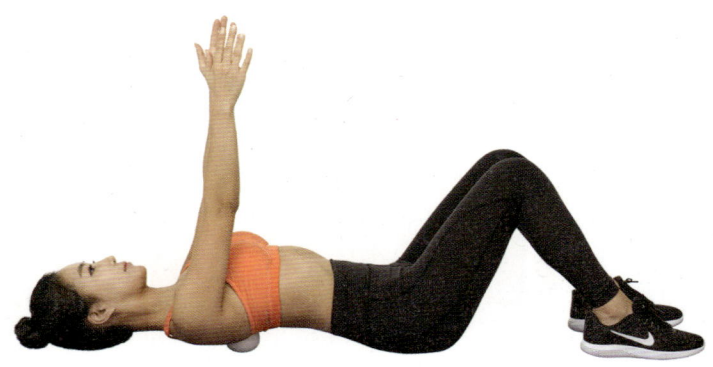

1 바닥에 누워 무릎을 세우고 양말 테니스공(p.216)을 날개뼈 사이에 놓습니다. 양팔은 하늘로 뻗어주세요.

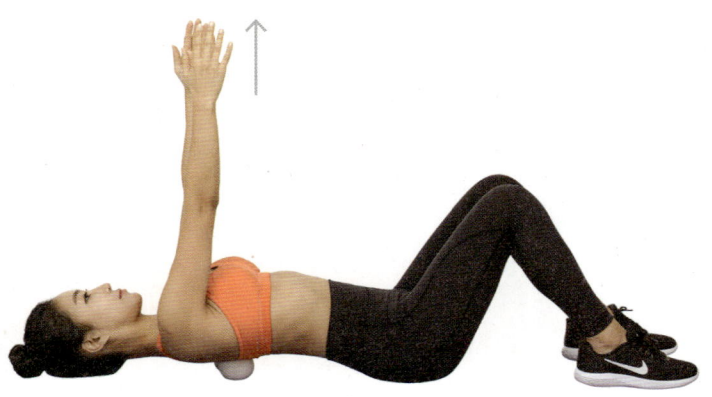

2 숨을 천천히 들이마시면서 양팔을 하늘로 더 높이 뻗어줍니다.

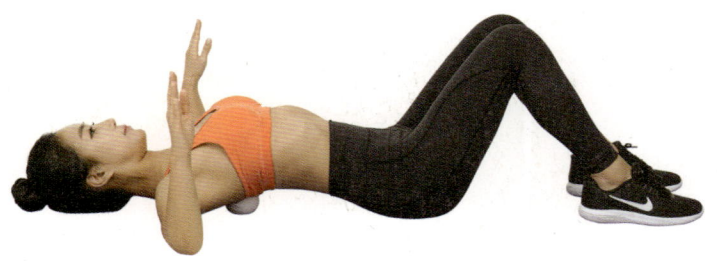

3 숨을 천천히 내쉬며 양쪽 팔꿈치를 바닥으로 내려줍니다. 이때 등이 많이 뭉친 분들은 통증이 심하게 느껴질 수 있으니 천천히 동작하며 통증을 점점 완화시켜주세요.

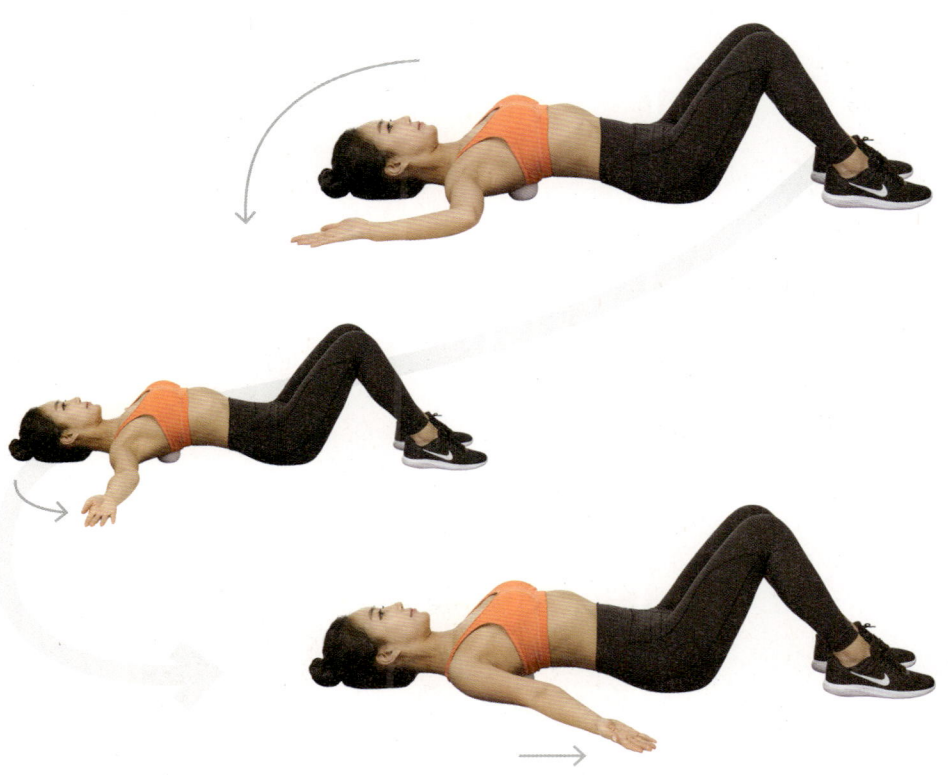

4 그대로 양팔을 위로 접어 손등을 바닥에 내려줍니다. 팔꿈치는 고정시키고 손등의 위치를 점차 아래로 이동시켜주세요. 이때 팔 전체를 바닥에 붙인 채 동작해야 합니다. 한 번에 5회 이상 동작해주면 좋습니다.

CASE   5

고된 육아로 얻은 목 통증
애 보다가 뒷목 잡겠네!

어느 날 자고 일어났더니 목이 돌아가지 않는다며 통증을 호소하는 엄마들이 많습니다. 작고 작은 아이들을 돌보느라 엄마들의 고개가 항상 아래를 향하고 있기 때문입니다. 모유수유를 할 때도, 아이 손을 잡고 걸을 때도, 아이를 뉘어놓고 토닥일 때도 엄마의 시선은 매번 땅을 향합니다.

육아의 '기본 자세'들이 이렇다보니 엄마의 몸, 그중에서도 특히 목은 치명적인 손상을 받을 수밖에 없습니다. 하늘 볼 일 없는 목은 일자목, 측만증, 근육의 경직 등으로 이어지기 쉽거든요. 간단한 스트레칭을 수시로 하며 '엄마 직업병'에서 벗어나 봅시다.

베개 누르기

앞으로 빠진 고개를 지탱하려고 긴장하고 있는 목과 주변 근육의 부담을 덜어주는 동작입니다.
자기 전 5회 이상 꼭 실시해주세요.

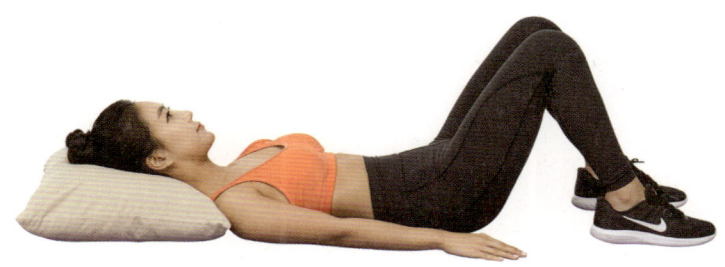

1 푹신한 베게를 베고 바닥(또는 침대)에 누운 뒤 무릎을 세워줍니다.

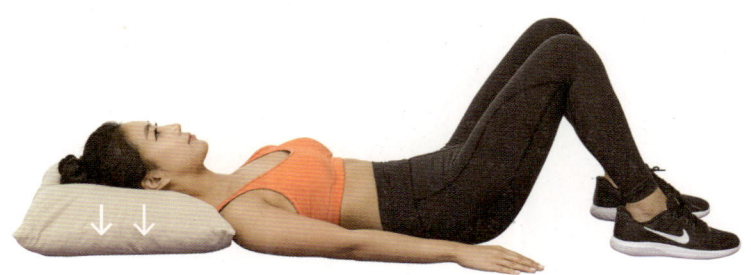

2 머리를 베개 쪽으로 꾹 눌러주세요. 목이 아닌 뒤통수 전체가 바닥과 평행이 되도록 일직선으로 눌러주어야 합니다. 5초간 꾹 눌러주세요.

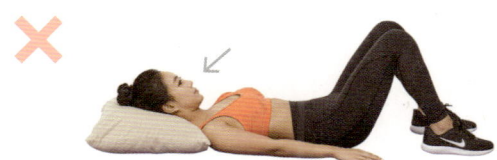

뒤통수가 아닌 목으로 누르면 오히려 병을 악화시킬 수 있습니다. 주의하세요!

목 앞쪽 스트레칭

고개가 앞으로 빠지면 목 앞쪽 근육인 사각근과 흉쇄유돌근의 긴장으로 이어집니다.
이들 근육의 긴장완화를 돕는 동작으로 목 주변 근육의 통증을 줄여줍니다.

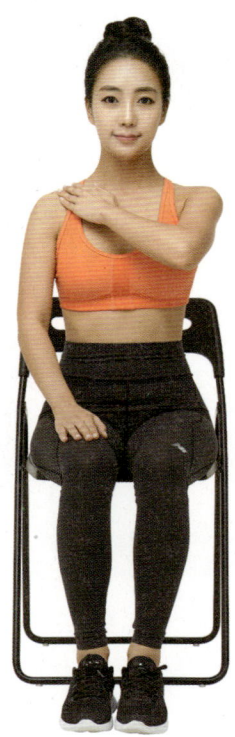

1 허리를 펴고 바르게 앉아 한손을 반대쪽 쇄골 위에 올립니다.

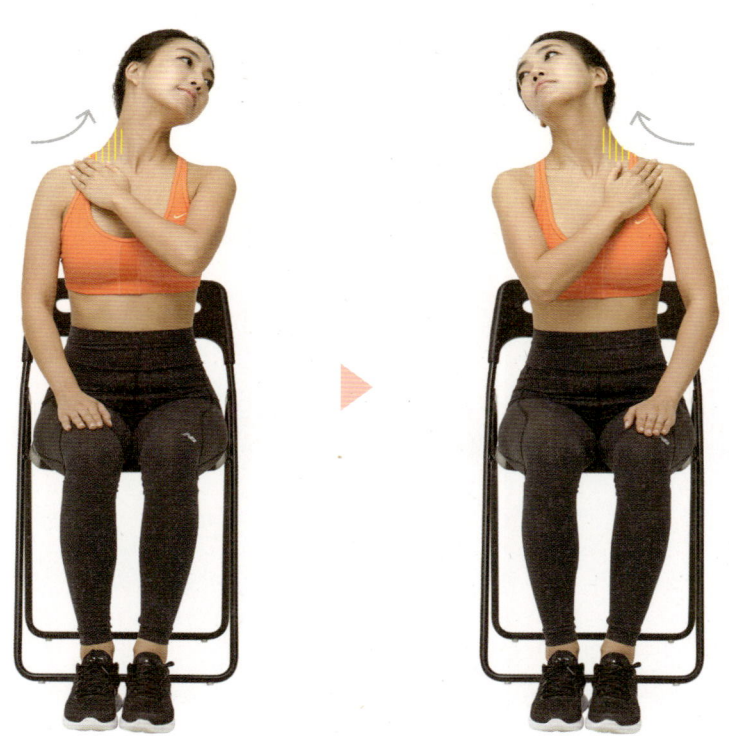

2   숨을 천천히 내쉬며 고개를 쇄골 반대 방향, 뒤쪽으로 젖혀 10초간 유지합니다. 목을 확 뒤로 젖히는 것이 아니라 목의 앞쪽이 길어진다는 느낌이 들어야 합니다. 한 번에 10~15회 반복해주면 좋습니다.

CASE   6

초보맘의 손목 통증
손목이 시큰시큰!

임신부터 출산까지의 과정에서 갖춰야 할 필수품 중 하나는 '손목보호대'입니다. 아이를 낳기 전부터 시큰시큰했던 손목은 아이가 태어나면 육아에 각종 집안일까지 배가 되면서 흔히 말하는 '손목이 나갔다'라는 통증으로 이어지기 쉽습니다. 평소 장시간 스마트폰과 마우스 사용으로 손목에 저릿한 통증을 가지고 있었다면 상황은 쉽게 악화될 수 있습니다.

손목터널증후군과 손목건초염은 주부들의 대표질환입니다. 특히 출산 후 엄지손가락 부위에 통증이 생겼다면 '손목건초염' 일 수도 있습니다. 손목건초염은 엄지손가락을 움직이는 힘줄과 그 주변 조직에 염증이 생기며 통증을 유발하는 병으로 50% 이상의 임산부가 이 증상으로 고생한다고 합니다. 원인은 아이를 안고 내려놓느라 손목 관절을 과도하게 사용한 탓이죠. 심하면 주먹을 쥘 때도 통증이 느껴집니다.

지금부터 소개하는 동작들은 손목 통증을 예방하거나 완화시킬 수 있는 것들입니다. 아주 천천히 따라 해보고 동작 중 손목 통증이 느껴지면 즉각 중단해야 함을 기억하세요.

데일리 손목 스트레칭

아기띠를 한 상태로도 충분히 할 수 있는 동작이니
손목이 약한 분들은 수시로 해주세요.

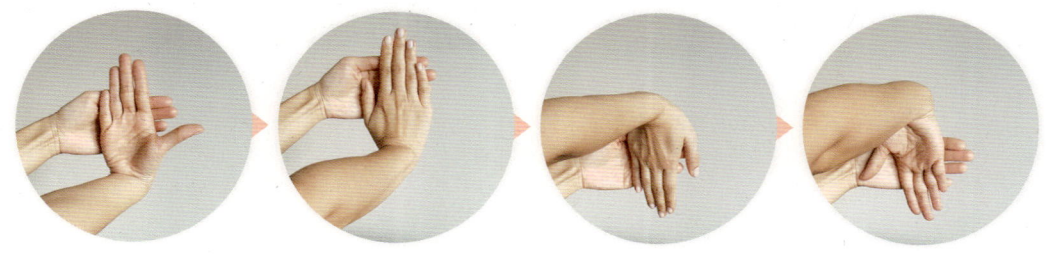

1. 팔을 앞으로 뻗은 뒤 엄지손가락이 위쪽에 오도록 손목을 꺾어 손바닥이 얼굴을 향하도록 합니다. 반대쪽 손으로 손등을 당겨주세요.
2. 그 상태에서 손목을 뒤집어 손등이 얼굴을 향하도록 합니다. 계속해서 엄지손가락이 위쪽에 위치해야 합니다. 반대쪽 손으로 손바닥을 당겨주세요.
3. 이번에는 엄지손가락이 아래쪽에 오도록 손목을 안쪽으로 꺾어 손등이 얼굴을 향하도록 합니다. 반대쪽 손으로 손바닥을 당겨주세요.
4. 그 상태에서 손목을 뒤집어 손바닥이 얼굴을 향하도록 합니다. 계속해서 엄지손가락이 아래쪽에 위치해야 합니다. 반대쪽 손으로 손등을 당겨주세요.

손목 스트레칭 I

손목을 구부릴 때 필요한 손목굴곡근에 생긴 통증을 줄여줍니다.
매우 천천히, 틈나는 대로 실시해주세요.

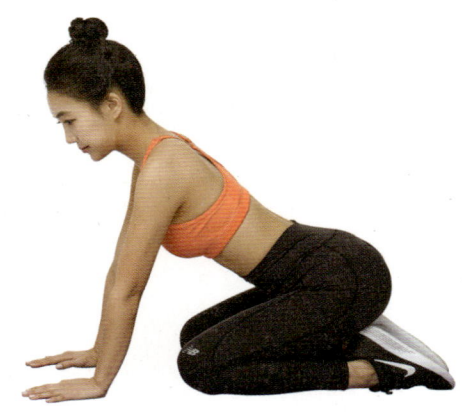

1 무릎을 꿇고 앉아 손바닥을 몸 앞쪽 바닥에 댑니다. 이때 양손의 간격은 어깨너비, 손끝은 정면을 향하게 두세요.

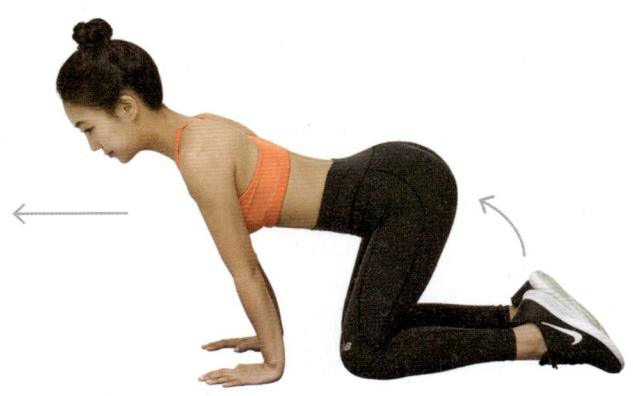

2 엉덩이를 들어 체중을 앞으로 3초간 보내주세요. 매우 천천히 15회 반복합니다.

손목 스트레칭 II

손목을 손등 쪽으로 젖힐 때 필요한 손목신전근에 생긴 통증을 줄여줍니다.
매우 천천히, 틈나는 대로 실시해주세요.

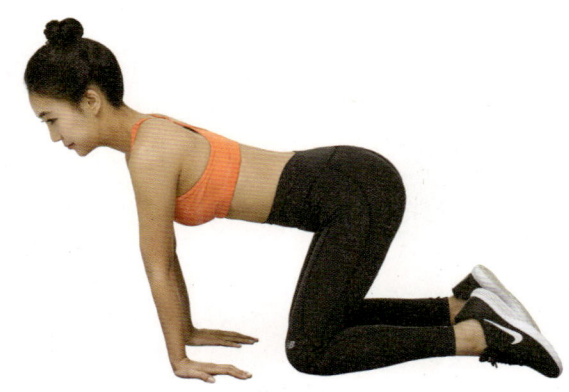

1 무릎을 꿇고 앉아 엉덩이를 들고 손바닥을 몸 앞쪽 바닥에 댑니다. 이때 손끝은 몸쪽을 바라보도록 돌려주세요.

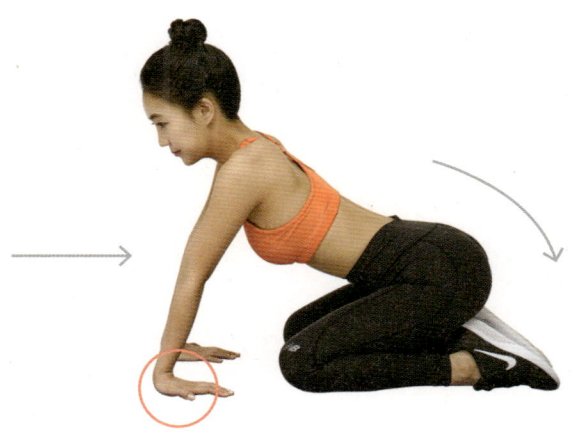

2 손바닥 전체가 바닥에서 떨어지지 않도록 주의하며 천천히 엉덩이를 내려 앉아주세요. 이때 체중을 손목에 실어 3초간 버텨줍니다. 매우 천천히 15회 반복합니다.

손목 스트레칭 Ⅲ

손목을 젖히고 구부리는 근육의 가동범위를 넓히는 동작입니다.
손목 통증을 예방하고 또 완화시키는 데 효과적입니다.

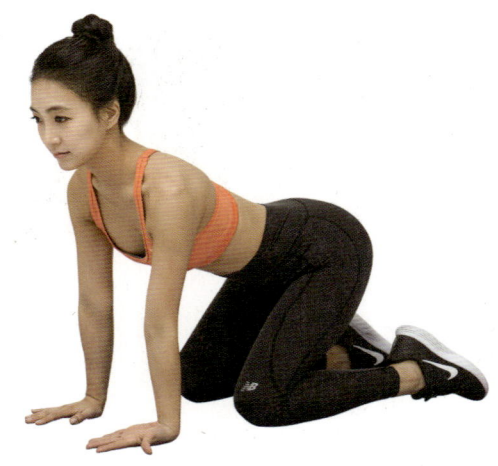

1 무릎을 꿇고 앉아 엉덩이를 들고 손바닥을 몸 앞쪽 바닥에 댑니다. 한 손만 뒤집어 손등을 바닥에 대주세요.

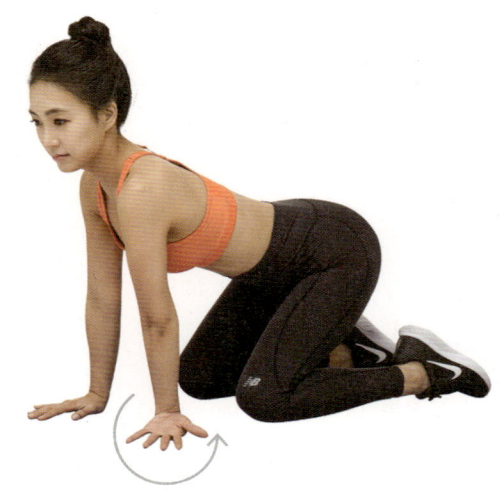

2 　안쪽 방향으로 손목을 천천히 360도 회전시켜주세요.

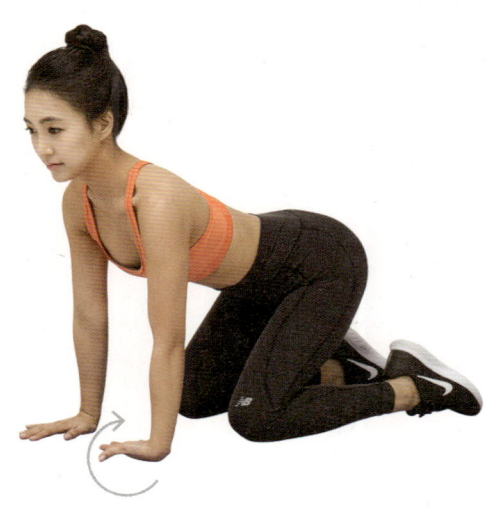

3 　반대 방향으로도 천천히 360도 회전시켜주세요. 여기까지가 1회, 매우 천천히 5회 이상 반복해주면 좋습니다.

CASE   7

늘어난 체중으로 생긴 발바닥 통증
걸을 때마다 아얏!

임신을 하면 인생 최고 몸무게를 갱신합니다. 단시간에 10kg 넘는 체중이 증가했으니 목, 허리, 어깨, 손목 등 온몸 구석구석 안 아픈 곳이 없는 것이 당연하지요. 한 마디로 머리부터 발끝까지 전부 다 아픕니다. 그 중 의외로 많은 산모들이 '여기까지 아플지는 몰랐다'며 통증을 호소하는 부위가 있습니다. 발바닥입니다.

걸을 때마다 발바닥에 체중이 실립니다. 체중이 늘면 발바닥에 가해지는 부담은 커지죠. 출산 후에는 아이의 무게까지 더해져 발바닥이 견뎌야 할 부담은 더 커지게 됩니다. 그러다 어느 날 아침, 잠에서 깨어나 바닥에 발을 디딜 때 온몸을 관통하며 찌르는 듯한 통증이 몰려옵니다. 족저근막염, 아킬레스건 염증 등이 생긴 것입니다.

일단 참기 힘든 통증이 지속된다면 병원 진료를 추천합니다. 아직 그 정도의 증상이 아니라면 지금부터 소개하는 동작을 꾸준히 따라 하시면 됩니다. 발바닥의 통증들을 상당 부분 완화시킬 수 있으며, 증상이 심해지기 전에 '예방'할 수 있습니다.

발가락 수건 당기기

발바닥 족궁 부위의 아치를 유지하는 데 좋은 동작입니다.
발바닥의 신경이 발달해 무거워진 몸의 균형을 잡는 데 도움이 되며,
낙상을 예방하는 데도 효과적입니다.

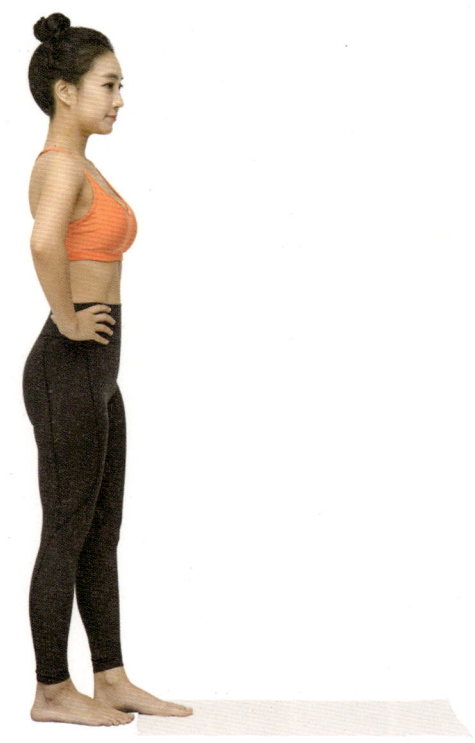 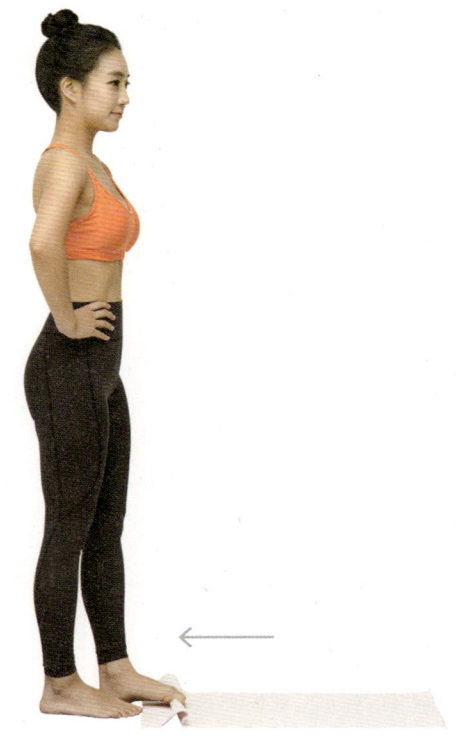

1 바닥에 수건을 깔고 수건 끝에 한쪽 발을 반만 올려둡니다.

2 발가락을 구부려 수건을 몸 쪽으로 당기기를 20회 이상 반복한 뒤에 반대쪽 발도 같은 방법으로 실시해주세요.
CHECK! 수건 끝에 무거운 물건을 올려놓으면 효과가 더 좋습니다.

발가락 당겨 굽히기

발목이 몸 쪽으로 굽혀질 때의 가동범위를 유연하게 하는 데 도움이 되는 동작입니다.
발바닥 족궁 부위의 아치를 유지해 족저근막의 부담을 덜어줍니다.

1   의자 끝에 걸터앉아 한쪽 무릎을 쭉 펴고
    발끝을 몸 쪽으로 당겨주세요.

2   발가락 전체를 천천히 꽉 구부렸다가 펴주
    기를 10회씩 2~3세트 매일 반복합니다.

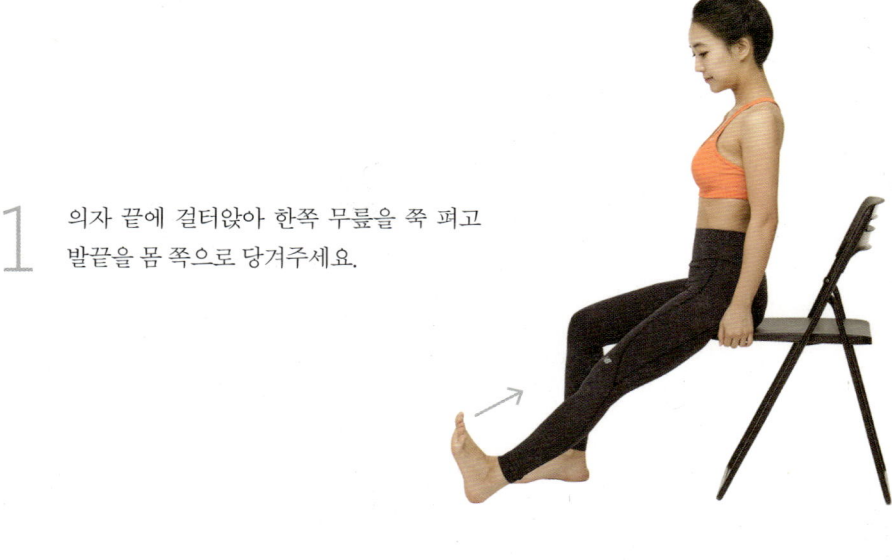

발바닥 마사지

발바닥 족궁 부위의 아치를 유지하는 데 도움을 주는 동작으로 발바닥 통증을 완화시키는 데 효과적입니다.

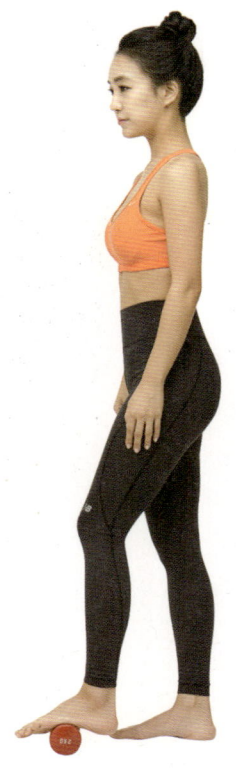

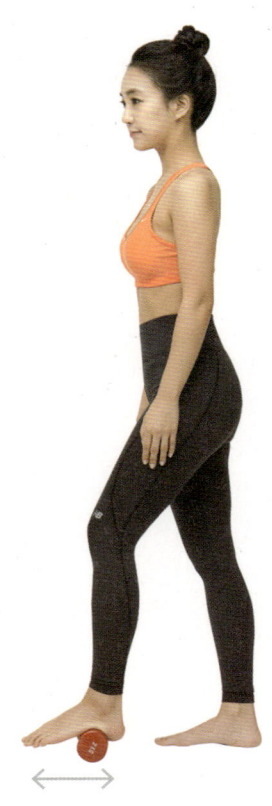

1. 테니스공, 텀블러, 아령 등을 밟고 섭니다.
   CHECK! 통증이 심한 분들은 테니스공을 이용해주세요.

2. 발에 체중을 실어 앞으로, 뒤로 천천히 밀면서 물건을 굴려주세요. 발가락부터 뒤꿈치까지 골고루 닿도록 하고, 20회 이상 반복해줍니다.

SPECIAL

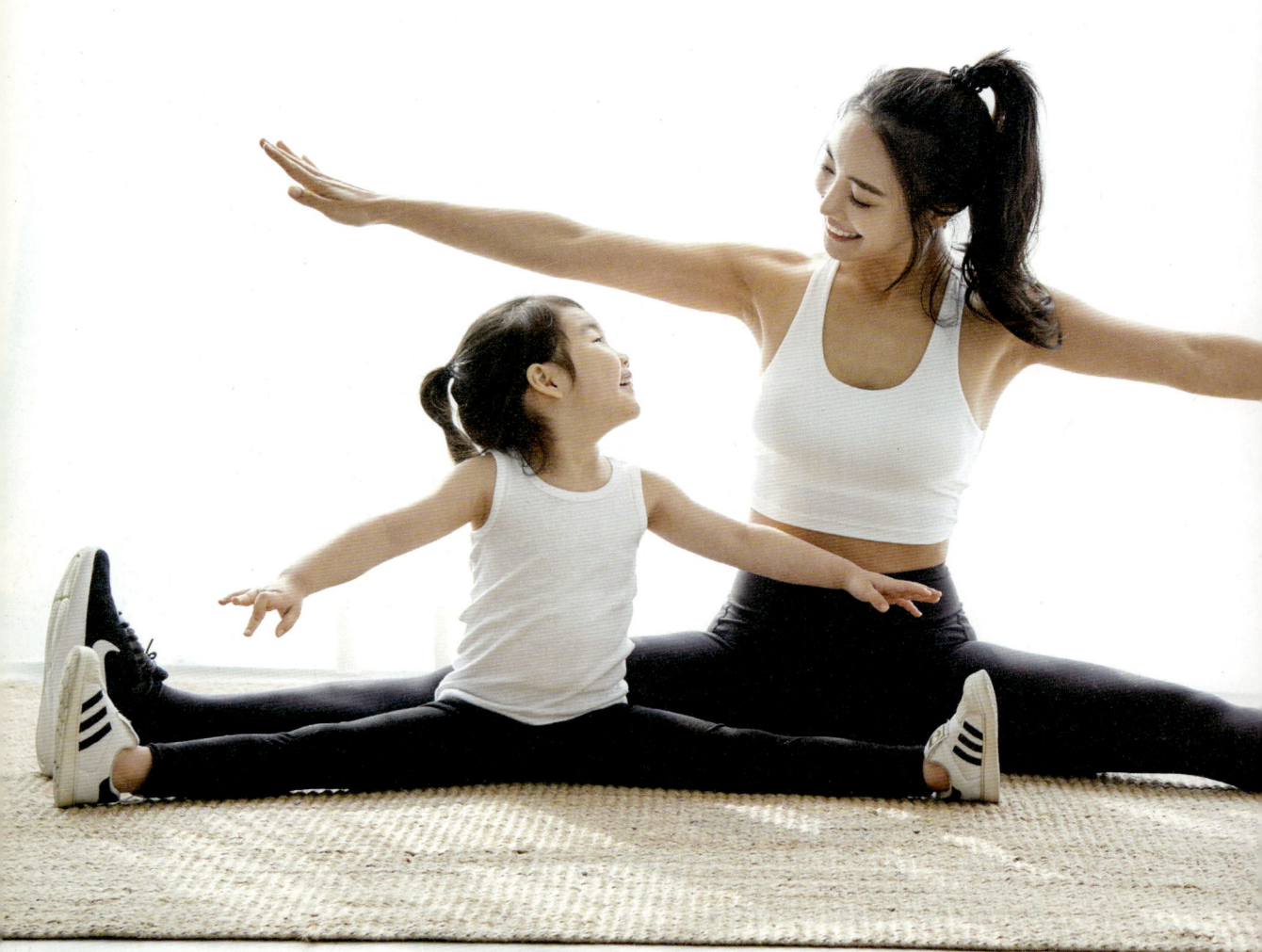

PART

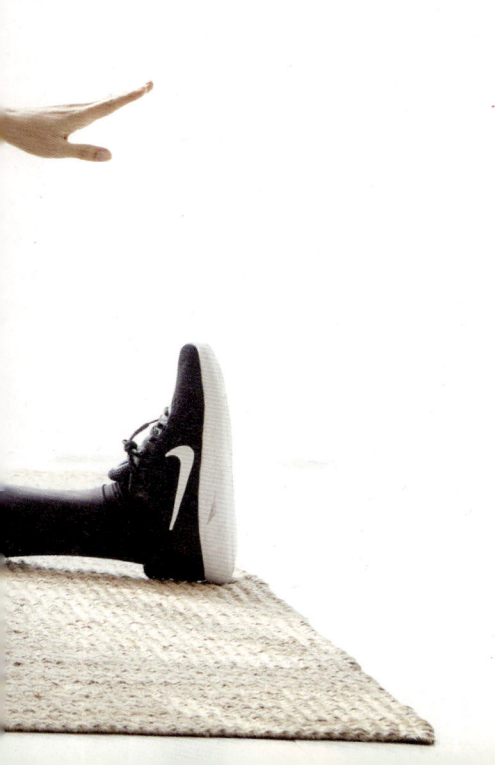
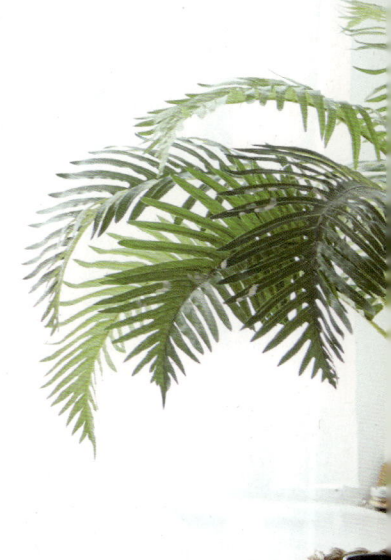

건강한 출산을 위한
임신부 운동

너무 걱정하지 마세요

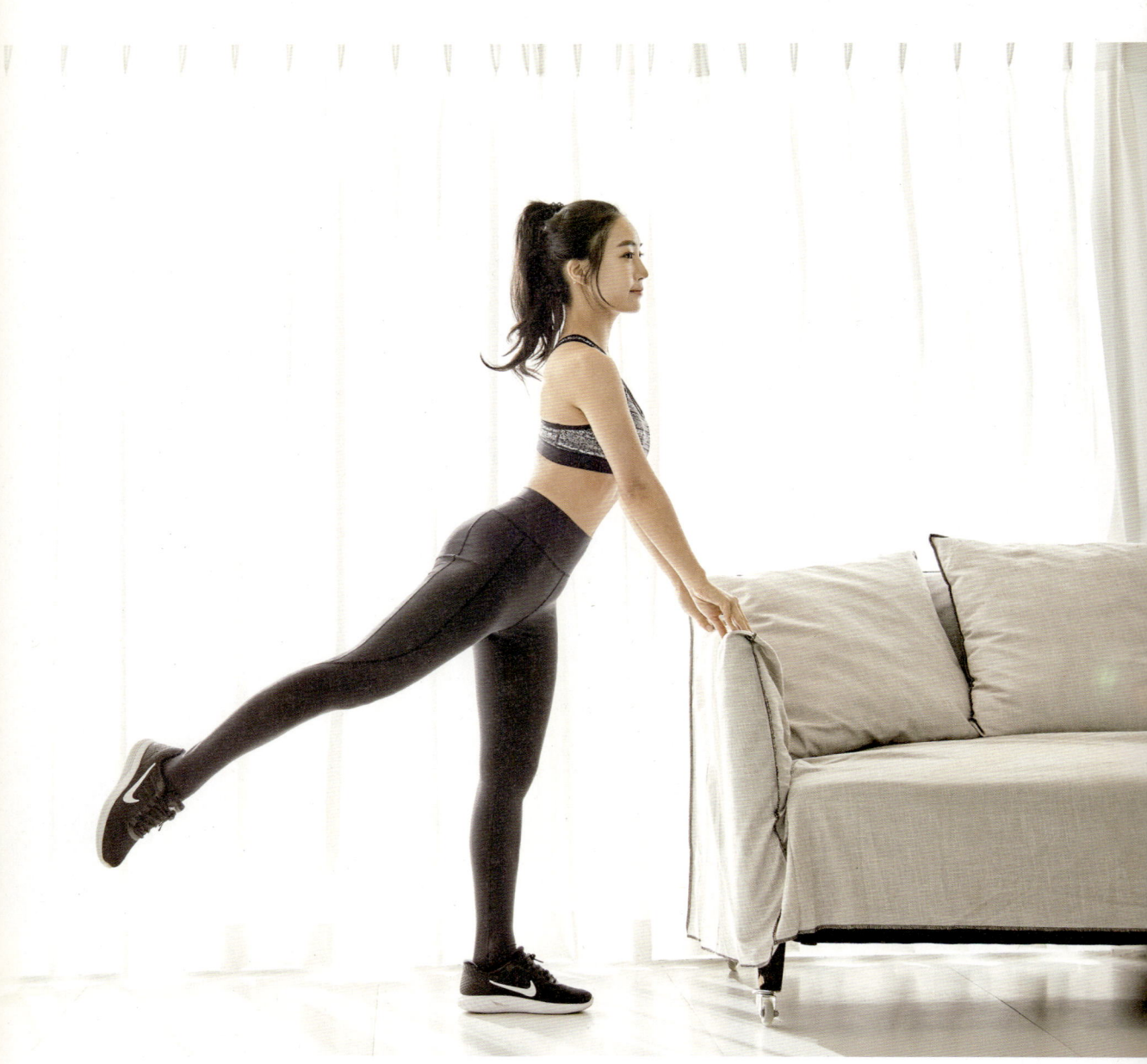

임신을 하면 몸이 찌뿌둥하고 나른합니다. 내 몸이 내 몸 같지 않죠.

손가락 하나 까딱하기도 싫고, 손가락 하나 까딱하는 게 힘든 것도 사실입니다.

그런데 왜 굳이 운동까지 해야 하냐고요? 태어나 처음으로 몸에 큰 변화가 찾아오니까요.

체중만 늘어나는 것이 아닙니다. 없던 입맛이 생기는가 하면

좋아하던 음식 냄새가 맡기 싫어지기도 합니다. 성격이 변하고, 목소리도 변하고, 체형도 변합니다.

그리고 이 모든 변화를 관리하는 특효약은 '운동'입니다.

임신 중이야말로 더욱 더 부인에게 '운동'이 필요한 시기입니다.

일단 운동을 통해 몸의 변화에 맞는 체력과 근력을 키워야 합니다.

임신 중 우울증, 불면증을 호소하는 경우도 많은데요. 운동을 하면 심신의 안정까지

덤으로 따라옵니다. 단, 항상 임신 중임을 의식해야 합니다.

뱃속에 아이가 자라고 있는 만큼 나와 태아의 컨디션을 잘 파악해

'득'이 되는 운동을 하는 것이 가장 중요합니다.

임신 기간을 초기(0~11주), 중기(12~27주), 후기(28~39주)로 나눠

그에 맞는 운동법을 준비했습니다. 모든 동작은 5~10회, 3세트가 기본이며

자신의 컨디션에 따라 횟수를 조절합니다.

트레이너 남편이 부인을 위해 직접 구성한 산전홈트!

부인, 우리 같이 시작할까요?

몸의 변화

'임신부의 몸'
이렇게 변해요

임신 초기(0~11주)에는 탯줄과 태반이 발달하고 자리를 잡습니다.

감기나 몸살에 걸린 것처럼 나른하고 미열이 있으며 호르몬의 영향으로

몸을 조금만 움직여도 피곤하죠. 그렇기 때문에 충분한 휴식이 중요합니다.

이 시기는 유산의 위험이 높기도 합니다. 또 아직 배가 부르지 않아

'임신부' 배려를 받기 힘들 때도 있습니다.

그럴수록 나와 태아의 컨디션을 고려해 움직임을 스스로 조절해야 합니다.

피곤할 정도의 운동이나 성관계는 자제하는 것이 좋습니다.

무거운 것을 들거나 오랜 시간 서 있으면 허리와 배에 무리가 가서

자궁이 수축될 수 있으니 주의하세요.

임신 중기(12~27주)로 접어들면 태반이 완성됩니다.
태아가 엄마의 몸에 완전히 뿌리를 내리는 거죠. 자궁이 커지면서
골반에 있던 자궁이 조금씩 위쪽으로 올라갑니다. 자궁과 골반을 연결하는
인대가 늘어나 임신부는 배와 허리가 당기는 느낌을 받을 수 있습니다.
지옥 같았던 입덧이 끝나면서 식욕이 왕성해지기도 합니다.
방심했다가는 체중이 급격하게 늘어날 수 있으니 조심하세요.

임신 20주까지는 주당 0.32kg, 20주부터 출산까지는 주당 0.45kg 증가하는 것이
적당합니다. 태아는 엄마로부터 많은 영양을 흡수합니다. '내가 먹는 것이
곧 내 아이가 먹는 것'이라는 마음가짐으로 가급적 영양분을 골고루
섭취하도록 합니다. 고단백 저칼로리 식사를 해주세요.
변비에 걸리기 쉬운 시기이니 섬유질이 풍부한 채소나 과일도 충분히 섭취합니다.

또 자궁이 커지면서 하반신의 혈액순환이 원활하지 못해
손과 발이 붓기 시작합니다. 신발이 맞지 않고 손가락에 반지도 들어가지 않죠.
잘 때 다리를 높게 올리고 자면 약간의 도움을 받을 수 있습니다.
허리 통증을 호소하는 분들이 생기기도 합니다. 오랫동안 같은 자세나
좋지 않은 자세는 요통을 악화시키니 의식적으로 바른 자세를 유지해주세요.
임신 안정기이기도 하지만 조산이 일어나기 쉬운 때이기도 합니다.
순간적으로 힘을 많이 쓰게 되는 동작은 피합니다.

임신 후기(28~39주)에는 출산을 대비합니다.

특히 임신 9개월째에 접어들면 배꼽이 튀어나올 정도로 배가 불룩해지죠.

자궁이 위와 폐를 누르고 심장을 압박해 숨이 쉽게 차고

가슴이 쓰린 정도가 심해집니다.

부종이 더 심해지고 움직이는 것도 힘들어 임신부들이 가장 힘들어하는 시기입니다.

손발이 붓고 자주 저리다면 몸속 수분과 혈액의 양이 늘어났기 때문이니

수분 섭취를 줄이는 것이 좋고요. 잠자기 전 10분 정도 다리 마사지를 하면

자다가 쥐가 나는 것을 방지할 수 있습니다. 소화가 잘 되지 않는 때이니

지방이 적은 흰 살 생선이나 단백질 식품 등 소화가 잘 되는 음식 위주로 식사하세요.

무엇보다 넘어지지 않도록 조심해야 합니다. 높은 곳과 미끄러운 곳은 피하세요.

불룩해진 배 때문에 이렇게 자도 저렇게 자도 불편해 숙면을 취하지 못하는 경우도

많습니다. 하지만 잠이 부족하면 요통, 두통 등의 임신부 트러블이

심해질 수 있습니다. 산책과 스트레칭을 생활화하고

자기 전에 따뜻한 물로 샤워를 해보세요. 숙면에 도움이 됩니다.

임신 중 운동의 장점

임신 중 운동
왜 해야 할까요?

임신 중에 체중이 늘어나는 것은 당연합니다. 다만 너무 적거나 너무 많지 않게
'적당히' 늘어야 하죠. 임신 중 체중이 지나치게 증가하면 심장에 부담이 되어
고혈압, 임신중독, 임신성 당뇨로 이어질 수 있습니다.
4kg 이상 거대아 출산 확률도 높아지고, 산후 비만으로 이어질 가능성도 높죠.
반대로 체중이 너무 적게 증가하면 출산 시 진통을 견뎌낼 체력이 되지 않아
산통을 오래 겪을 수 있습니다. 태아도 엄마로부터 충분한 영양을 공급받지 못하고,
이렇게 된 태아는 나중에 당뇨병, 심근경색, 심장병에
걸릴 위험이 커집니다. 그러니 운동을 통해 적당한 체중 증가를 유지해야 합니다.

배가 불러올수록 누워 있는 것도 힘들고 아기의 태동으로 인해
잠들기도 어렵습니다. 잠들어도 자주 깨며 이는 불면증으로 이어지기가 쉽죠.
불면증이 지속되면 태아의 성장에 방해가 되고 임신 합병증의 위험도 커집니다.
불면증이 있는 임신부는 불면증이 없는 임신부에 비해 조산 위험이
2배 가까이 높다는 연구결과도 있습니다. 그런데 운동을 하면 몸이 적당히 피곤해지고
땀을 흘리며 신진대사가 활발해져 숙면에 도움이 됩니다.
임신이 진행되면서 자궁이 커지면 골반과 척추에 부담을 줍니다.
이때 근력 운동으로 근육을 단련하면 허리 통증을 줄일 수 있습니다.
커진 자궁이 대정맥을 압박해 무릎 뒤편과 허벅지 안쪽, 발목, 항문 등에
정맥류가 생기기도 합니다. 운동을 하면 혈액순환이 원활해지죠.
정맥류나 부종이 자연스럽게 줄어듭니다.
미시건대 심리학자 리처드 니스벳은 똑똑한 아이를 낳고 싶으면
임신 기간에 운동을 하라고 조언합니다. 태아는 혈액을 통해 산소와 영양분을
공급받는데요. 임신부가 운동을 통해 혈액순환이 활발해지면 태아에게 보내는
산소와 영양분도 많아집니다. 특히 유산소 운동으로 체내 산소량이 많아지면
태아의 성장과 뇌 발달에 긍정적인 영향을 끼친다고 합니다.

산후우울증보다 임신 중 우울증이 더 많다는 것 알고 계신가요?
제일병원 정신의학과 교수팀이 임신 시기별 우울증을 연구한 결과,
임신 초기에 우울증에 걸리는 임신부가 가장 많았습니다.
뇌에서 분비되는 신경전달물질인 세로토닌이 줄어들면 우울증이 늘어납니다.

그런데 세로토닌은 운동할 때 분비됩니다.

그러니 운동은 임신 우울증 극복에 도움이 됩니다.

운동은 좋은 엄마가 되는 기초공사입니다.

임신도 육아도 체력전입니다. 임신 중에도 꾸준히 운동을 하면

체력을 유지하는 것은 물론이고 운동이 습관으로 자리 잡아 출산 후에도

자연스럽게 운동을 할 수 있어 더 건강한 엄마,

더 행복한 엄마가 될 수 있습니다.

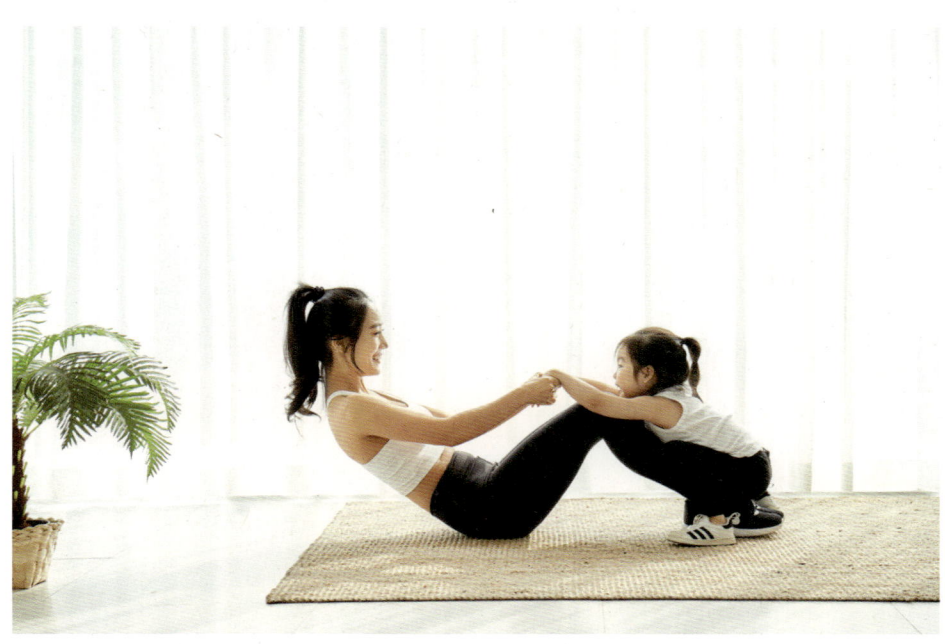

임신부 운동 주의사항

임신 중 운동
조심해야 합니다.

임신 중에는 우리 몸의 관절과 인대를 이완시켜주는 릴렉신 호르몬이

평소보다 10배 이상 늘어납니다. 이 호르몬은 뼈에 붙어 있는 인대를

말 그대로 '릴렉스(relax)'시키는 역할을 담당합니다.

골반 근육과 관절을 부드럽게 해 출산을 준비하는 것이죠.

문제는 호르몬의 영향으로 골반뿐 아니라 모든 관절이 느슨해진다는 것입니다.

이 상태에서 평소와 같은 강도의 운동을 하면? 당연히 부상의 위험성이 높아집니다.

평소보다 운동 강도를 약하게 조절해주세요. 과도한 스트레칭도 피하도록 합니다.

몸이 지나치게 뜨거워지는 것도 조심해야 합니다. 임신부의 체온이 39도를 넘으면

태아에게 악영향을 끼칠 수 있습니다. 임신 중에는 체온이 평소보다

약간 높은 상태로 유지되는데 강도 높은 운동을 하면

체온이 더욱 상승할 수 있으니 주의하세요.

임신이 진행될수록 체중이 증가하며 배가 나옵니다.
미국 스포츠의학회 조사에 따르면 우리나라 여성들은 임신을 하면
평균 13.7kg이 증가합니다. 특히 임신 후기에는 체중이 급격히 증가하면서
몸의 무게 중심이 앞쪽으로 쏠리게 됩니다. 균형 감각이 떨어져
넘어질 위험도 높아지죠. 이럴 땐 의자나 소파, 벽 등
단단히 고정된 소품을 활용해 운동하면 도움이 됩니다. 지방을 빨리 태우기 위해
공복운동을 선호하는 분들도 계십니다. 임신 중에는 공복운동을 피해주세요.
공복운동을 할 경우 저혈당으로 쓰러질 수 있습니다.

운동 전 간단한 간식을 섭취하는 것이 좋습니다.
모든 운동은 본인과 태아의 컨디션에 따라 조절해야 합니다.
몸이 보내는 신호에 민감해지세요. 운동 중 관절에 통증이 느껴지면
무조건 멈춥니다. 숨이 가빠지거나 배가 뭉치는 것도 무리가 가고 있다는 신호입니다.
현기증이 나거나 어지러울 때도 잠시 쉬는 등 운동 강도를 조절해주세요.
운동 중에는 호흡도 참지 않습니다. 임신부의 산소 공급이 원활하지 않으면
태아에게 가는 산소량이 줄어들 수 있으니까요.
덥고 습한 환경에서의 운동은 피하고
운동 중 틈틈이 수분도 섭취해주세요.

임신부 운동 노하우

임신 중 운동
이렇게 합니다

운동은 크게 '유산소 운동'과 '근력 운동'으로 나뉩니다.
임신 중에도 이 두 종류의 운동을 병행하는 것이 중요합니다.

'유산소 운동'은 걷기, 수영 등 산소를 이용해 필요한 에너지를 공급하는
지구성 운동입니다. 지방을 주된 연료로 사용하지요. 심폐기능을 향상시키고
과도한 체중 증가를 막을 수 있어 임신부에게 꼭 필요합니다.
임신 전에도 꾸준히 유산소 운동을 해왔다면 하루 30분씩 운동을 지속하세요.
임신 전 규칙적으로 운동을 하지 않았다면 걷기 등 가벼운 운동으로 시작합니다.
갑자기 운동을 시작하면 오히려 몸에 무리가 갈 수 있으니까요.
하루에 15분으로 시작해 일주일마다 5분씩 늘려갑니다.

이렇게 늘려 가면 운동을 시작하고 한 달 뒤에는 하루 30분씩 운동할 수 있겠죠.

운동 강도는 '중강' 혹은 '약간 힘든 상태'를 유지합니다.

이야기를 나누며 운동을 할 수 있는 정도라고 생각하시면 쉽습니다.

'근력 운동'을 하면 올바른 자세를 유지하는 데 필요한 근육을 단련할 수 있습니다.

임신부 3명 중 2명이 호소하는 허리 통증을 예방하고,

분만에 사용되는 근육을 강하게 만들어 진통을 잘 견디는 데도 도움이 됩니다.

또 임신 중 올바른 운동습관은 출산 후 임신 전 체력으로 돌아가는 데도

큰 도움이 되니 임신 시기에 따른 적절한 근력 운동이 꼭 필요합니다.

근력 운동을 할 때는 낮은 무게 또는 자신의 체중을 이용합니다.

그리고 같은 동작을 12~15회 이상 반복할 수 있을 정도의 강도를 유지합니다.

임신 중기부터는 반듯이 누워서 하는 운동은 가급적 피해주세요.

커진 자궁이 심장으로 들어오는 정맥을 눌러 혈류의 흐름이 방해되면

기립성 저혈압이나 어지럼증이 발생할 수 있습니다.

임신부 운동 전 반드시 check!

1. 운동 중 대화가 가능할 정도의 중강도로 운동할 것!
2. 운동 중 호흡을 참지 않도록 할 것!
3. 과도한 스트레칭은 금물!
4. 임신 중기부터는 반듯이 누워서 하는 운동을 피할 것!
5. 운동 중 수분 보충은 필수!
6. 공복운동은 금물!

0~11주
임신 초기

mission
기초 체력 다지기

태반이 자리 잡지 않았으므로 안정적인 동작 위주로 실시하며, 운동 중에도 호흡을 자연스럽게 유지하는 것이 중요합니다. 모든 동작은 5~10회, 3세트를 기준으로 하며, 동작 중 몸에 무리가 온다고 느끼면 즉각 운동을 멈추도록 합니다.

어깨 뒤로 돌리기

뭉친 어깨 근육을 유연하게 풀어주며, 등에 붙은 군살들을 정리해줍니다.

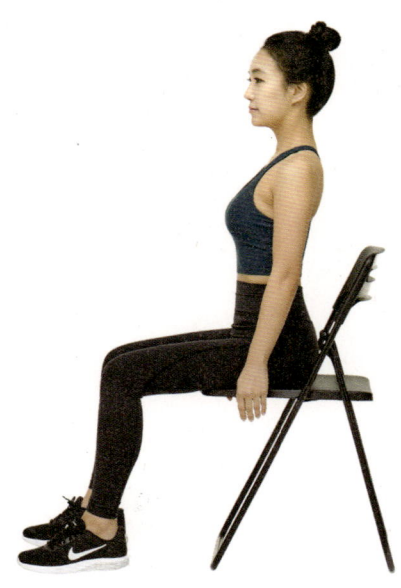

1. 의자에 편안하게 앉은 상태에서 가슴을 펴고 허리를 바로 세워주세요.

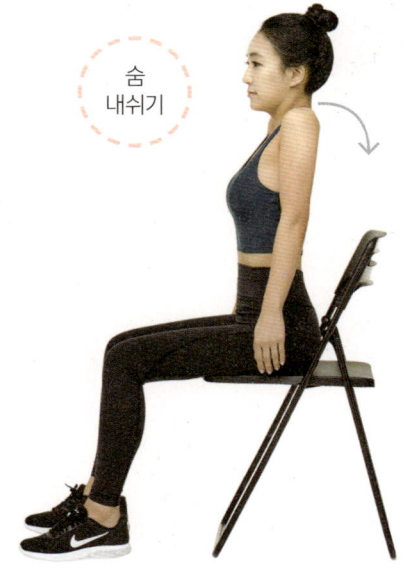

숨 내쉬기

2. 어깨를 귀에 붙인다는 느낌으로 위로 쭉 끌어 올린 뒤 뒤쪽으로 원을 그리듯 천천히 돌려주세요.

어깨 내리며 모으기

등 전체 근육을 시원하게 풀어주며, 굽은 허리와 가슴을 활짝 펴 스트레칭해줍니다.

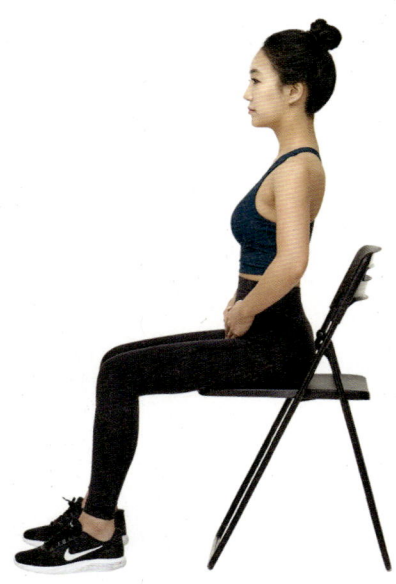

1 의자에 편안하게 앉은 상태에서 가슴을 펴고 허리를 바로 세워주세요.

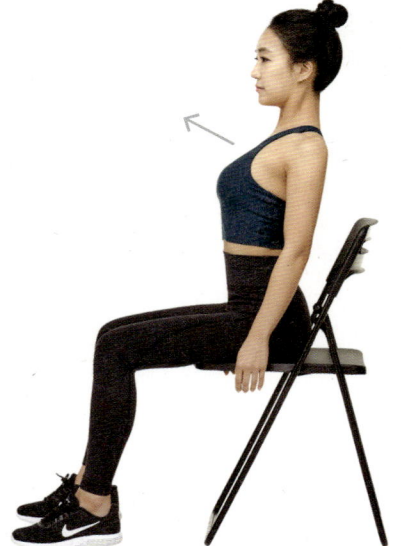

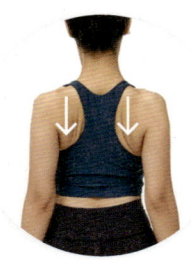

2 가슴을 위쪽 45도 방향으로 들면서 동시에 날개뼈를 아래쪽으로 최대한 끌어내린 상태로 3초간 버팁니다. 버티는 동안에는 호흡을 자연스럽게 유지하세요.

다리 뒤로 뻗기

코어(복부)를 단단하게 해주며, 허리 강화와 엉덩이 밑 근육을 단련시켜 힙업 효과까지 줍니다.

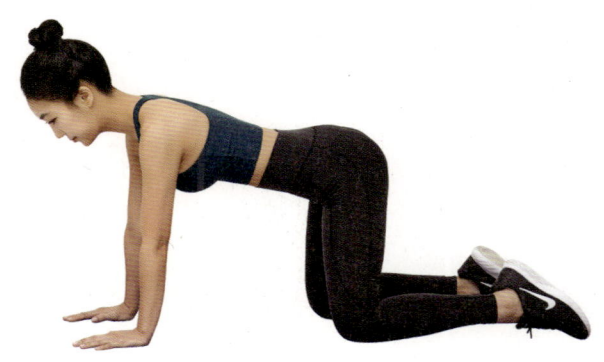

1. 양손과 무릎을 바닥에 대고 엎드립니다. 이때 손과 무릎의 간격은 어깨너비로 벌려주세요.

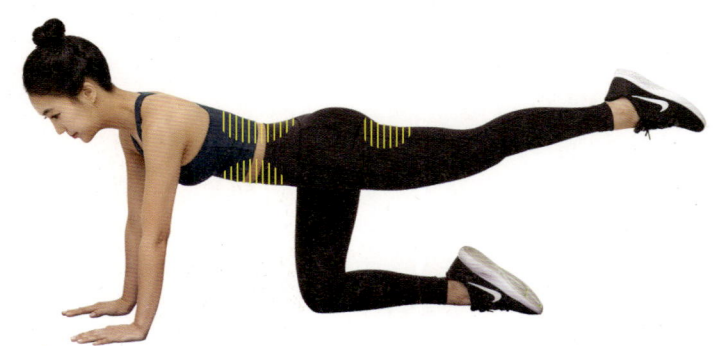

2. 복부에 힘을 준 상태로 한 발을 들어 뒤로 뻗어줍니다. 허리를 과하게 꺾지 말고, 엉덩이 근육에 힘이 들어가는 지점까지만 다리를 들어주세요. 같은 방법으로 반대쪽도 실시해주세요.
CHECK! 다리를 드는 동시에 하복부와 질 주위를 10초간 수축해주면 좋아요!

고양이 등

코어(복부)를 단단하게 해주며 척추의 굴곡 유지에 도움이 되고,
등 전체 근육을 이완시켜 굽은 등을 펴줍니다.

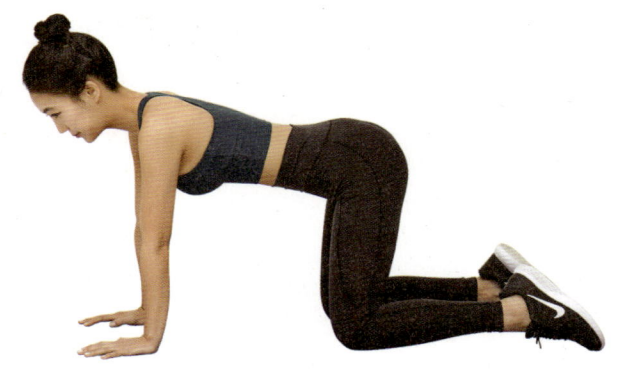

1. 양손과 무릎을 바닥에 대고 엎드립니다. 이때 손과 무릎의 간격은 어깨너비로 벌려주세요.

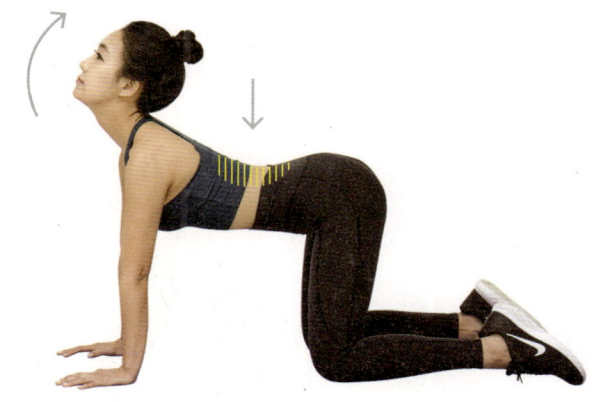

2 허리를 바닥으로 꾹 눌러주면서 동시에 고개를 들어 하늘을 바라봅니다.

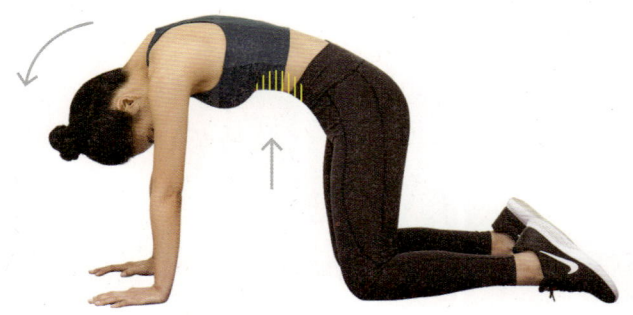

3 등을 하늘로 둥글게 말아 올려주세요. 동시에 시선은 배꼽을 바라봅니다.
이 상태로 남아 있는 숨을 모두 뱉어주세요.

브릿지

등, 허리, 엉덩이 및 하체 근력을 자극해 강화시켜주는 동작으로 임신으로 인해 생기는 요통을 완화시켜줍니다.

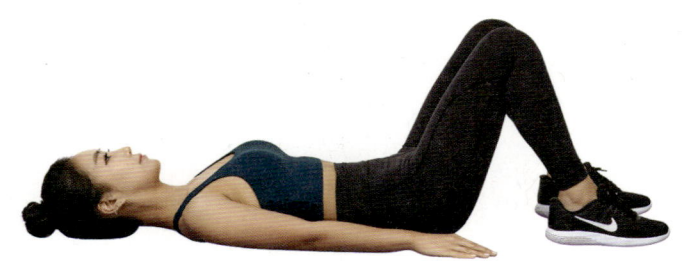

1. 바닥에 누워 무릎을 세워주세요. 이때 무릎 사이 간격은 골반너비로 벌려줍니다.

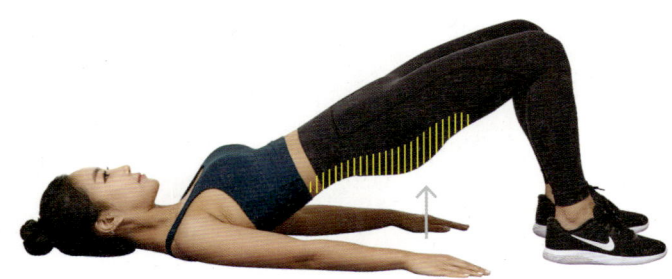

2. 골반을 들어 올립니다. 엉덩이 근육에 힘을 준 상태로 1~2초간 버틴 다음 천천히 내려주세요.

누워서 고관절 돌리기

골반과 주변 근육의 가동범위를 좋게 해 임신 중·후반으로 갈수록 생기는 골반 주변 통증들을 예방해줍니다.

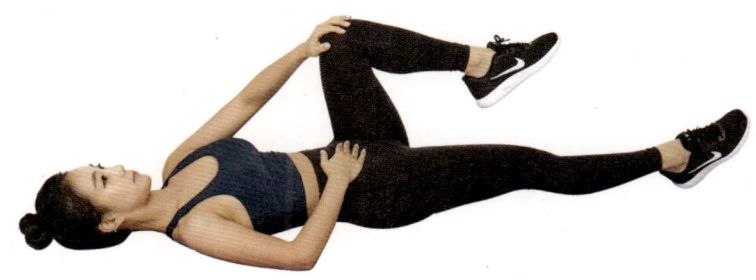

1 바닥에 누워 한 발을 90도로 들어주세요.

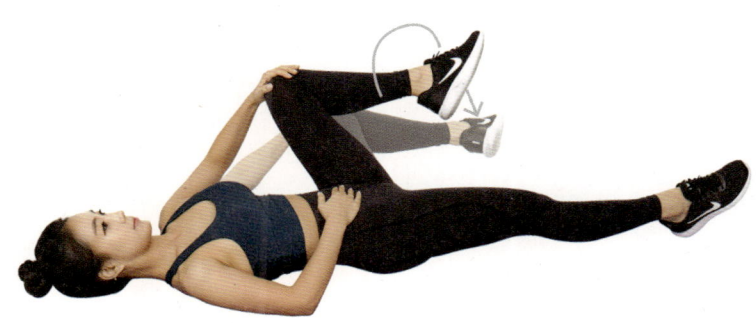

2 같은 쪽 손으로 무릎을 잡고 바깥쪽으로 천천히 돌려줍니다. 같은 방법으로 반대쪽도 실시해주세요.
   CHECK! 반대쪽 엉덩이가 바닥에서 들리지 않도록 꾹 눌러주세요.

12~27주
임신 중기

mission
하체 근력 및 허리 강화

배가 나오기 시작하고 체중이 늘면서 허리와 하체에 부담이 가는 시기입니다. 하체 근력을 키우고 허리 통증을 완화시킬 수 있는 운동을 해야 합니다. 모든 동작은 5~10회, 3세트를 기준으로 하며, 동작 중 몸에 무리가 온다고 느끼면 즉각 운동을 멈추도록 합니다.

의자 잡고 다리 뒤로 뻗기

허벅지 근력을 키우는 데 도움이 되는 동작으로 허벅지를 탄탄하게 만들어 무거운 몸을 지탱하는 데 최적의 하체를 만들어줍니다.

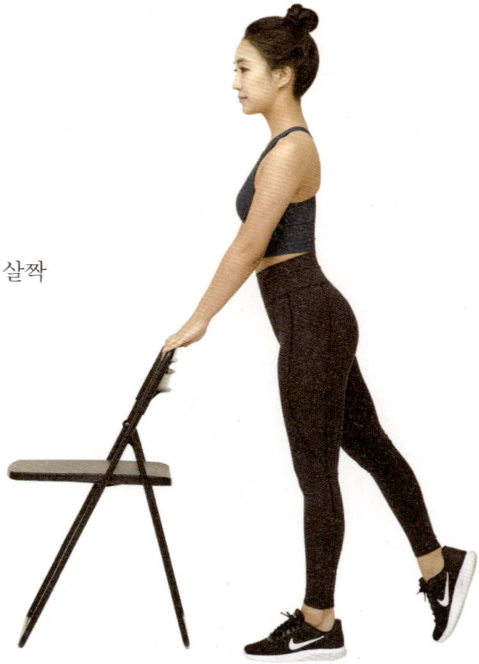

1 양손으로 의자를 잡고 서서 한 발을 살짝 뒤로 뻗어둡니다.

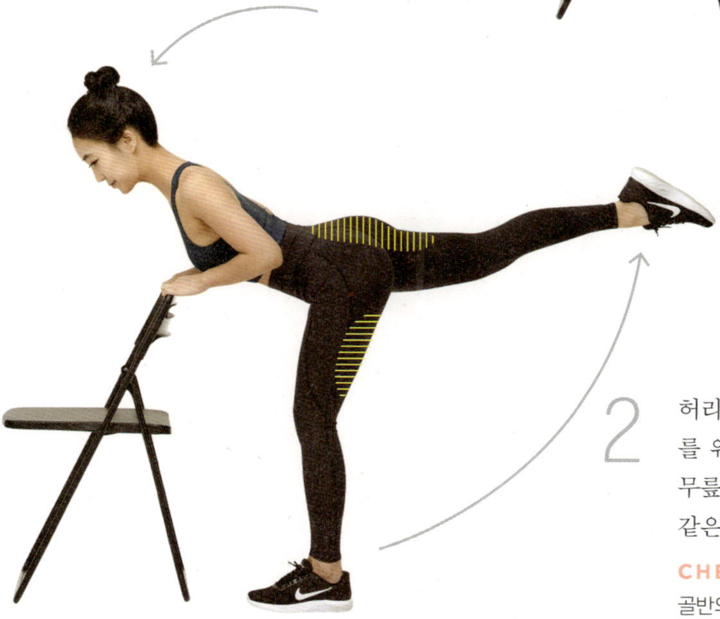

2 허리를 편 채로 상체를 숙이며 뻗은 다리를 위로 쭉 들어주세요. 이때 뻗는 다리의 무릎은 최대한 구부러지지 않도록 합니다. 같은 방법으로 반대쪽도 실시해주세요.

CHECK! 들어 올린 다리의 반동 때문에 양쪽 골반의 위치가 틀어지지 않도록 주의하세요.

의자 잡고 런지

앞쪽 다리의 허벅지와 엉덩이 근육을 강화시켜주는 동작으로
무릎 관절의 안정성을 높여 계속해서 무거워지는 몸을 지탱하는 데 힘을 줍니다.

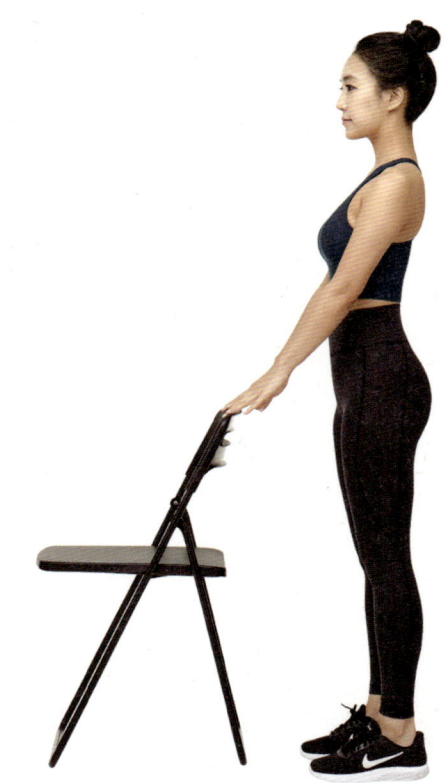

1 양손으로 의자를 잡고 섭니다.

2 왼발을 뒤로 멀리 보내 발끝으로 땅을 딛고, 동시에 무릎을 구부려 앉습니다.
CHECK! 왼쪽 무릎의 관절을 120~140도 정도만 구부려주세요.

숨 내쉬기

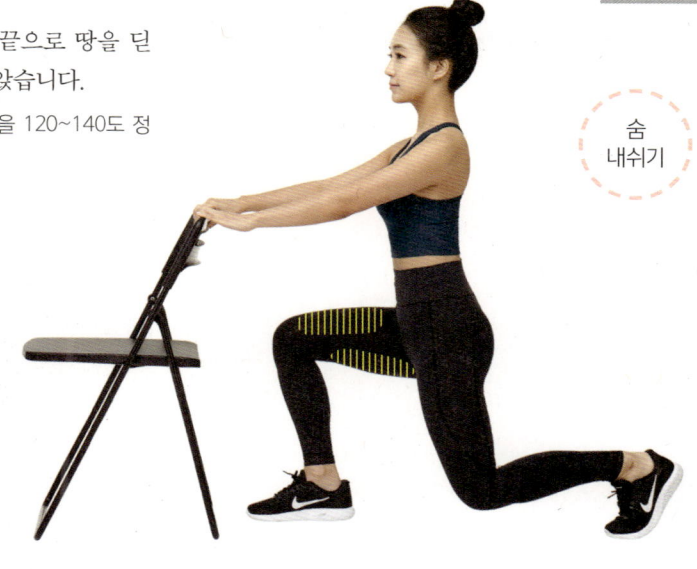

3 오른쪽 발바닥으로 바닥을 밀어내며 일어섭니다. 같은 방법으로 반대쪽도 실시해주세요.

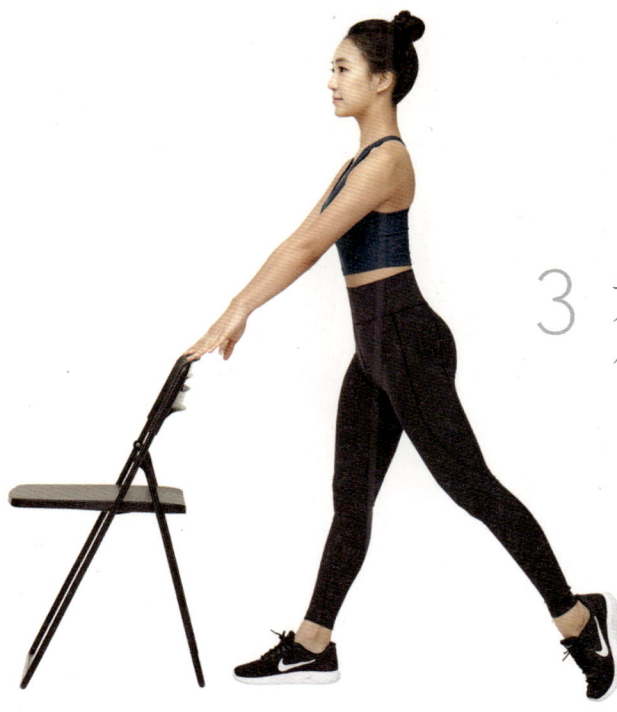

의자 잡고 와이드 스쿼트

전반적인 하체의 근력을 키우는 데 도움이 되는 동작으로
평소 다리를 꼬거나 장시간 앉아있는 임신부들에게 좋습니다.

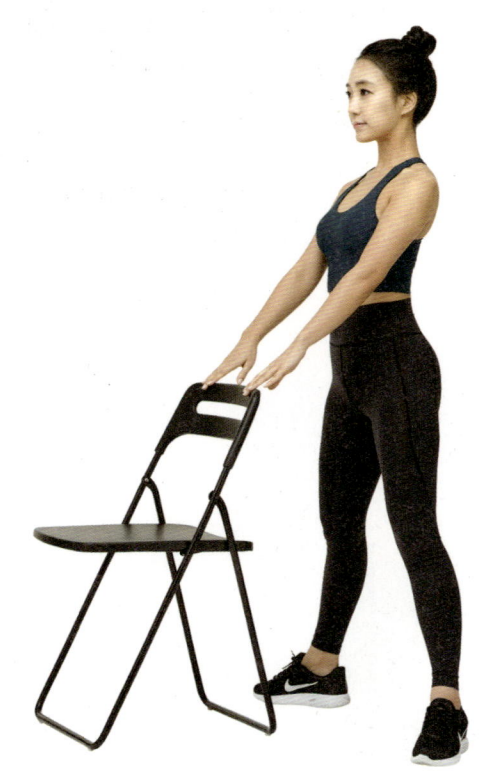

1 양손으로 의자를 잡고, 양발은 어깨너비보다 넓게 벌리고 섭니다. 이때 발끝은 바깥쪽으로 살짝 벌려주세요.

2 무릎이 발끝을 넘어가지 않도록 주의하며 허리를 편 채로 앉습니다.

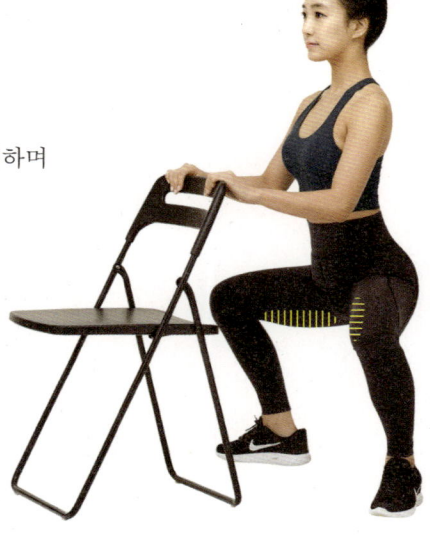

3 발바닥 전체의 힘으로 바닥을 밀어내며 천천히 일어섭니다.

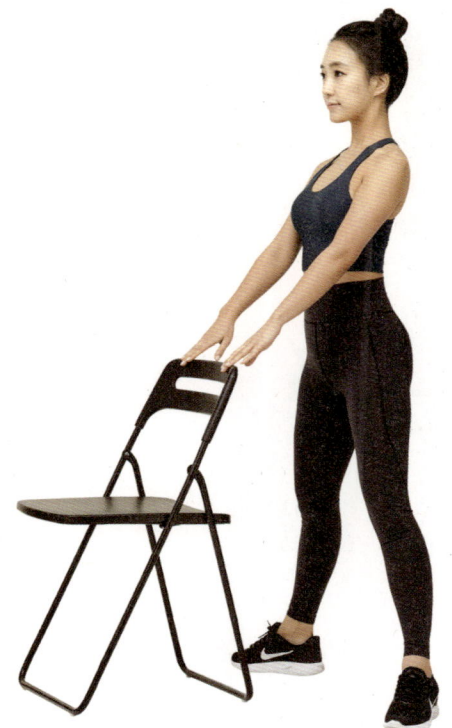

의자 잡고 사이드 런지

허벅지 바깥쪽 근육을 탄탄하게 강화시켜주며
출산할 때 필요한 하체의 근력을 보강시켜주는 동작입니다.

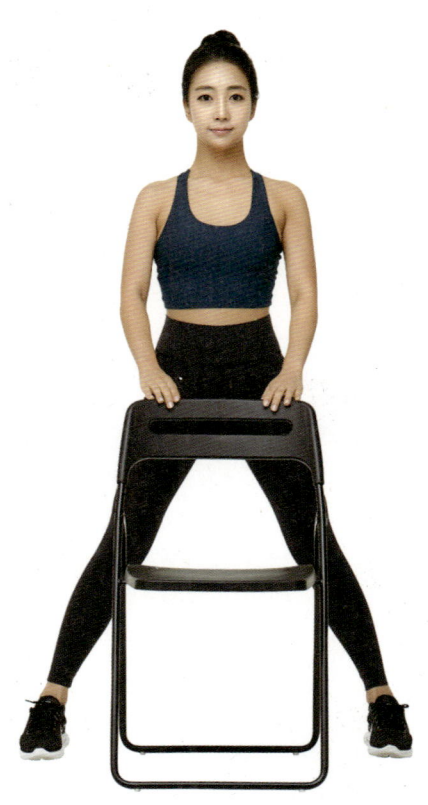

1 양손으로 의자를 잡고, 양발은 어깨너비보다 넓게 벌리고 섭니다. 이때 발끝은 정면을 향하게 합니다.

2 엉덩이를 왼쪽으로 이동시키며 동시에 왼쪽 무릎을 살짝 구부려 앉아주세요. 이때 허리는 편 상태를 유지하고, 오른쪽 발뒤꿈치는 바닥에서 떨어지지 않아야 합니다.
CHECK! 무릎을 구부릴 때 무릎이 발끝을 넘어가지 않도록 주의하세요.

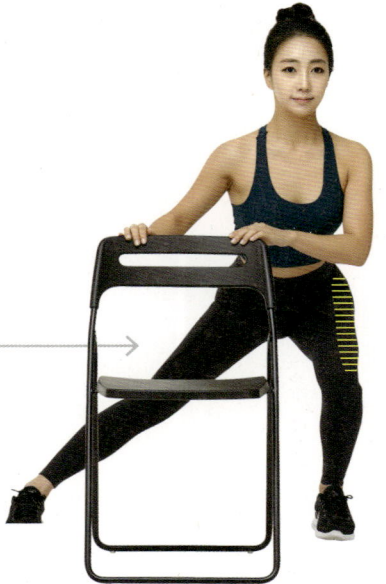

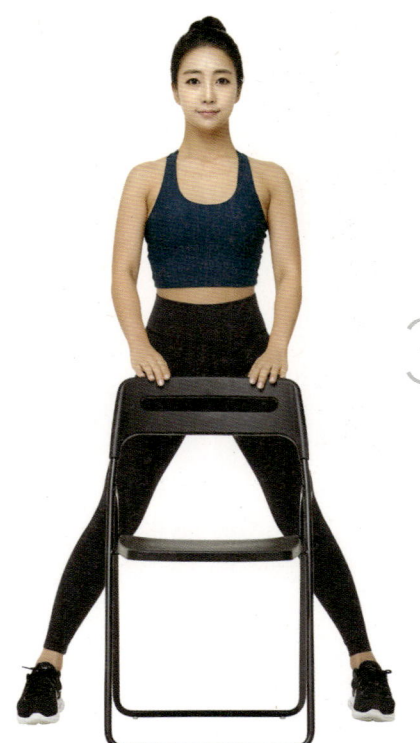

3 왼쪽 발바닥으로 바닥을 밀어내며 제자리로 돌아옵니다. 같은 방법으로 반대쪽도 실시해주세요.

의자 잡고 고관절 돌리기

버티는 다리에 힘을 길러주며 굳어 있는 고관절을 회전시킴으로써
출산에 최적화된 골반을 만들어줍니다.

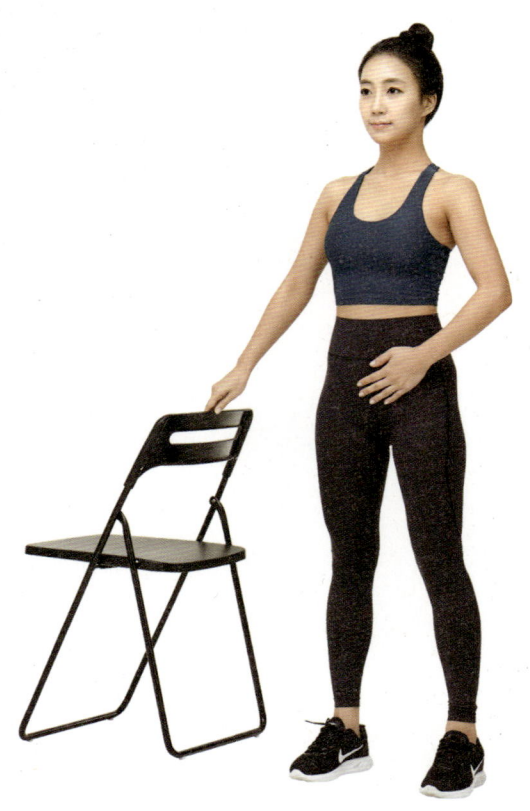

1 오른손으로 의자를 잡고 왼손으로는 배를 감싸고 섭니다.

2   오른발로 체중을 버티고, 왼쪽 다리를 들어 바깥 방향으로 한 바퀴 돌려주세요.

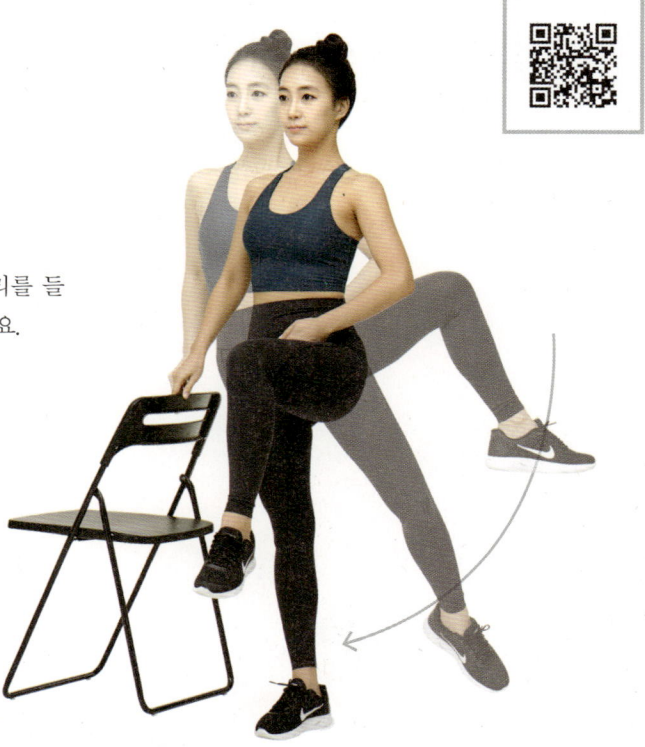

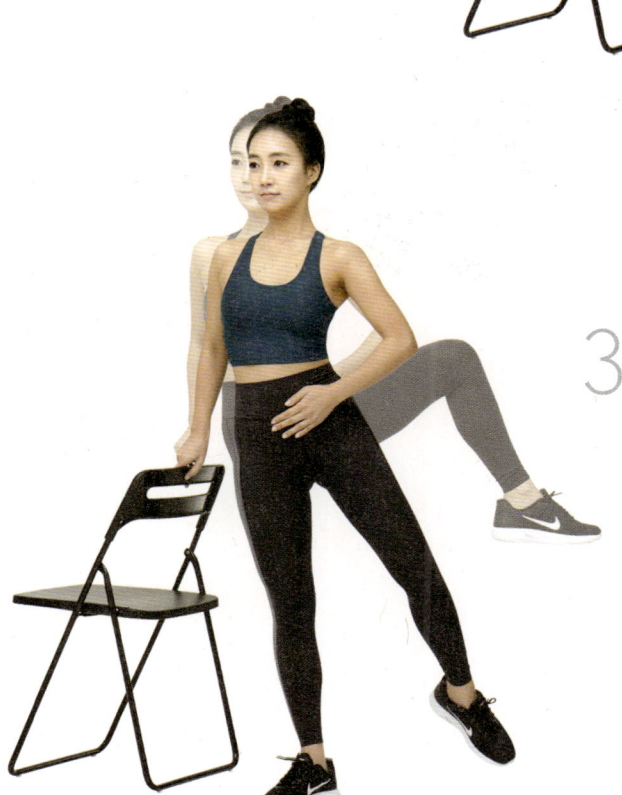

3   안쪽 방향으로도 한 바퀴 돌려주세요. 같은 방법으로 반대쪽도 실시해주세요.
CHECK! 동작 중 호흡은 편하게 유지합니다.

엎드려 균형 잡기

몸통이 바로 설 수 있도록 코어(복부)의 근력을 길러주며
전신의 스트레칭에 도움이 됩니다.

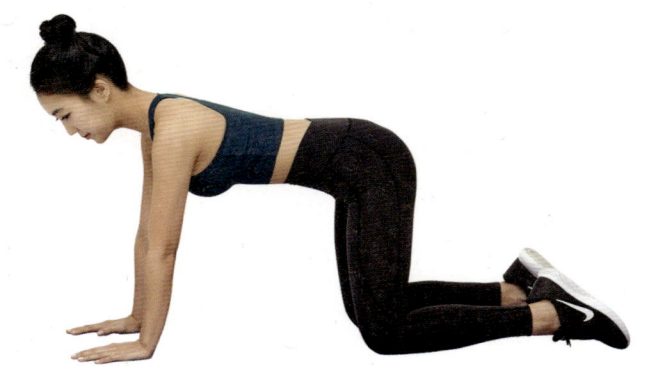

1 양손과 무릎을 바닥에 대고 엎드립니다. 이때 손은 어깨너비, 무릎은 어깨너비보다 살짝 넓게 벌려주세요.

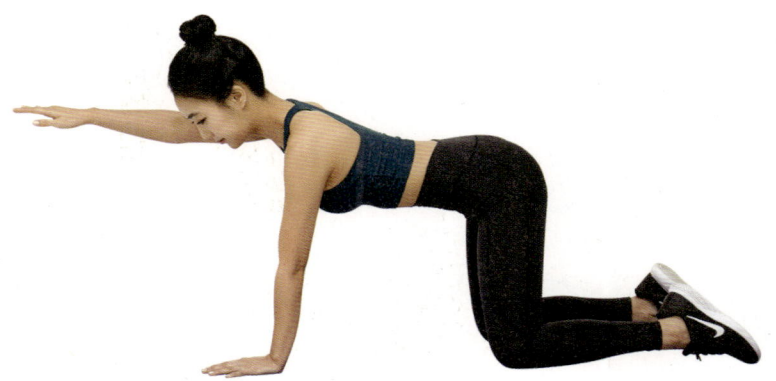

2 　몸통이 흔들리지 않도록 복부에 힘을 단단히 준 상태에서 오른쪽 팔을 바닥과 수평이 되도록 쭉 뻗어주세요.

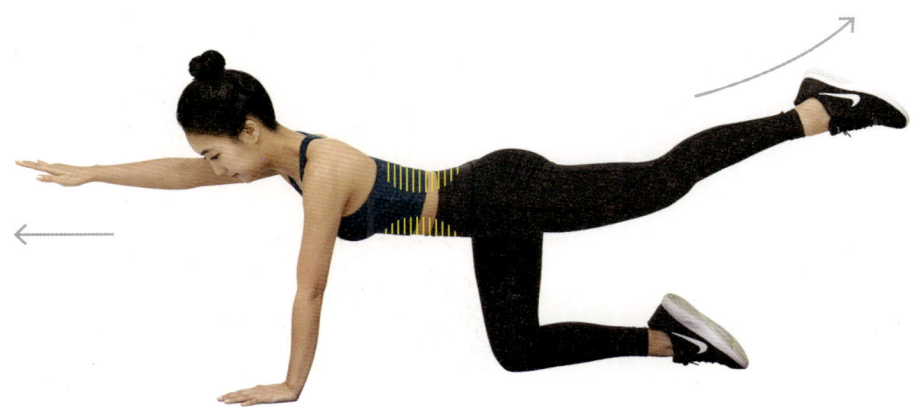

3 　그 상태에서 왼쪽 다리를 뒤로 뻗어 3초간 균형을 잡아주세요. 같은 방법으로 반대쪽도 실시해주세요.
　　CHECK! 몸통과 복부에 힘을 단단히 주고 진행해야 정확한 동작이 되며, 운동 효과도 더 높아집니다.

엎드려 허리 늘이기

뭉쳤거나 굽은 등의 전체 근육을 시원하게 풀어주며 동시에 상체 스트레칭에도 도움이 됩니다.

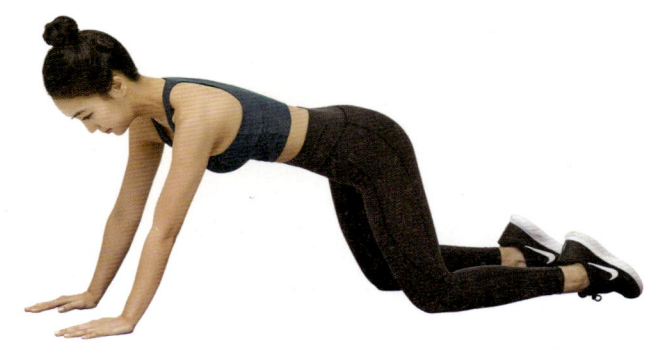

1 양손과 무릎을 바닥에 대고 엎드립니다. 이때 손과 무릎의 간격은 어깨너비로 벌려주세요.

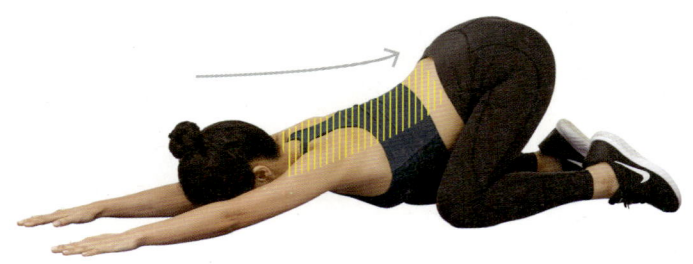

2 상체를 뒤로 밀어내면서 어깨와 등, 허리를 천천히 바닥으로 눌러주세요. 편안하게 호흡하며 8~10초간 자세를 유지합니다.
CHECK! 어깨의 긴장을 풀고 최대한 귀와 멀어지게 두세요.

옆으로 누워 다리 들기

평소 잘 사용하지 않는 옆구리를 자극해 탄탄하게 만들고
고관절과 엉덩이의 근력을 기르는 데 효과적인 동작입니다.

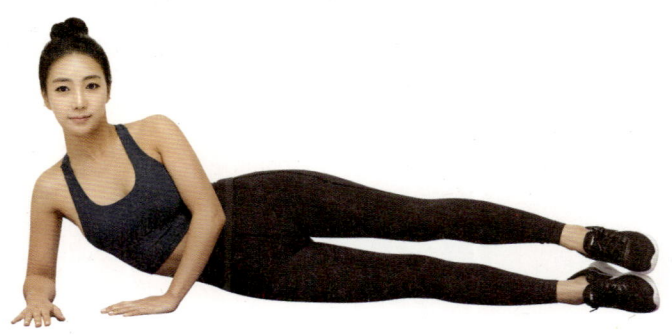

1 옆으로 누워 팔꿈치로 상체를 세우고, 반대쪽 손으로 앞쪽 바닥을 짚어 중심을 잡아 줍니다. 팔꿈치 힘에 의존하지 말고, 몸통의 힘으로 상체를 들어주세요.

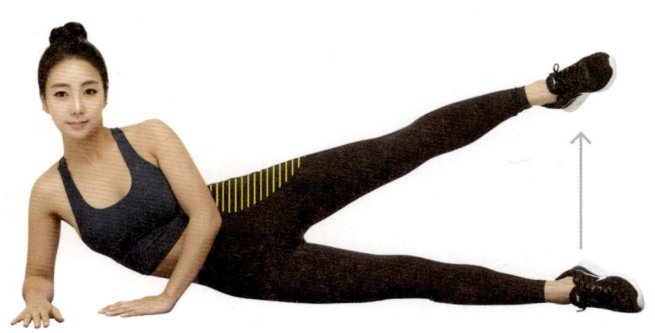

2 위쪽 다리를 최대한 들어 올린 뒤 5초간 멈췄다가 천천히 내려주세요. 같은 방법으로 반대쪽도 실시해주세요.

28~39주
임신 후기

mission

순산 최적화 운동

몸에 무리가 가지 않는 간단한 동작으로 출산할 때 도움이 되도록 합니다. 호흡을 가다듬는 연습을 반복하는 것이 좋습니다. 모든 동작은 5~10회, 3세트를 기준으로 하며, 동작 중 몸에 무리가 온다고 느끼면 즉각 운동을 멈추도록 합니다.

팔 뒤로 돌리기

임신 붓기로 인해 뻐근해진 어깨와
뭉친 등의 근육을 자극해 시원하게 풀어줍니다.

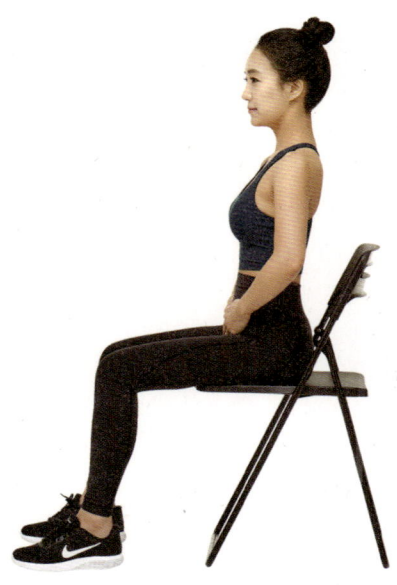

1 의자에 편안하게 앉은 상태에서 다리 간격을 살짝 벌려줍니다.

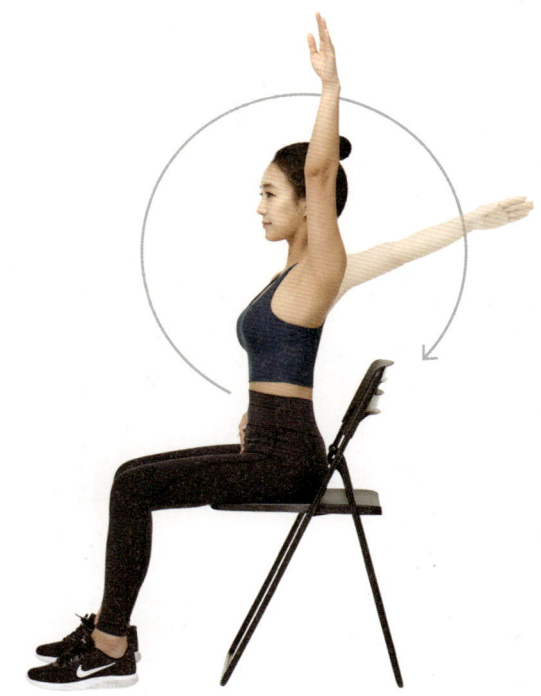

2 한 손은 배를 감싸고 반대쪽 팔을 높이 들어 천천히 뒤로 돌려주세요. 어깨와 팔을 완전히 뒤로 보낸다는 느낌으로 어깨 근육을 천천히 스트레칭합니다. 같은 방법으로 반대쪽도 실시해주세요.

의자에 앉아 다리 들어 올리기

임신 기간 내내 움직임이 적어 굳거나 짧아져 있을
골반과 허리 근육을 유연하게 만들어줍니다.

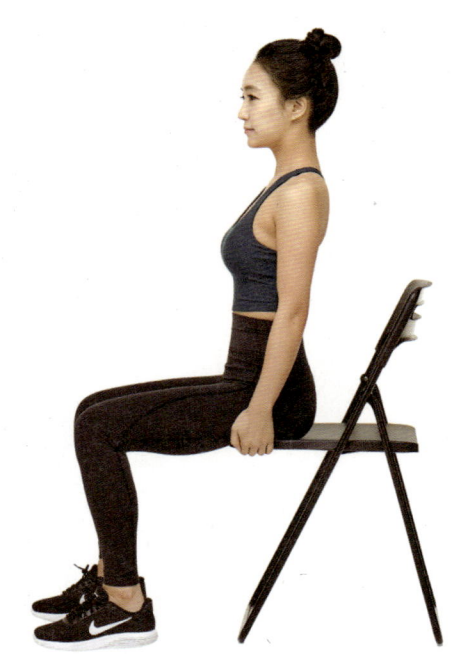

1 의자 끝에 걸터앉아 양손으로 의자 옆을
   잡고, 다리 간격은 살짝 벌려줍니다.

2 한 발을 들어서 쭉 편 뒤 발끝을 몸 쪽으로 당겨주세요.

CHECK! 허벅지에 힘이 들어가고 종아리 뒤쪽이 스트레칭 되는 느낌을 받아야 합니다.

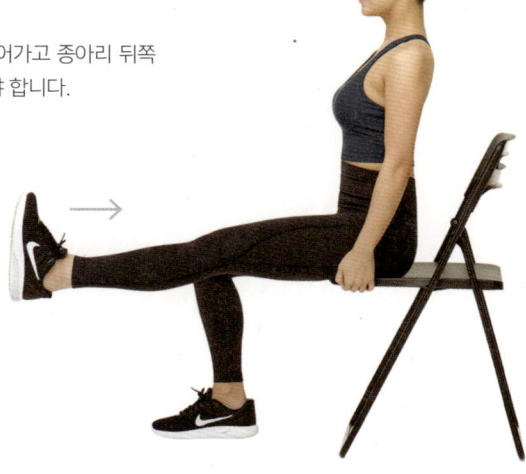

숨
내쉬기

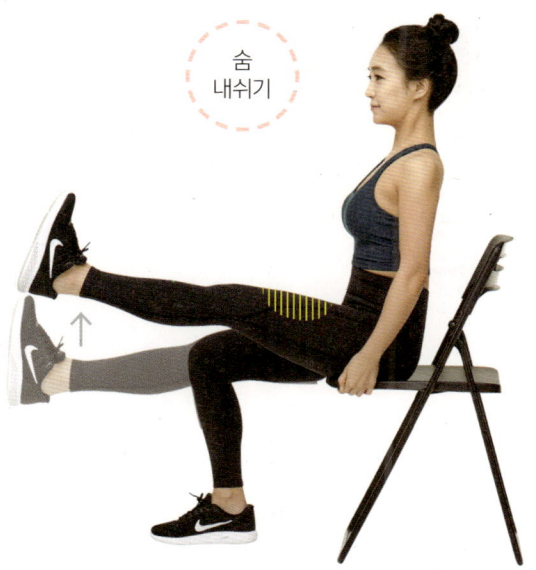

3 당긴 발끝을 유지하면서 다리를 조금 더 위로 들었다 내리기를 반복합니다. 같은 방법으로 반대쪽도 실시해주세요.

의자에 앉아 골반 늘이기

허벅지 근력을 키우는 데 도움이 되는 동작으로 허벅지를 탄탄하게 만들어 무거운 몸을 지탱하는 데 최적의 하체를 만들어줍니다.

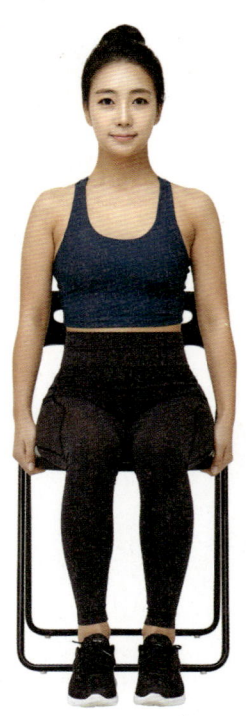

1. 의자에 편안하게 앉은 상태에서 양손으로 의자 옆을 잡고, 다리 간격은 살짝 벌려줍니다.

2 오른쪽 엉덩이를 천천히 들어주세요. 이때 양쪽 어깨는 바닥과 수평을 유지해야 합니다. 허리와 골반 주변의 근육들의 움직임을 느껴보세요.

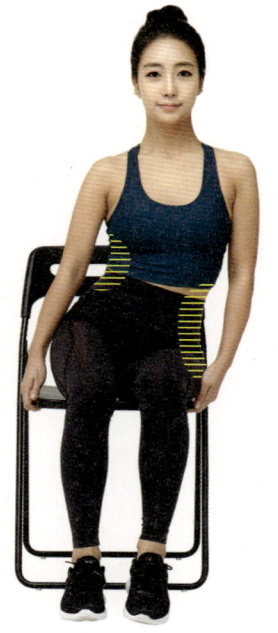

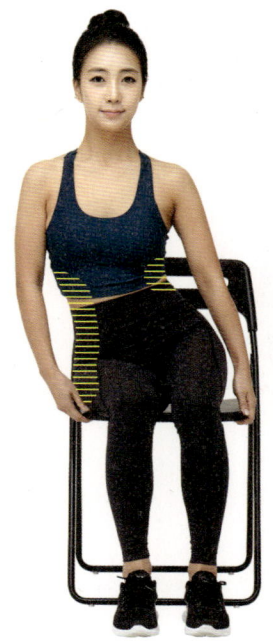

3 천천히 엉덩이를 내려놓았다가 반대쪽 엉덩이를 천천히 들어주세요. 이때 반동을 이용하지 않도록 주의합니다.

벽 잡고 푸시업

팔뚝 안쪽 근육을 자극해 덜렁거리는 팔뚝살에 탄력을 더해주며,
가슴을 탄탄하게 만들어줍니다.

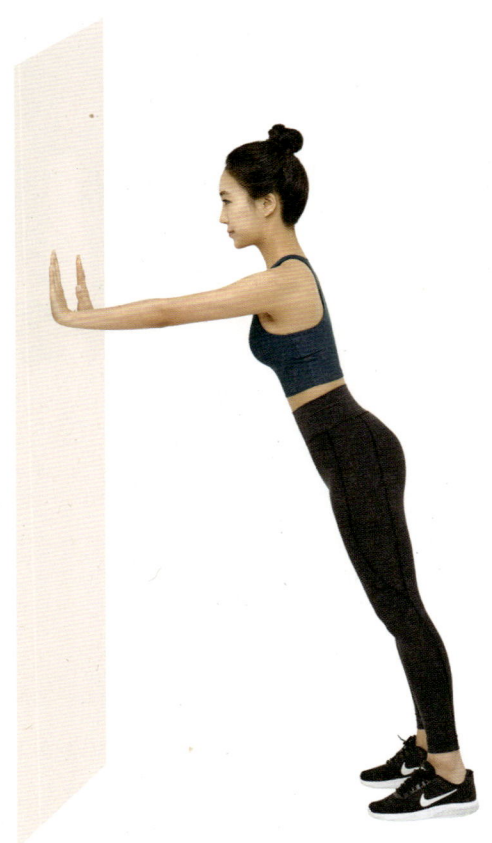

1 벽을 마주보고 선 뒤 손바닥을 벽에 댑니다. 양발은 반 발자국 뒤에 두고 양손에 체중을 살짝 실어주세요.

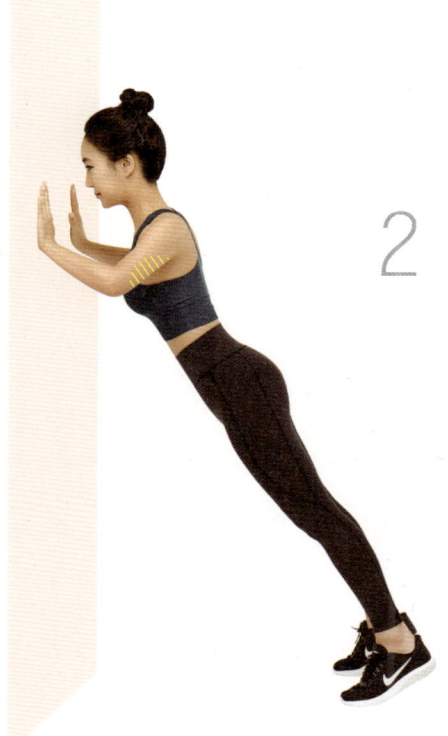

2 벽을 밀어내면서 팔꿈치를 구부려 상체를 벽 쪽으로 천천히 기울입니다. 이때 팔꿈치가 너무 벌어지지 않도록 주의하고, 발뒤꿈치를 살짝 들어 양손에 체중을 좀 더 실어주세요.

3 미는 힘을 유지하면서 팔꿈치를 펴 제자리로 돌아옵니다.

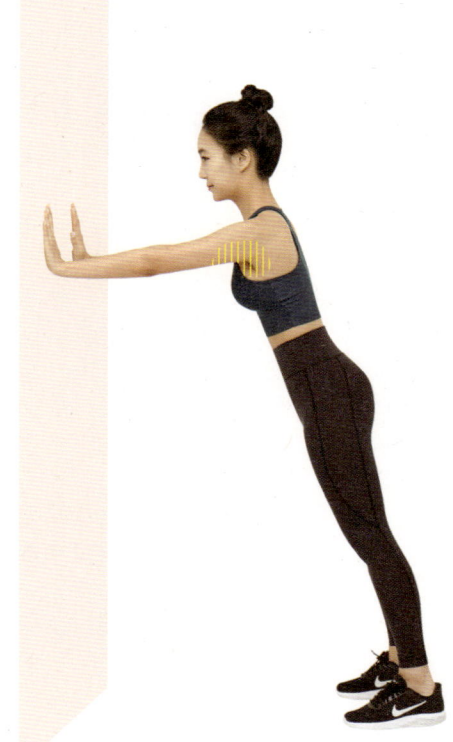

벽 잡고 뒤꿈치 들어 올리기

무거운 몸으로 인해 약해지는 발목과 종아리 근육을 단련시키는 동작으로 임신 중 부종 때문에 붓고 쥐가 나기 쉬운 종아리를 시원하게 풀어줍니다.

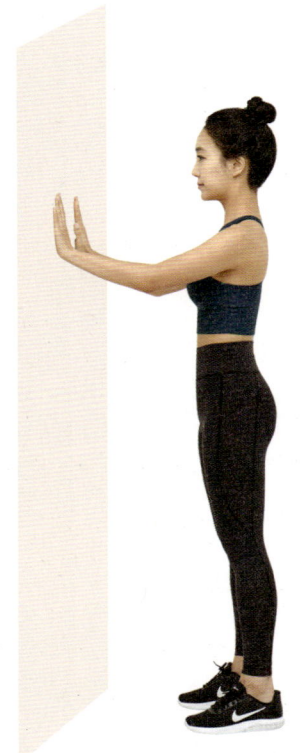

1 벽을 마주보고 선 뒤 손바닥을 벽에 댑니다.

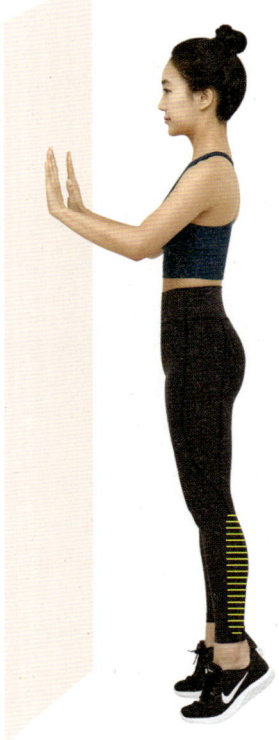

2 뒤꿈치를 들어 까치발로 섭니다. 하체에 단단하게 힘주고 5초만 버텨주세요.

동서남북 골반 스트레칭

자주 사용하지 않는 골반을 다양한 방향으로 자극해
경직되기 쉬운 골반 전반의 근육을 풀어주고 골반 통증을 완화시켜줍니다.

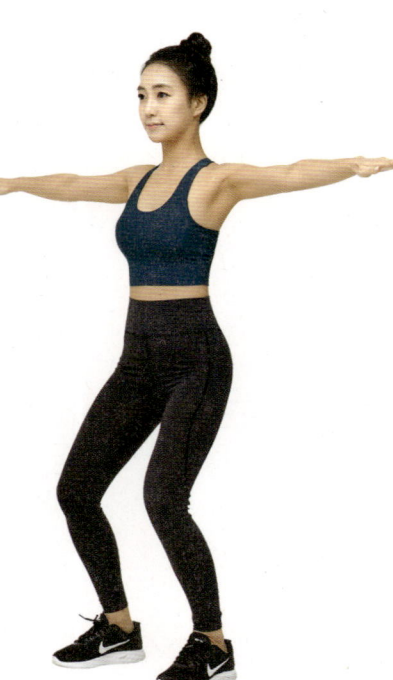

1 양팔은 좌우로 쭉 뻗어 중심을 잡은 뒤 무릎을 살짝 구부리고 섭니다. 다리는 어깨 너비 간격으로 벌려주세요.

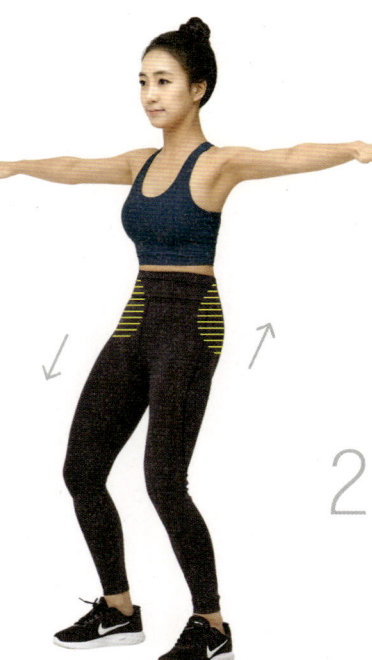

2 골반을 앞, 뒤, 좌, 우로 천천히 움직이며 스트레칭 해주세요.

트레이너 남편이 알려주는
예쁜 몸 만들기

산후홈트

펴낸날 초판 1쇄 2018년 3월 27일 | 초판 2쇄 2018년 9월 20일

지은이 양영민

펴낸이 임호준
본부장 김소중
책임 편집 김민정 | **편집 3팀** 김은정 이민주 현유민
디자인 왕윤경 김효숙 정윤경 | **마케팅** 정영주 길보민 김혜민
경영지원 나은혜 박석호 | **IT 운영팀** 표형원 이용직 김준홍 권지선

사진 김범경
인쇄 (주)웰컴피앤피

펴낸곳 비타북스 | **발행처** (주)헬스조선 | **출판등록** 제2-4324호 2006년 1월 12일
주소 서울특별시 중구 세종대로 21길 30 | **전화** (02) 724-7675 | **팩스** (02) 722-9339
포스트 post.naver.com/vita_books | **블로그** blog.naver.com/vita_books | **인스타그램** @vitabooks_official

ⓒ 양영민, 2018

이 책은 저작권법에 따라 보호를 받는 저작물이므로 무단 전재와 무단 복제를 금지하며,
이 책 내용의 전부 또는 일부를 이용하려면 반드시 저작권자와 (주)헬스조선의 서면 동의를 받아야 합니다.
책값은 뒤표지에 있습니다. 잘못된 책은 바꾸어 드립니다.

ISBN 979-11-5846-226-0 13510

- 이 도서의 국립중앙도서관 출판예정도서목록(CIP)은 서지정보유통지원시스템 홈페이지(http://seoji.nl.go.kr)와
국가자료공동목록시스템(http://www.nl.go.kr/kolisnet)에서 이용하실 수 있습니다. (CIP제어번호: CIP2018008700)

- 비타북스는 독자 여러분의 책에 대한 아이디어와 원고 투고를 기다리고 있습니다.
책 출간을 원하시는 분은 이메일 vbook@chosun.com으로 간단한 개요와 취지, 연락처 등을 보내주세요.

비타북스 는 건강한 몸과 아름다운 삶을 생각하는 (주)헬스조선의 출판 브랜드입니다.